Panikstörung und Agoraphobie

Panikstörung und Agoraphobie

Ein Therapiemanual

von

Sigrun Schmidt-Traub

2., überarbeitete und erweiterte Auflage

Hogrefe • Verlag für Psychologie
Göttingen • Bern • Toronto • Seattle

Dr. rer. pol., Dipl.-Psych., Dipl.-Soz. Sigrun Schmidt-Traub, geb. 1942. Studium der Psychologie und Soziologie in Tübingen, Hamburg, Berlin, Frankfurt und an der Yale Univeristäty in New Haven (USA). 1974 Promotion. Ausbildung in Verhaltens-, Gesprächspsycho- und Hypnosetherapie. Seit 1974 eigene psychotherapeutische Praxis und Lehrtätigkeit an Universitäten. Seit 1989 Dozentin und Supervisorin am Ausbildungsinstitut für Klinische Verhaltenstherapie (AFKV) in Gelsenkirchen und seit 1998 am Institut für Therapieforschung (IFT) in München.

Die Deutsche Bibliothek – CIP-Einheitsaufnahme

Ein Titeldatensatz für diese Publikation ist bei Der Deutschen Bibliothek erhältlich.

http://www.hogrefe.de
Aktuelle Informationen • Weitere Titel zum Thema • Ergänzende Materialien

Satz: Satzwerk, Göttingen
Gesamtherstellung: AZ Druck und Datentechnik GmbH, Heisinger Straße 14, 87437 Kempten (Allgäu)
Printed in Germany
Auf säurefreiem Papier gedruckt

ISBN 3-8017-1364-4

Inhaltsverzeichnis

Vorwort

Panikanfälle sind für Betroffene höchst dramatische, katastrophale Erlebnisse. Sie kommen bei den meisten Angststörungen vor. Sozialepidemiologisch gesehen gelten sie als Spitzenreiter der in der klinischen Praxis vorgestellten psychischen Störungen. Unter Panikattacken leiden nicht nur Personen mit Panikstörung und Agoraphobie, sondern auch solche mit spezifischer oder einfacher Phobie, oder mit sozialer Phobie und sogar einige mit Zwangsstörungen. Die überwiegende Zahl der Panik- und Agoraphobiepatienten wurde durch einen Panikanfall oder einige Angstzustände traumatisiert. Demnach sind Panikattacken der Schlüsselbegriff für Panikstörung und Agoraphobie. In logischer Konsequenz ist das auch bei dem vorliegenden verhaltenstherapeutisch-verhaltensmedizinischen Leitfaden der Fall.

Erstaunlicherweise gibt es die diagnostische Kategorie Panikstörung erst seit der Veröffentlichung des DSM-III der American Psychiatric Association im Jahre 1980. In Deutschland wurde das neue diagnostische Etikett erst 8 – 10 Jahre später richtig bekannt. Dazu beigetragen haben Mitarbeiter der Christoph-Dornier-Stiftung, die sich um Öffentlichkeitsarbeit in den Medien bemühen, ebenso wie Margraf & Schneider mit ihrem Buch „Panik“ (erste Auflage 1989, zweite 1990), das viel Aufsehen in der Fachöffentlichkeit erregt hat. Davor wurden Patienten, die unter Panikerleben litten, oft diffus mit „psychovegetativer Dystonie“ oder „psychovegetativem Syndrom“ diagnostiziert und blieben unangemessen behandelt. Leider kommen immer noch genügend Patienten in die psychotherapeutische Praxis, die jahrelang an die Kette solcher Diagnosen gelegt wurden.

Ein Agoraphobiker vermeidet Panikattacken aufgrund von kognitiven Faktoren, wie Befürchtungen und Erwartungsängsten. Das macht er bisweilen mit einer ganz beachtlichen Akribie und Effizienz, die dazu führen kann, daß er über Jahrzehnte hinweg (!) keinen Panikanfall erleiden muß – allerdings für den Preis einer verhängnisvoll eingeengten Lebensführung, bei der er auf vieles verzichten muß und depressiv wird. Stellen Sie sich einmal vor, Sie könnten nicht mehr alleine Ihre Wohnung verlassen und wären auf Hilfe angewiesen.

Da wir heute über eine Fülle von wirkungsvollen Angstbehandlungsmethoden verfügen, von denen die meisten hier vorgestellt werden, kann vielen Patienten, auch solchen mit einer besonders ausgeprägten Agoraphobie, sehr gut geholfen werden. Angesichts der vielversprechenden Entwicklungen bereitet Therapeuten die Behandlung von Angstpatienten mittlerweile viel Freude.

Aus diesen Gründen bin ich dem Hogrefe-Verlag und meiner Lektorin, Frau Diplom-Psychologin Susanne Weidinger, ganz besonders dankbar für die Gelegenheit, eine Neuauflage meines Buches „Panikstörung und Agoraphobie – Kurzzeitbehandlung in kombinierter Gruppen- und Einzeltherapie“ (1997) als Manual vorlegen zu können. Es wurde vollständig überarbeitet, erweitert und als Hilfe für den verhaltenstherapeutischen Praktiker im ambulanten und therapeutischen Bereich konzipiert – vor allem für den noch nicht so erfahrenen.

Der therapeutische Leitfaden ist für die Einzelbehandlung in Kurzzeittherapie von Panik- und Agoraphobiepatienten geeignet. Über viele Jahre wurde an ihm gefeilt, bis er seine gegenwärtige, recht stabile Kontur fand. Er hat sich außerdem in der kombinierten Gruppen- und Einzeltherapie gut bewährt: Für diesen Zweck war er 1997 veröffentlicht worden.

Die Therapiebausteine sind überwiegend verhaltenstherapeutisch ausgerichtet, wissenschaftlich weitgehend abgestützt, jedoch breiter und ganzheitlicher angelegt im Vergleich zur kognitiv verhaltenstherapeutischen Angstbehandlungsliteratur: Therapeutisch werden hier alle drei Ebenen des Angsterlebens – die kognitive, physiologische und motorische – angesprochen. Einige Patienten können nämlich ausnehmend gut mit körperorientierten Methoden arbeiten, zum Teil besser als mit kognitiven, um ihre panischen Ängste unter Kontrolle zu bringen. Das vorliegende große Angebot an therapeutischen Vorgehensweisen läßt Patienten zudem die Möglichkeit der Wahl und gibt ihnen die Chance, sich individuell zugeschnittene und besonders wirkungsvolle Strategien anzueignen.

Das ist umso wichtiger, als sie dazu angeleitet werden, in Selbstorganisation zu arbeiten. Um den Einfluß des Therapeuten und anderer Autoritätspersonen zu reduzieren und den persönlichen Entscheidungs- und Handlungsspielraum des Angstpatienten so weit wie möglich zu vergrößern, wird der Selbsthilfe besonders große Bedeutung beigemessen. Höchst wahrscheinlich wird sich diese Vorgehensweise auch bewähren beim Vorbeugen gegen Rückfälle. Erste katamnestische Daten dazu sind ermutigend.

Je gewissenhafter und genauer die Diagnose, desto größer der Therapieerfolg und desto geringer die Gefahr eines Therapieabbruchs. Aus diesem Grunde werden zur Verfeinerung des differentialdiagnostischen Prozesses sämtliche Angststörungen gemäß DSM-IV und ICD-10 nochmals unter die Lupe genommen bei gleichzeitiger Berücksichtigung neuester Ergebnisse aus der wissenschaftlichen Angstliteratur. Theorie und Entstehung panikartiger Angst werden erläutert und als theoretischer Bezugsrahmen dem therapeutischen Leitfaden vorangestellt.

Die therapeutischen Bausteine sind vom Therapeuten flexibel zu handhaben und jeweils auf den einzelnen Klienten bzw. auf den Entwicklungsprozeß der Gruppe abzustimmen. Dabei müssen schwere Agoraphobiker ebenso sensibel wie beharrlich motiviert werden, den Abbau ihrer Angst in die eigene Hand zu nehmen. Das erweist sich als eine anspruchsvolle Aufgabe für den Therapeuten. Diese und weitere therapeutische Notwendigkeiten setzen folglich eine qualifizierte Schulung im Richtlinienverfahren Verhaltenstherapie voraus. Die Therapeutenhinweise zu jeder der 8 Übungseinheiten, die für doppelstündige Sitzungen entwickelt wurden, reichen keineswegs aus, um Behandlern ohne verhaltenstherapeutische Kenntnisse eine ausreichende Hilfestellung zu geben.

Zur Erleichterung der therapeutischen Vorgehensweise sowohl für den Therapeuten als auch für die Angstpatienten stehen im Anschluß an jede Übungseinheit ausführliche Patienteninformationen. Sie können fotokopiert den Klienten mit nach Hause gegeben werden für einen Angst-Reader. Erfahrungsgemäß sprechen Panik- und Agoraphobiepatienten besonders gut auf dieses Informationsmaterial an. Zum Auffrischen oder zur Beruhigung schauen sie immer wieder hinein.

Abschließend gilt mein herzlicher Dank den vielen Angstpatienten, die mir und uns allen mit freundlicher Geduld und eindrucksvollem Durchhaltevermögen so vieles beigebracht haben über den Verlauf von Angststörungen und ihrer Therapie. Danken möchte ich auch meinen Kollegen, die mir über viele Jahre im Rahmen der Einzel- und Gruppensupervision oder der kollegialen Supervision neugierig, interessiert, lebhaft, kritisch in der Fragestellung und couragiert bei der Therapie von schweren Agoraphobikern die Augen weit geöffnet haben.

Essen, Frühjahr 2000
Sigrun Schmidt-Traub

Anmerkung: Um dem Leser die Lektüre zu erleichtern, wurde die simultane Nennung der weiblichen und männlichen Form bei der Personenbezeichnung (Patientinnen und Patienten oder PatientInnen) unterlassen.

I

Theoretischer Hintergrund

Kapitel 1

Psychiatrische Klassifikation von Angststörungen

1 Normale und unbegründete Angst

Angst ist eine elementare, biologisch vorbereitete emotionale Reaktion beim Menschen wie auch beim höher entwickelten Tier. Dieses Gefühl ist lebensnotwendig. Denn es wirkt wie eine Alarmreaktion in einem Warnsystem, rüttelt auf, macht wachsam und alert. Funktional gesehen ist die emotionale Reaktion Angst ein adaptives Verhalten, ein zentraler motivationaler Zustand, der handlungsbereit hält (Rosen et al., 1998): In brenzligen Situationen rüstet Angst blitzschnell für defensive Reaktionen, z. B. Flucht- oder Kampfverhalten. Auf der Erlebnisebene geht Angst mit starker Unruhe, Atembeschleunigung und Herzrasen einher. Sie treibt manchmal kalten Schweiß und führt zu Zittern und Kloßgefühl im Hals. In bedrohlichen Situationen ist das Ausmaß der Angst nicht nur abhängig von der Bewertung der Gefahr durch den Betroffenen, sondern auch von seiner Einschätzung der vorhandenen oder fehlenden Bewältigungsmöglichkeiten (Lazarus, 1981).

Manche Menschen suchen regelrecht die Angst, um Spannung zu erleben, einen „kick" zu bekommen und das „Kribbeln" zu spüren, das so schön schaurig aufkommt, sobald sie sich einer Gefahr stellen. Um das Gefühl von Triumph bei der Bewältigung eines unmittelbar hochschießenden Gefühls von Bedrohung zu genießen, scheuen sie kein Risiko und kein Abenteuer, weder Mühe noch Kosten, um alles aus sich heraus zu holen und um zu erleben, was in ihnen steckt. Sie kokettieren mit dem Risiko beim Extremsport, machen Klettertouren, Fallschirmspringen, Gleitschirmfliegen, Bungee-Springen, Rafting, Canyoning und zu Hause vielleicht auch noch intergalaktische Computerspiele. Immer neue Gefahren meistern, bloß keine Langeweile! Vielleicht kompensieren sie auf diese Weise für fehlende Gefahr bei der spannungslos gewordenen Lebensbewältigung, die im Wohlstand einer extrem abgesicherten Industriegesellschaft nach dem Urteil vieler üblich geworden ist.

Möglicherweise versuchen einige aber auch nur, durch übersteigert mutiges Handeln die eigene Angst zu meistern, wie z. B. die Schriftstellerin Sandra Kimberley Hall (Newsweek v. 27.9.1999). Nach ihrer Übersiedlung von Australien in die USA litt sie als Alleinerziehende unter panischen Ängsten, das Haus zu verlassen, einzukaufen und Auto zu fahren, weil sie befürchtete, ihr könne etwas Ernsthaftes zustoßen und dann wären ihre Kinder – fern der Heimat und des beschützenden Clans – hoffnungslos auf sich alleine gestellt. Um sich die eigene Unabhängigkeit zu beweisen und ihren vorpubertären Kindern möglichst ein angstfreies Elternvorbild zu sein, begann sie mit der Unterstützung von Freunden, in kleinen Schritten wieder auszugehen und sogar alleine zu verreisen. Heute wird sie in ihrem Bekanntenkreis dafür bewundert, daß sie Abenteuerreisen und Trekkingtouren durch Tibet macht. Im Falle dieser couragierten Frau war ein Motiv für extrem risikofreudiges Verhalten die übersteigerte Angst ohne ersichtliche Gefahrenquelle, die zu ausgeprägter Einschränkung ihrer Lebensführung führte. Ein weiterer Beweggrund war ihr Verantwortungsgefühl den Kindern gegenüber. Dennoch konstatiert sie selbstironisch, nur Feiglinge könnten richtig tapfer sein.

So wie Sandra Kimberley Hall entwickeln zunehmend mehr Menschen panische Angst vor Situationen, die in Wirklichkeit gar nicht gefährlich sind. Sie erleben ein inneres Donnerwetter mit physiologischen, motorischen und kognitiven Blitzen und Einschlägen, die sie aufschrecken, einschüchtern und in ihrem Bewegungsspielraum ernsthaft bremsen. Immer wiederkehrende unbegründete Ängste können madig machen und vermitteln phasenweise oder anhaltend das Gefühl, schwer krank zu sein. Oft führen sie zu Behinderungen.

Charles Darwin (1809 – 1882) scheint bereits unter einer derartigen psychophysiologischen „Krankheit" gelitten zu haben, jedenfalls unter einer, die der panikartigen Angst auffallend ähnelt (Barloon et al., 1997): In Aufzeichnungen, Briefen und Tagebüchern beschrieb er Attacken, die ganz plötzlich begannen und ihn am Ende völlig ausgelaugt liessen. Zu diesen Anfällen gehörte Herzrasen, Kurzatmigkeit, „ein schwimmender Kopf", Zittern, Weinen, Magenbeschwerden, das Empfinden, „auf Luft und auf Visionen zu laufen" und das Gefühl, sterben zu müssen. „Diese andauernden Attacken ... machen das Leben zu einem unerträglichen Ärgernis und zwingen mich, mit dem Arbeiten aufzuhören“, schrieb er 1878 an einen Freund. Natürlich könnte es auch eine organische Krankheit gewesen sein, wie die Menière'sche Erkrankung, oder Folgen einer leichten Vergiftung durch Arsen.

Darwins „Krankheit“ ähnelt einer Panikstörung in auffallender Weise. Als junger Mann hatte er oft Magenprobleme unter Stress; später kamen Tachykardien und Schmerzen in der Brust hinzu (der Verhaltenstherapeut denkt sogleich an „Reaktionsgeneralisierung“). Mit 28 Jahren fingen nachts die Angstanfälle an. Sie kamen immer wieder und quälten ihn maßlos. Ausgelöst wurden sie in den folgenden Jahren durch unterschiedliche phobische Situationen – auf Geschäftstreffen, Reisen oder beim Sprechen vor Gruppen („Reizgeneralisierung“). Darwin schränkte allmählich seine Lebensführung und den Bewegungsradius immer weiter ein und lebte bald „wie ein Eremit“. Ohne seine Frau vermochte er meist das Haus nicht mehr zu verlassen („Vermeiden“ – „Agoraphobie“). 45 Jahre lang litt er unter dieser Erkrankung, ohne dabei körperlich jedoch in irgend einer Weise abzubauen (Barloon et al., 1997).

Im Prinzip könnte jemand, der für Angsterleben disponiert ist, vor allem und jedem Angst bekommen. Wovor er sich schließlich fürchtet, hängt weitgehend von den Lebensumständen und dem kulturellen Umfeld ab. Es scheint jedoch eine Reihe besonders typischer, kulturell geprägter Angstinhalte zu geben, die Menschen leichter erlernen. Es sind immer Situationen und Gegebenheiten, die in Wirklichkeit nicht gefährlich sind. Besonders häufig fürchten Betroffene sich vor Orten, in denen sie sich eingeengt fühlen. Die unbegründeten Ängste können Intensitäten erreichen, die in Lebensführung und Wohlbefinden einengen und behindern, wie bei Darwin. Sie sind damit zur Angststörung geworden.

2 Der Begriff „Angststörung“ und die Fragwürdigkeit seines theoretischen Hintergrundes

Psychologisch-psychiatrische Begriffe, wie „gestört“, „krank“, „psychogen“ oder „psychosomatisch“ und ihre jeweilige semantische Bedeutung sind im Grunde genommen nichts anderes als kulturell determinierte Bewertungen oder, überspitzt formuliert, moralische Werturteile (Sarbin et al., 1982). Eine diagnostische Aussage bleibt niemals folgenlos, denn so wie Störungen definiert werden, wird auch entsprechend therapeutisch behandelt. Im Grunde nimmt der Diagnostiker einen ungewöhnlich großen Einfluß auf den Therapieplan und infolgedessen bestimmt der Therapeut doch sehr über den Patienten.

Die Verwendung von verschiedenen Begriffen im Zusammenhang mit Angstphänomenen hat zwei Traditionen hervorgebracht (Smoller et al., 1998): Die erste Tradition steht der klinischen Psychiatrie nahe und hat „kategorische Diagnosen“ kreiert. Die zweite Tradition geht aus der psychologischen Forschung hervor; bei der Untersuchung von Angstphänomenen liegt die Konzentration vermehrt auf „dimensionalen Eigenschaften und dem ängstlichen Temperament“. Daraus ist zu erkennen, wie sehr Zufall, Willkür und Konventionen die Nosologie von Angststörungen beeinflussen.

Unter anderem weil der Begriff „psychische Erkrankung“ unzumutbar vorurteilsbeladen erscheint, wurde dieser im ICD-10 (Internationale Klassifikation psychischer Störungen) der Weltgesundheitsorganisation (WHO, 1991) durch das Wort „Störung“ (disorder) ersetzt – in Abhebung vom ICD-9 und in Anlehnung an das DSM-III-R/IV (Diagnostisches und statistisches Manual psychischer Störungen) der Amerikanischen Psychiatrischen Gesellschaft APA (1987 und 1993, deutsche Version 1993, 1998[2]). Statt „psychosomatische Erkrankung“ sind Worte wie „somatoforme“ oder „funktionelle Störung“ eingeführt worden. Das sind Begriffe, von denen über verschiedene Kulturen hinweg eine vergleichbare Bedeutung angenommen wird. Daraus wird ersichtlich, daß alle psychologischen und psychiatrischen Klassifikationen eigentlich ganz willkürliche Zäsuren sind.

Die Kulturabhängigkeit und Vergänglichkeit von psychiatrischen Klassifikationen läßt sich an dem diagnostischen Etikett „Angststörung“ recht gut ablesen: Es verdrängt mittlerweile auch in Deutschland die Bezeichnung „Angstneurose“. Gestützt auf Kleins (1964) Beobachtungen der unterschiedlichen Reaktionen von Angstpatienten auf Psychopharmaka, kam es im DSM-III der APA (1980) zur Umwandlung der früheren Diagnose „Angstneurose“ in die differenzierteren psychiatrischen Klassifikationen „Panikstörung“ und „Generalisiertes Angstsyndrom“. Klein hatte nachgewiesen, daß Panikattacken abgeschwächt werden durch den in trizyklischen Antidepressiva enthaltenen Wirkstoff Imipramin, während Patienten mit Generalisiertem Angstsyndrom recht gut auf Benzodiazepine ansprechen. Diese Ergebnisse differentieller psychopharmakologischer Behandlung ließen sich jedoch nicht in späteren Therapiewirkstudien erhärten. Das DSM-III wurde in Europa nicht ohne Kritik angenommen: Einmal sei der Zugang zu Symptomen und Syndromen nicht ausreichend theoretisch fundiert, zum anderen würden quantitative Aussagen gegenüber Verständnis und Empathie bevorzugt. Außerdem werde das DSM-III zu sehr von typisch amerikanischen Werten, wie Pragmatismus und Glaube an Veränderung, getragen (Pichot, 1997).

Im Grunde genommen ist die neue diagnostische Entität „Generalisiertes Angstsyndrom" eine residuelle Kategorie für Patienten mit chronifizierten Angstsymptomen (Noyes et al., 1990; Weissman, 1990a). Im DSM-III war sie noch unzureichend definiert und die Reliabilität über verschiedene Diagnostiker hinweg blieb unbefriedigend. Erst in der revidierten Fassung (DSM-R-III, 1987) kam es zu einer klaren Definition, bei der das Phänomen „focus of worry" zum Leitsymptom wurde (Noyes et al., 1992). Damit stieg die Reliabilität und das generalisierte Angstsyndrom sicherte sich einen eigenständigen diagnostischen Status.

Panikattacken und Agoraphobie treten oft gemeinsam auf. Dennoch unterscheiden sich beide Angstphänomene deutlich voneinander (vgl. Kap. 1, 3.2 und 3.3): Es gibt Panikpatienten ohne agoraphobische Ängste und umgekehrt Agoraphobiker ohne gegenwärtiges Panikerleben. In den 60er und 70er Jahren konnte die Effizienz von in vivo Exposition recht gut belegt werden (Williams, 1996). Aber die Wirkung von Expositionsverfahren auf Panikattacken blieb unklar, womöglich deshalb, weil Panikzustände bis dahin weder genau diagnostiziert wurden, noch in der Agoraphobieforschung eine nennenswerte Rolle spielten (Williams, 1996). Nachdem die APA im DSM-R-III (1987) die psychiatrische Klassifikation „Agoraphobie mit und ohne Panikstörung" eingeführt hatte, konzentrierte sich das Interesse der Angstforscher gegen Ende der 80er Jahre vermehrt auf Panikerleben. In den meisten Fällen dürfte Panikerleben eine bedeutsame Rolle spielen in der Entstehungsgeschichte einer Agoraphobie. Umgekehrt zeigen viele Panikpatienten in geringfügigem Maße auch Meideverhalten (Salkovskis, 1988).

So kam es zu einer Weiterentwicklung von spezifischen Interventionen für Panikerleben, wie kognitive Verfahren, interozeptive Exposition in selbstausgelösten physiologischen Symptomen, Atem-und Relaxationstechniken. Diese Techniken wurden schließlich mehr oder weniger im Verbund mit konfrontativen Vorgehensweisen angeboten, durch handlungsrelevante Methoden ergänzt und in ihren therapeutischen Wirkungen untersucht. Dabei stellte sich in mehreren Studien heraus, daß Panikanfälle in Kurzzeitintervention bei sage und schreibe 85 % der Patienten mit Panik und Agoraphobie anhaltend zu beheben waren (Barlow et al., 1989; Beck et al., 1992b).

Trotz aller Fortschritte in der Angst- und Therapieforschung gibt es bislang noch keine allgemeingültige Angsttheorie zur Erklärung der den Angstsymptomen zugrundeliegenden Gesetzmäßigkeiten. Drei unterschiedliche Entstehungsmöglichkeiten werden diskutiert (Rachman, 1991): Der Einfluß von Konditionierung, Modellernen und negativen Informationsprozessen. Sehr wahrscheinlich spielen biologische Bedingungen, eine Sensibilität für Angst und persönliche Eigenschaften ebenfalls eine begünstigende Rolle (vgl. Kap. 2, 1).

Theorien sind Systeme wissenschaftlich begründeter Aussagen zur Klärung bestimmter Erscheinungen und den ihnen zugrunde liegenden Gesetzmäßigkeiten. Neurose als Schlüsselbegriff hat sich als weder hinreichend präzise, noch als operationalisierbar erwiesen (Reinecker, 1993). Therapeutische Wirkungen lassen sich mit ihm nur eingeschränkt erhellen. In einem international zusammengesetzten Fachgremium der WHO wurde deshalb Ende der 80er Jahre vereinbart, in einer neuen Klassifikation psychischer Störungen (ICD-10) auf überkommene Begriffsbildungen, wie „Neurose", aber auch „Psychose", „Psychosomatik" und „Endogeneität", zu verzichten und stattdessen eine deskriptive Orientierung an diagnostischen Kriterien vorzugeben. Obgleich theorielos, setzt sich dieses beschreibende Vorgehen mittlerweile durch.

3 Die Klassifikationen der Angststörungen und epidemiologische Ergebnisse

Entsprechend internationaler Gepflogenheit werden die klinisch-diagnostischen Leitlinien von ICD-10 und DSM-IV für die Diagnose und Behandlung von Angststörungen herangezogen. Die Angstbeschwerden werden dort jeweils auf mehreren Ebenen beschrieben und zu bestimmten situativen Bedingungen und deren Wechselwirkungen in Beziehung gesetzt (Möller, 1994; Reinecker, 1993). Unbegründete, störende Ängste werden als (3.1) Panikattacken, (3.2) Panikstörung, (3.3) Agoraphobie, (4.1) einfache oder spezifische Phobie, (4.2) soziale Phobie oder (4.3) generalisierte Angststörung diagnostiziert. (4.4) Zwangsstörungen und

(4.5) posttraumatisches Belastungssyndrom können eigentlich nicht als Angststörungen im engeren Sinne betrachtet werden (Hand, 1991). (4.6) Konversions-, Somatisierungs- und hypochondrische Störung werden ab und an mit Angststörungen verwechselt. (4.7) Depressive und dysthyme Episoden sind oftmals die Folge von Angsterleben oder treten gleichzeitig mit Panik auf.

Sozial-epidemiologische Untersuchungen liefern Informationen über Entstehung, Verbreitung und Behandlung von psychischen Störungen. In der epidemiologischen Forschung wird zwischen zwei Häufigkeitsbegriffen im Hinblick auf das Vorkommen einer (psychischen) Störung unterschieden: *Prävalenz* bedeutet das gesamte Vorkommen der Störung an einem Stichtag, oder innerhalb eines bestimmten Zeitraumes. Meist werden Prävalenzraten von 6 Monaten oder über die gesamte Lebensspanne angegeben. Bis zu einem gewissen Grad lassen Prävalenzraten somit auch Rückschlüsse zu auf die Dauer einer Störung. Unter *Inzidenz* hingegen wird das Neuauftreten einer Störung innerhalb einer bestimmten Zeitspanne verstanden. So werden beispielsweise Neuaufnahmen in eine Klinik als Berechnungsgrundlage herangezogen. Da jede psychische Störung verschiedenartige Häufigkeiten, Geschlechtsverteilungen und Verläufe aufweist, erscheint es sinnvoll, Prävalenz- und Inzidenzraten getrennt nach einzelnen Störungen anzugeben.

Sämtliche epidemiologische Daten über Angststörungen sind Interviewergebnisse und damit im Grunde genommen rein subjektive Darstellungen, denn sie basieren auf retrospektiven Erinnerungen mit entsprechenden kognitiv-emotionalen Verzerrungen (vgl. Essau et al., 1998). Um eine grobe Rahmenvorstellung von der Häufigkeit des Auftretens psychischer Störungen zu vermitteln, werden die wichtigsten Ergebnisse der beiden renommierten amerikanischen Studien ECA (Epidemiological Catchment Area Study) und NCS (National Comorbidity Survey), einer Cross-National Collaborative Panic Study, also einer internationalen epidemiologischen Untersuchung von Angststörungen in 10 Ländern (Weissman et al., 1997), darunter Frankreich, USA und Deutschland, sowie der deutschen MFS (Münchner-follow-up-Studie) genannt. In der Regel beziehen sich die hier vorgestellten Daten auf einen Zeitraum von 6 Monaten (6-Monatsprävalenzen).

Den Studien zufolge haben 11 – 12 % der Bevölkerung (ECA) eine psychische Störung, Alkohol- und Drogenmißbrauch nicht mitgerechnet. An reinen Angststörungen leiden etwa 6 – 7 % der Bevölkerung (6 % laut MFS, 7,3 % laut ECA), annähernd 3 % an reinen depressiven Störungen und 2 % an einem gemischten Angst- und Depressionssyndrom.

Die Prävalenzraten für Angststörungen in den verschiedenen epidemiologischen Studien sind trotz der neuen, international gut angenommenen Klassifikationssysteme nicht ganz deckungsgleich: Für Panikstörung ohne Agoraphobie werden 6-Monatsprävalenzen von 0,6 bis 1,8 % angegeben und Lebenszeit-Prävalenzen von 1,4 bis 2,4 % (ECA und MFS). Die entsprechenden Prävalenzraten für Agoraphobie mit und ohne Panikattacken sind 2,7 und 5,7 % (6 Monate) und 3,4 und 9 % (Lebenszeit-Prävalenz).

Als Richtwerte können folgende epidemiologische Angaben gelten: Agoraphobie mit und ohne Panikattacken kommt bei etwa 3,7 % der Bevölkerung vor und eine reine Panikstörung (ohne Vermeiden) bei etwa 1 % in den USA (Regier, 1990; Weissman, 1990b). Über die Nationen hinweg gibt es für das Auftreten von Panikstörung allerdings eine Streuung von 0,2 in Taiwan bis 1,7 % in Deutschland laut der internationalen epidemiologischen Vergleichsstudie (Weissman et al., 1997). Eine entsprechende Verteilung von Angststörungen wurde sogar unter 16 – 75jährigen in dem winzigen Land Island gefunden (Arnarson et al., 1998): Das größte Risiko für Panikstörung und Agoraphobie tragen auch dort wiederum die Frauen, insbesondere Hausfrauen, Geschiedene und getrennt Lebende, Behinderte und Arbeitslose. Die Prävalenzraten fielen deutlich niedriger aus bei den über 45jährigen Befragten, woraus sich schlußfolgern läßt, daß mit zunehmendem Alter panikartige Angst zurückgeht (Arnarson et al., 1998).

Wie sich in jüngster Zeit deutlich herausgestellt hat, beginnen Angststörungen auch im Kindes- und Jugendalter: Bei 12 – 13jährigen Bremer Kindern sind die Lebenszeitprävalenzen für Agoraphobie 2,4 %, für 14 – 15jährige Jugendliche bereits 4,9 % und für 16 – 17jährige gar 5,2 % (Essau et al., 1998). Im Alter von 15 – 18 Jahren kommt es oft zu Panikanfällen (NCS – Eaton et al., 1994). International gesehen bricht Panikstörung mit oder ohne Agoraphobie bei Erwachsenen meist anfang bis Mitte 20 aus, in Deutschland hingegen später (durchschnittliches Alter bei Beginn 35,5 Jahre), ebenso wie in Korea (32,1 Jahre) (Weissman et al., 1997).

3.1 Panikattacken

Panikanfälle sind oftmals unerwartet auftretende heftige psychophysiologische Zustände mit intensiver Furcht und Unbehagen, die situationsgebunden, situationsbegünstigend oder unabhängig von einer bestimmten Situation, also spontan, aufkommen können (DSM-IV). Ein Panikanfall wird dann diagnostiziert, wenn mindestens 4 der folgenden 13 Symptome innerhalb von 10 Minuten erlebt werden (DSM-IV):

1. Atemnot (Dyspnoe) oder Beklemmungsgefühle
2. Schwindel, Benommenheit, Unsicherheit oder Ohnmachtsgefühl
3. Herzrasen, Herzklopfen (Palpitationen, Tachykardien) oder Herzstolpern
4. Zittern oder Beben
5. Schwitzen
6. Erstickungsgefühle
7. Übelkeit und das Gefühl, Durchfall zu bekommen
8. Unwirklichkeits- und Entfremdungsgefühle – das heißt, die Dinge erscheinen wie entfernt oder entfremdet oder Teile des Körpers wie abgetrennt oder wie losgelöst
9. Kribbeln oder Taubheit in Teilen des Körpers (Parästhesien)
10. Hitzewallungen oder Kälteschauer
11. Schmerzen, Engegefühl oder Unwohlsein in der Brust
12. Befürchtung oder Angst, zu sterben
13. Angst, verrückt zu werden oder die Kontrolle zu verlieren

Dreiviertel der Symptome des Angstgefühls sind körperlich-vegetativer Natur, worüber Angstpatienten immer wieder erstaunt sind. Die physiologischen und motorischen Symptome unterliegen zudem nicht oder nur ganz wenig der willentlichen Kontrolle, da sie vom autonomen Nervensystem gesteuert werden. Die Angstsymptome wechseln von Person zu Person. Typisch ist ein Beginn mit Herzklopfen, Schmerzen in der Brust, Erstickungsgefühl und/oder Schwindel. Fast immer stellt sich daraufhin beim Betroffenen die Befürchtung ein, er könne schwer krank sein, wie in Darwins Fall, oder sterben, die Kontrolle über sich verlieren oder wahnsinnig werden.

Da sich viele Angstattacken nicht auf bestimmte Umstände oder eine besondere Situation beschränken, sind sie häufig auch nicht vorhersehbar. Weil die panikartige Angst oft creszendoartig ansteigt und sehr intensiv wird, verlassen die Betroffenen meist fluchtartig den Ort. Spontan auftretende Panikanfälle werden in meist vorhersehbarer Weise mit bestimmten Situationen verknüpft (McNally, 1990). Daraufhin steigt die Wahrscheinlichkeit, daß der Betroffene sich vor solchen Situationen noch mehr fürchtet, künftig flüchtet oder Hilfe sucht. Somit entwickelt er Agoraphobie (vgl. Kap. 1, 3.3).

Laut internationaler Panikforschung dauern Panikanfälle längstenfalls 29 bis 30 Minuten. Meist sind sie kürzer – 10 – 15 Minuten. Länger anhaltende Angstzustände kommen durchaus vor: Sie sind in der Regel jedoch nicht ganz so heftig und werden zur Unterscheidung als „Angstepisoden" bezeichnet (in Anlehnung an Basoglu et al., 1992).

Panikzustände können bereits im Kindes- und Jugendalter auftreten (Essau et al., 1998; Weissman et al., 1997). In der Kindheit werden sie eher seltener diagnostiziert, da Kinder vermutlich noch nicht hinreichend kognitiv entwickelt sind, um ihre kognitiv-vegetativen Symptome bestimmten internen Gefühlen und Empfindungen zuschreiben zu können (Bernstein & Borchardt, 1991). Im NCS (National Comorbidity Survey) wurde ein repräsentativer Querschnitt der Bevölkerung im Alter von 15 – 54 Jahren nach psychischen Störungen befragt. 15 % der Befragten gaben an, über die gesamte Lebensspanne hinweg Panikattacken erlebt zu haben. 3 % dieser 8000 Befragten hatten im vergangenen Monat einen Panikanfall gehabt. Panikstörung beginnt häufig im Alter zwischen 15 und 19 Jahren. Das Risikoalter für Panikerleben erstreckt sich von 15 bis 35 Jahren (Eaton et al., 1994).

Eine *Panikattacke* ist zwar eine psychiatrische Klassifikation, jedoch keine codierbare Störung. Sie *wird nur im Rahmen von spezifischen Diagnosen codiert,* bei denen Panikanfälle eine Rolle spielen, wie z. B. der Panikstörung (DSM-IV).

3.2 Panikstörung (ICD-10: F41.0; DSM-IV: 300.01)

Eine Panikstörung wird nach DSM-IV dann diagnostiziert, wenn wiederholt unerwartet spontane, nicht mit einem situativen Auslöser verbundene Panikzustände wie „aus heiterem Himmel" auftreten, gefolgt von der Befürchtung weiterer Panikanfälle über mindestens einen Monat hinweg, mit anhaltender Besorgnis über Begleiterscheinungen oder Konsequenzen der Panikanfälle oder mit deutlichen Verhaltensänderungen als Folge (Kriterium A, DSM-IV, 1998). Differentialdiagnostisch ist es wichtig, zu überprüfen, ob eine Agoraphobie vorliegt (B – entweder ist es eine Panikstörung mit oder ohne Agoraphobie), die Panikattacken nicht durch eine Substanz, wie Kaffee, Cannabis, Medikamente usw., oder durch eine Erkrankung, wie z. B. Schilddrüsenüberfunktion, ausgelöst wurden (C) und nicht durch andere Angststörungen, wie spezifische Phobie, Zwangsstörung, posttraumatische Belastungsstörung oder Trennungsangst, besser erklärt werden können (D).

Die Befürchtung der nächsten Panikattacke oder deren Begleiterscheinungen ist oftmals mit der Entwicklung von Meideverhalten verbunden. Das Vermeiden erfüllt in der Regel die Kriterien für Agoraphobie. Je nachdem, ob die Kriterien einer Agoraphobie erfüllt sind, wird entweder Panikstörung mit (F40.01; 300.21) oder ohne Agoraphobie (F41.0; 300.01) diagnostiziert.

In der Praxis leiden Panikpatienten mindestens ein Jahr, wenn nicht sogar viele Jahre, an einer Panikstörung, bis sie zur Behandlung kommen. In den letzten Jahren wurde auch in der medizinischen Gemeinde viel Öffentlichkeitsarbeit über Angststörungen gemacht (z. B. mit Wittchen et al., 1993b). Deshalb melden sich auf Anraten besser informierter Ärzte immer mehr Patienten bereits nach 4 – 8 Wochen mit Panikstörung. Ihnen kann im Rahmen von probatorischen Gesprächen oft schon ausreichend geholfen werden.

Bei vielen Patienten beginnt die Panikstörung plötzlich mit dramatisch erlebten Panikattacken; bei einigen kommt es allmählich zu heftiger werdenden Angstanfällen. In einer eigenen Angststudie an 79 Panikpatienten mit und ohne Agoraphobie (Schmidt-Traub et al., 1995 und 1997) gaben 27 % der Panikpatienten an, ihre Panikanfälle kämen aus heiterem Himmel; bei 21 % begannen sie schleichend; 18 % meinten, ihre Panikstörung wäre periodisch unter Stresserleben immer wieder aufgetreten und in ruhigen Lebensphasen zurückgegangen. 24 % waren sich der auslösenden psychosozialen Stressoren bewußt: 10 % hatten einen besonders traumatisierenden Panikanfall nach der Einnahme von Drogen oder Medikamenten erlebt. Die Mehrzahl der Befragten, nahezu 80 %, schilderten ihren ersten Panikzustand als (sekundär) traumatisierend.

Sehr häufig hat demnach der *initiale Panikanfall* eine *traumatisierende Wirkung* und wird von der anhaltenden Furcht vor einem erneuten Angstanfall gefolgt. Die Befürchtung von weiteren Panikattacken wird von Panikpatienten gerne als Angst(-gedanken) vor der Angst bezeichnet (Goldstein et al., 1987). Die Erwartung von Angstanfällen begleitet Angstpatienten besonders an „schlechten" Tagen (Basoglu et al., 1992), an denen sie sich psychophysiologisch unwohl fühlen. Oft entwickelt sich Panik besonders leicht aus einem erhöhten Angstpegel (high tonic anxiety) heraus, dessen Ursache noch ungeklärt ist (Basoglu et al., 1992; Margraf et al., 1990; Marks, 1987; Wittchen et al., 1993b). Wahrscheinlich folgen Panikattacken sogar einem zirkadianen Rhythmus (Basoglu et al., 1992; Kenardy et al., 1992). In der Praxis berichtet die überwiegende Zahl der Panik- und Angstpatienten, sie hätten vermehrt Angst am Morgen, ohne sich dies erklären zu können.

Panikpatienten fürchten sich weniger vor der Angst per se, als vielmehr vor bestimmten körperlichen Symptomen und deren imaginierten Konsequenzen (McNally, 1990). Angstbegünstigend ist offensichtlich v. a. ihre größere interozeptive Schärfe der Selbstbeobachtung (Barsky et al., 1994; Reiss et al., 1985). In unserer Angststudie (Mehrfachnennungen) litten 78 % der Befragten unter der Befürchtung, ernsthaft zu erkranken, 58 % hatten Angst vor einem Herztod, 11 % vor einem Tod durch Ersticken, 22 % befürchteten gar, auf beide Arten zu sterben. 57 % zeigten Angst vor Kontrollverlust und 30 % fürchteten das Urteil anderer. Die am meisten gefürchteten körperlichen Symptome waren: Tachykardien (90 %), Atemnot (81 %), Schwindel (62 %), Schwitzen (42 %), gastrointestinale Beschwerden (33 %) und Zittern (19 %).

Gewöhnlich hat ein Panikpatient eine sehr *sensible interozeptive Wahrnehmung*, ist überzeugt von der Gefährlichkeit seiner Angstsymptome und versteigt sich daher leicht in *katastrophisierende Fehlinterpretationen* der vegetativen Symptomatik (Birbaumer, 1977; Margraf et al., 1990; Rachman, 1990; Salkovskis et al., 1999). Diese negativen Kognitionen müssen nicht nur bewußt ablaufen (Clark et al., 1997; Pauli et al., 1997). In tachistoskopischen Untersuchungen erkennen Panikpatienten auch signifikant mehr körperbezogene Wörter als Kontrollpersonen (Pauli et al., 1997). Die meisten Panikpatienten haben nur während der Panikattacken irrationale, katastrophisierende Kognitionen. In einer Untersuchung der Stabilität und Beharrlichkeit von Panikgedanken waren immerhin noch 40 % der untersuchten Panik- und Agoraphobiepatienten von ihren Befürchtungen überzeugt, wenn auch nicht so vehement, wie während eines Angstanfalls (Zoellner et al., 1996). Die negative Erwartung der Gefahr für Leib und Leben würde sich nicht so hartnäckig halten wie die Befürchtung, psychisch krank zu werden oder sozial gefährdet zu sein (Zoellner et al., 1996). Bevor auf Forschungsergebnisse zu panik-spezifischen Kognitionen eingegangen wird, noch ein Blick auf besonders häufig vorgebrachte körperliche Beschwerden und *somatische Dispositionen* von Panikpatienten. Körperliche Mißempfindungen sind meist der Grund dafür, daß Panik- und Agoraphobiepatienten sehr häufig das medizinische Versorgungssystem in Anspruch nehmen. Dadurch werden sie zu einem nicht zu unterschätzenden Kostenfaktor im Gesundheitswesen (Swinson et al., 1992; Wittchen, 1995; Yingling et al., 1993).

- Panikpatienten nehmen ihre Herztätigkeit sehr viel genauer wahr als Kontrollpersonen (Richards et al., 1996). Sie werden stark verunsichert durch abnorme, noch nicht krankhafte *cardiovaskuläre Reaktionen*, wie Herzrasen oder den physiologischen Symptomen eines Kollapsnähezustandes, und bekommen Angst, die Kontrolle über sich zu verlieren. Sie neigen de facto auch vermehrt zu Übererregtheit des autonom gesteuerten Nervensystems infolge gesteigerter adrenerger Aktivität (Richards et al., 1996; Weissman et al., 1990a; Yeragani et al., 1992). Vergleichsweise klagen Patienten mit sozialer Phobie oder mit generalisiertem Angstsyndrom wesentlich weniger über vasomotorische Reaktionen.

- Panik- und Agoraphobiepatienten weisen außerdem – unabhängig von Panikerleben – vermehrt abnorme, subklinische, das heißt nicht pathologische vestibuläre Reaktionen auf, wie Benommenheit, *Schwindel* und die Neigung, aus dem Gleichgewicht zu geraten. Befunde wie diese legen die Vermutung nahe, daß klinisch meßbare vestibuläre Dysfunktionen zur Phänomenologie der Panikstörung beitragen können, insbesondere zur Entwicklung von Agoraphobie bei Patienten mit Panikerleben (Jacob et al., 1996). Patienten mit psychogenem Schwindel leiden überzufällig häufig an einer Angststörung: Sie weisen einen schlechteren Krankheitsverlauf auf als Patienten mit organisch bedingtem Schwindel, weil sie stärker emotional belastet, gehandikapt und häufiger arbeitsunfähig sind (Eckhardt-Henn, 1999).

- Panik- und Agoraphobiepatienten bekommen beim Aufrichten vom Sitzen oder Hochkommen vom Liegen in den Stand eine meßbare Veränderung ihres systolischen Blutdrucks. Diese Auffälligkeit bleibt selbst dann bestehen, wenn sie mit Erfolg behandelt wurden (Taylor et al., 1989). Wahrscheinlich haben sie eine größere *neurologische Sensibilität im Gefäßbereich* der Arteria basilaris: Gemessen mit der transkraniellen Doppler Ultrasonographie haben sie bei willkürlicher Hyperventilation in der Grundschlagader, die Organe und Teile des Gehirns im Bereich der Schädelbasis (u. a. Kleinhirn und Innenohr) versorgt, einen deutlich beschleunigteren Durchfluß und von daher ein stärkeres Schwindelerleben als Kontrollpersonen (Ball et al., 1997).

- Panikpatienten haben ein erhöhtes Vorkommen von *vestibulären* und *respiratorischen Erkrankungen* im Verlaufe ihres Lebens (Kenardy et al., 1992); Zandbergen et al., 1991). Umgekehrt sollen Asthmapatienten allerdings kein erhöhtes Vorkommen von Panikstörung aufweisen im Vergleich zur Normalbevölkerung (van Peski-Oosterbahn et al., 1996). Die Ergebnisse der Panikforschung sind nicht immer konsistent. So bleiben Befunde zur mutmaßlichen Beziehung zwischen Atembeschwerden und Erstickungsangst ungeklärt, wie z. B. die „false suffocation alarm theory" von Klein (1993), der die Annahme eines Panikdetekors im Gehirn zugrunde liegt, oder die „dyspnea fear theory" von Ley (1989 und 1996), nach der ein unkontrollierbares Erstickungsgefühl kognitiv vermittelt zur Auslösung von Panik führen soll. Klein hatte eine starke Beziehung zwischen Atemnot, Panikerleben und phobischer Entwicklung gefunden, weshalb er bei Panikpatienten und Agoraphobikern eine besonders niedrige Schwelle für Erstickungsangst (dyspnea fear) postuliert, die allerdings nicht unumstritten ist (Ley, 1996).

- Die vielen körperlichen Symptome beim Panikerleben weisen auf eine Mitbeteiligung nicht nur des Hormonsystems (Endokrinum), sondern auch des *Immunsystems* hin; in welcher Weise ist allerdings noch unklar (Kiecolt-Glaser et al., 1995). Darauf wird noch eingegangen (Kap. 2, 2.2).

- Panikattacken ebenso wie endokrinologisch und immunologisch bedingte Kreislaufreaktionen können mit *Hyperventilation*, das sind überempfindliche Reaktionen auf Kohlendioxyd (CO_2), einhergehen (Beck et al., 1999; Kniker, 1988; Maddock et al.; 1991; Shavitt et al.,1992; Zandbergen et al., 1991). Einige Autoren nehmen nun an, daß Atembeschwerden Panikanfällen vorausgehen und ein charakteristisches Merkmal von Panik bilden (Klein, 1993; Papp et al., 1997), während andere Hyperventilation lediglich für eine Folgeerscheinung und nicht für die Ursache von Panikattacken halten (Ball et al., 1997; Beck et al., 1999; Bouwer et al., 1997; Maddock et al., 1991). Inzwischen scheint es Konsens darüber zu geben, daß akute Hyperventilation keine entscheidende vorausgehende Bedingung für das Auftreten von Panikstörung ist (Papp et al., 1997; Stein et al., 1995). Vielmehr reagieren Panik- und Agoraphobiepatienten besonders empfindsam auf Veränderungen der Atmung ganz allgemein: Diese Reaktionsbereitschaft ist demnach nicht beschränkt auf CO_2-Veränderungen (Beck et al., 1999).

- Patienten mit panikartigen und agoraphobischen Ängsten leiden vor allem dann unter Atemproblemen, nächtlichen Panikanfällen und der Angst vor Erstickungstod, wenn sie traumatische, lebensbedrohliche Erstickungserlebnisse in ihrer Lebensgeschichte hatten, wie z. B. beinahe zu ertrinken oder fast zu ersticken bei Verschlucken (Bouwer et al., 1997). Betroffen können bis zu einem Drittel der Panikpatienten sein, die in psychiatrische oder psychotherapeutische Behandlung kommen (Alkind, 1999). Viele Panikpatienten mit oder ohne Agoraphobie zeigen im Vergleich zu Kontrollpersonen unregelmäßige Atemmuster sowohl im Wachzustand als auch im Schlaf. Sie haben nachweislich mehr *Mikroapnoea* im Schlaf, das heißt 5 bis 10 Sekunden anhaltenden Atemstillstand. Bei ihnen wird eine veränderte Hirnstammüber*empfindlichkeit* gegenüber *Kohlendioxyd* (CO_2) vermutet, die wahrscheinlich eine wesentliche Bedingung für ihre nächtlichen Angstanfälle darstellt. Diese physiologische Abnormität wird hinsichtlich der ursächlichen Bedingungen allerdings recht kontrovers erklärt (Bouwer et al., 1997; Papp et al., 1997; Stein et al., 1995).

- Wider Erwarten zeigt eine Raucher-Entwöhnungsstudie, daß Raucher bereits in der ersten Woche ihrer Nikotinabstinenz nicht vermehrt, sondern deutlich weniger Angst erleben. Folgende Schlußfolgerung wurde daraus gezogen: Nikotin ist ein Risikofaktor für Angsterleben (West et al., 1997). Die meisten Angstpatienten, die zur Therapie kommen, sind auch Raucher.

Unvollständige Überlappungen und Diskrepanzen solcher Detailergebnisse aus der Panikforschung sind frappierend, stimmen zum Teil aber auch unzufrieden, denn sie lassen sich noch nicht in das fragmentarische theoretische Konzept der panikartigen und agoraphobischen Angst einfügen. Deutlich wird aber an diesen Untersuchungsergebnissen, wie leicht ganz unterschiedlich hervorgerufene physiologische Mißempfindungen einem Panikpatienten Gefahr für Leib und Seele signalisieren – seien es Schwindel, der schon durch Kopfdrehen bei Störungen im Cervikalbereich ausgelöst wird, oder Herzschmerzen, die wahrscheinlich durch Verspannungen im Rücken gezündet werden, indem sie auf einen Nerven drücken, der aus einem Wirbel in Brusthöhe hervorkommt und die untere Herzmuskulatur innerviert. Nicht selten erlebt er daraufhin, wie ihm die Panik außer Kontrolle gerät. Weil er befürchtet, diese auf ihn hereinbrechenden somatischen Symptome nicht mehr kontrollieren zu können, geht allmählich sein *Sicherheitsgefühl gegenüber dem eigenen Körper verloren* (vgl. Barlow, 1988; Clark, 1999). Die Furcht vor körperlichen Mißempfindungen kann zudem aus dem unangenehmen Angsterleben direkt hervorgehen und mit der ganzen Situation oder Teilen der Situation, in der die Angst auftrat, verknüpft werden.

Der falsche Glaube an die verhängnisvolle Reaktionsbereitschaft des eigenen Körpers wird zudem durch externe Ereignisse genährt, z. B. durch den Herztod eines Nahestehenden, durch dramatische Krankheitsschilderungen von Freunden oder durch sensationelle Medienberichte.

Panikpatienten erscheinen also deshalb kognitiv auffällig, weil sie besonders empfindlich auf bestimmte Gefahrenhinweise reagieren, obwohl sie laut sozial-epidemiologischen Studien keinen schlimmeren Belastungen ausgesetzt sein sollen als die Normalbevölkerung (Regier et al., 1990; Sherbourne et al., 1996; Weissman, 1990b). Sie haben eine besonders niedrige Schwelle für bedrohliche Angsthinweise, vor allem körperliche, weshalb harmlose Reize von ihnen subjektiv bereits als potentiell bedrohlich bewertet werden (Eke et al., 1996; Mogg et al., 1998). Sie zeigen einen *Aufmerksamkeits-* und *Gedächtnisbias für bedrohliche Informationen,* auf die fokussiert wird. Bedrohliche Anzeichen, wie gesteigerte Herztätigkeit oder Kurzatmigkeit, können bei den für Panikerleben prädisponierten Individuen automatisch einen Panikanfall auslösen (Amir et al., 1996; Becker et al., 1999; Kindt et al., 1997; Lundh et al., 1999; McNally, 1998; Richards et al., 1996; Schmidt et al., 1997a). In jedem Fall überschätzen Panik- und Agoraphobiepatienten den Zusammenhang zwischen störungsspezifischen Hinweisreizen und den unangenehmen Konsequenzen (Pauli et al., 1999). In tachistoskopischen Untersuchungen identifizieren sie mehr panik-relevante Worte als Kontrollpersonen, zeigen aber keinen signifikanten Gedächtnisüberhang für diese Begriffe (Lundh et al.,

1999). Solche verzerrten Kontingenzerwartungen tragen wesentlich zur Entstehung und Aufrechterhaltung von Angststörungen bei.

Mittlerweile gibt es einige verläßliche kognitive Methoden, um abnorme Informationsprozesse bei Panik- und Agoraphobiepatienten zu erfassen. Unklar ist jedoch, wie diese kognitiven Abläufe psycho- und *bioneurologisch* im Gehirn verankert sind (McNally, 1998). Neurophysiologische und neuropsychologische PET (Positronenemissionstopographie)-Untersuchungen der *Hirntätigkeit* von Angstpatienten in vivo lassen während des Panikerlebens eine Zunahme des Glukose-Metabolismus im Hippocampus erkennen (Bisaga et al., 1998). Gleichzeitig kommt es zu einer globalen Reduktion von Benzodiazepin-GABA-A-Bindungsstellen im gesamten Gehirn mit einer besonders starken Verringerung in den Gehirnarealen, die eine wesentliche Vermittlerrolle spielen beim Erleben von panikartiger Angst, nämlich im orbitofrontalen Kortex und in der rechten Insula (dreiseitiger Lappen der Großhirnrinde) (Malizia et al., 1998). Sensitivierungsprozesse aktivieren zudem den Corpus amygdaloideum, der die ängstliche Person in einen Zustand von Hyperwachsamkeit und -erregbarkeit versetzt (Rosen et al., 1998). GABA-A(Gamma-aminobutyric acid type A)-Rezeptor Gene haben 13 Subeinheiten, von denen jede durch ein bestimmtes Gen entschlüsselt wird. Sie gelten als Kandidaten Nummer eins unter den Genen, die für Panikstörung in Frage kommen, denn Benzodiazepin-Antagonisten, die gegen diese Rezeptorsubeinheiten gerichtet sind, können Panikanfälle unterdrücken. In einer Kandidaten-Gen-Verkettungs-Untersuchung für Panikstörung konnte die Hypothese, daß irgendeines der 8 überprüften Gene Panikstörung mit verursachen würde, jedoch nicht bestätigt werden (Crowe et al., 1997).

Als weiterer Vulnerabilitäts- oder Risikofaktor für die Entwicklung von Panikerleben wird die sogenannte *Angst-Sensibilität* diskutiert (Reiss, 1991): Besonders angstempfindliche Menschen richten ihre Aufmerksamkeitsprozesse verstärkt auf körperliche Empfindungen, die sie besonders früh wahrnehmen, negativ verzerrt interpretieren und auch auffallend gut erinnern (vgl. Kap. 2, 2.1). Vermittelt durch diese Angstsensibilität werden Paniksymptome relativ zuverlässig gesteuert von „Angst-vor-der-Angst"-Kognitionen (Eke et al., 1996; Forsyth et al., 1998; Lilienfeld, 1997; McNally, 1992; Reiss, 1991; Schmidt et al., 1997a, 1999; Watt et al., 1998). Untersucher der Angst-Sensibilität kommen allerdings nicht zu einheitlichen Einschätzungen: Gemessen mit dem Anxiety Sensitivity Index von Petersen & Reiss (1987; Reiss, 1991) soll Angst-Sensibilität in gewissem Umfang Vorhersagen über das Ausmaß von Panikanfällen und Behinderungen erlauben (Lilienfeld, 1997; Schmidt et al., 1997b, 1999); das gelte aber nur für einige Fälle, meint ein anderes Untersuchungsteam (McNally et al., 1999).

In einer Studie an 179 eineiigen und 158 zweieiigen Zwillingen kommen Stein und Mitarbeiter zu dem Ergebnis, daß Angst-Sensibilität als psychologischer Risikofaktor für Panikerleben eine hereditäre Komponente hat (Stein et al., 1999). Die Autoren gehen von einer sich summierenden Wirkung einzigartiger, individueller Umwelteinflüsse und genetischer Wirkungen in der Ätiologie von Panikstörung aus.

Ein Blick auf verursachende Bedingungen in der Lebensgeschichte von Personen mit Panikneigung zeigt, daß sie im Gegensatz zu Patienten mit anderen psychischen Störungen in der Regel *keine schwierige Kindheit* durchleben (Alnaes et al., 1990; Torgersen, 1990). Möglicherweise gibt es jedoch eine Verbindung zwischen *Trennungsangst im Kindesalter* und der Entwicklung von Panikstörung mit und ohne Agoraphobie im Erwachsenenalter (Essau et al., 1998; Free et al., 1993; Silove et al., 1995). Kleinere Kinder haben häufiger Angst vor Tieren, Dunkelheit und Trennung, während ältere Kinder und Jugendliche sich mehr vor der sozialen Bewertung durch andere und der eigenen Inkompetenz fürchten. Bei Kindern bilden sich eher Befürchtungen und Ängste heraus, wenn Eltern, vor allem Mütter, ihre eigenen Ängste häufig zum Ausdruck bringen (Muris et al., 1996).

Offensichtlich kommen Panik und Agoraphobie bei Verwandten ersten Grades vermehrt vor (Alnaes et al., 1990; Biederman et al., 1991; Goldstein et al., 1997; Hopper et al., 1990; Horwath et al., 1995; Pollack et al., 1996; Torgersen, 1990). Patienten mit Panik und Agoraphobie weisen in Untersuchungen sogar mehr gemeinsame *familienätiologische Faktoren* auf als depressive Patienten (Biederman et al., 1991). Verwandte ersten Grades von Panik- und Agoraphobiepatienten, bei denen die Angststörung früh, das heißt vor dem 20. Lebensjahr, begann, haben sogar ein auffallend hohes Vorkommen von Panikstörung im Gegensatz zu den Verwandten von Angstpatienten, bei denen die Angst erst später begann (Goldstein et al., 1997). Demnach bilden Familienangehörige mit Panikstörung ein erhöhtes familiäres Risiko für die Entwicklung einer Angststörung. Eineiige Zwillinge tragen im Vergleich zu zweieiigen ein fünffach erhöhtes

Risiko, Panikattacken oder Panikstörung zu entwickeln (Torgersen, 1990).

Genetische Untersuchungen legen aber nur eine sehr mäßige Vererbbarkeit von Panikneigung nahe (Crowe et al., 1997; Kendler et al., 1995), wie erwähnt, weshalb *Konditionierungs- und Modelllernen* vermutlich eine wesentlich bedeutendere Rolle bei der Entstehung von panikartiger und agoraphobischer Angst spielen. 44 % der von uns befragten Angstpatienten gaben an, ihre Mutter würde ebenfalls unter Angst leiden, wenn auch nicht immer in demselben Ausmaß, bei 19 % war der Vater betroffen und bei 18 % entweder der Bruder, die Schwester oder die in die Familie integrierte Großmutter.

Während das mittlere Alter für den *Beginn* von spezifischer Phobie im NCS bei 15 Jahren und das für soziale Phobie bei 16 Jahren lag, beginnt Panikstörung mit und ohne Agoraphobie durchschnittlich im Alter von 29 Jahren (Magee et al., 1996). Bei der Mehrzahl der Betroffenen bricht eine Panikstörung erst im 2. bis 4. Jahrzehnt aus. Beginnen Panikattacken vor dem 25. Lebensjahr, soll es häufiger zu einer damit assoziierten agoraphobischen Entwicklung kommen und seltener zu einer sekundären Depression oder stoffgebundenen Abhängigkeit (Wittchen et al., 1995).

Alkoholmißbrauch in der Lebensgeschichte hingegen ist mit einem statistisch signifikant höheren Vorkommen von Panikstörung verbunden. Im Vergleich zur Normalbevölkerung sind die odds ratio-Werte 2 bis 5 mal höher, entweder eine Angststörung oder aber eine Alkoholabhängigkeit zu entwickeln, sobald die andere Störung ebenfalls gegeben ist (Kushner et al., 1999). Dies gilt vor allem für jüngere Erwachsene (Krystal, 1992). Dafür nehmen die Ängste dieser Personen aber auch wieder in einem früheren Alter ab (Krystal, 1992).

Panikstörung in reiner Form, das heißt als alleinige Störung, tritt nur mit einer Wahrscheinlichkeit von 20 – 30 % auf (Argyle, 1991; Basoglu et al., 1992; Eaton et al., 1994; Margraf et al., 1990; Noyes et al., 1992; Regier et al., 1990; Wittchen et al., 1995). Dabei werden spontane Panikzustände häufiger zu Hause ausgelöst (mehr Muße zum Grübeln?), sind aber vom Erleben her den situativen Panikattacken sehr ähnlich (Basoglu et al., 1992). In unserer Angststudie kamen allerdings nur 19 % reine Panikstörung vor, vielleicht weil die Untersuchungsgruppe insgesamt ausgeprägtere Angststörungen mit größerer Komorbidität aufwies.

Panikstörung und Agoraphobie treten hochgradig komorbide auf: Gut 50 % des Vorkommens von Panikstörung geht mit Agoraphobie einher (Dick et al., 1994; Eaton, 1994; Regier, 1990). *Spontane Remissionsraten* für Panikstörung liegen entsprechend der ECA-Studie bei 42 %, für Agoraphobie nur bei 38 % (Wittchen et al., 1995). Agoraphobie dürfte demnach die Störung mit dem schwerwiegenderen Verlauf sein (Horwath et al., 1995; Regier, 1990; Wittchen et al., 1995).
Das zweithäufigste Komorbiditätsmuster ist *Panikstörung mit oder ohne Agoraphobie und Depression* (Essau et al., 1998; Noyes et al., 1992; Wittchen et al., 1995). Depressive Verstimmungen stellen sich oft im Verlauf von Angststörungen ein, auch bei Kindern und Jugendlichen (Cole et al., 1998). Treten Panikstörung und depressive Störung zusammen auf, sind die Symptome der Patienten oft schwerwiegender, verschlechtern ihre Lebensqualität erheblich, machen therapeutische Intervention bereits im Frühstadium notwendig, führen häufiger zu Krankenhauseinweisungen und nehmen insgesamt einen schwereren Verlauf (Clark, 1999; Ettigi et al., 1997; Hollifield et al., 1997; Johnson et al., 1998). Allerdings wurde bei depressiven Agoraphobiepatienten auch ein besonderer Zuschreibungsstil beobachtet: Sie lassen eine Interaktion erkennen zwischen depressiver Verstimmung und einem entsprechenden Attributionsstil im Hinblick auf den Schweregrad der Agoraphobie (Michelson et al., 1997). Im Gegensatz dazu wird im Zusammenhang mit Chromosom 18 die Annahme vertreten, daß es einen genetisch bedingten Suptyp einer bipolaren Störung mit Panikstörung gibt, der in manchen Familien gehäuft vorkommt. Er könne den Schweregrad dieser komorbiden Störung erklären (MacKennon et al., 1998).

3.3 Agoraphobie (Agoraphobie ohne Panikstörung ICD-10: F40.00; DSM-IV: 300.22 – Agoraphobie mit Panikstörung ICD-10: F40.01; DSM-IV: 300.21)

Ursprünglich war mit „Agoraphobie“ die Angst gemeint, die beim Überqueren von Plätzen auftritt. In der Praxis wird der Begriff mittlerweile in einer erheblich erweiterten Bedeutung verwendet. Agoraphobie ist nach DSM-IV keine codierbare Störung; codiert wird die spezifische Störung, bei der Agoraphobie auftritt, z. B. Panikstörung mit Agoraphobie (ICD-10: F40.01; DSM-IV: 300.21) oder Agoraphobie ohne Panikstörung in der Vorgeschichte (F40.00; 300.22).

Agoraphobie ist die Angst, an Orten zu sein, von denen Flucht schwierig oder peinlich wäre, oder wo beim Aufkommen einer unerwarteten oder situationsgebundenen Panikattacke oder bei panikartigen Symptomen Hilfe nicht erreichbar sein könnte. Agoraphobische Ängste beziehen sich auf ein charakteristisches Muster von Situationen, wie alleine außerhalb von zu Hause sein, in Menschenmengen, Warteschlangen, auf Brücken, Reisen mit Bus, Zug oder Auto (Kriterium A, DSM-IV). Diese Situationen werden vermieden oder sie werden nur mit deutlichem Unbehagen oder mit Angst vor dem Auftreten einer Panikattacke oder panikähnlichen Symptomen durchgehalten oder können nur in Begleitung aufgesucht werden (B). Die Angst wird nicht durch andere psychische Störungen besser erklärt (C).

Bei dem Begriff „Agoraphobie" handelt es sich demnach in Abhebung von der isolierten, spezifischen Phobie um ein generelles phobisches Syndrom (Argyle et al., 1991), eine Summierung von verschiedenen Phobien, auch solchen, die nicht auf begriffsverwandte Situationen beschränkt sind. 80 % der ersten Panikattacken treten wahrscheinlich an einem öffentlichen Ort auf (Lelliot et al., 1991). Schon der bloße Gedanke, in einem Wiederholungsfall nicht flüchten zu können, kollabieren zu müssen oder hilflos der Öffentlichkeit preisgegeben zu sein, kann bei diesen Personen panische Angst hervorrufen.

Vermeiden ist der Kernbegriff der Agoraphobie. In Wirklichkeit sind die gemiedenen Situationen nicht gefährlich; das sieht ein Angstpatient auch ein, wenn er nicht gerade panikartige Angst durchlebt. Infolge des Meidens werden die Betroffenen immer mehr daran gehindert, ihren Verpflichtungen oder Freuden nachzugehen. Sie suchen nicht mehr alleine Orte auf, die, wie sie befürchten, panikartige Angst in ihnen hervorrufen, und gehen womöglich auch weniger in Situationen, die ihren Angstsituationen ähneln, wodurch es bei vielen zu einer weiteren Generalisierung der Angst kommt. In schweren Fällen verlassen die Betroffenen das Haus nicht mehr alleine, oder fahren nicht mehr mit öffentlichen Verkehrsmitteln und werden dadurch in ihrem Bewegungsspielraum erheblich eingeengt und behindert.

Durch das Meideverhalten hindern sich die Betroffenen aber auch gleichzeitig daran, die Erfahrung zu machen, daß die gefürchteten Situationen in Wirklichkeit ungefährlich sind. Meiden sie weiterhin, bleibt natürlich ihr Bewegungs- und Verhaltensspielraum eingeschränkt und reduziert sich womöglich noch weiter, bis sie sich nicht mehr alleine von ihrer sicheren Wohnung entfernen können. Damit *chronifiziert* die Agoraphobie und droht, einen schweren Verlauf zu nehmen. Etwa ein Drittel der Agoraphobiker, unter ihnen zweibis dreimal mehr Frauen als Männer, sind derart gehandikapt, daß sie ihrem Rollenverhalten und ihren Verpflichtungen in Familie und Beruf nicht mehr nachkommen können (Regier, 1990; Weissman, 1990b).

Befürchtungen und panikartige Ängste sind, wie bereits dargelegt, höchst *dramatische kognitiv-emotionale Ereignisse.* Panik- und Agoraphobiepatienten *überschätzen* häufig die Wahrscheinlichkeit eines gefährlichen Ereignisses oder körperlicher Beschwerden, ebenso wie sie dazu neigen, ihre eigenen Bewältigungsressourcen und Rettungsaussichten in der Angstsituation zu *unterschätzen* (Lazarus et al., 1984; Mogg et al., 1998; Noyes et al., 1990; Rapee et al., 1990). Im Vergleich zu Patienten mit generalisiertem Angstsyndrom und sozialen Ängsten haben sie ein hoch spezifisches selektives Gedächtnis für Worte mit bedrohlichem Inhalt, insbesondere für verbale Beschreibungen von Angstsymptomen (Becker et al., 1999).

Entscheidend für die Entwicklung einer Agoraphobie ist demnach nicht so sehr ein bestimmtes Muster von Situationen, als vielmehr deren *negative Bewertung* sowie die Erwartung, es könnte gefährlich werden und dem Individuum würde etwas Schreckliches zustoßen. Der Schweregrad von Agoraphobie läßt sich weniger mit der Intensität und Häufigkeit von Panikattacken vorhersagen, als vielmehr mit der Befürchtung bestimmter Situationen durch die Angstpatienten zum einen und zum anderen mit ihrer persönlichen Einschätzung der angstbedingten Behinderung in der Lebensführung (Cox et al., 1995). In der Panikforschung wurde nachgewiesen, daß die Lebensqualität von Patienten mit panikartigen Ängsten wesentlich schlechter ist als die der Allgemeinbevölkerung – ganz unabhängig von der Anwesenheit oder Abwesenheit komorbider depressiver Störungen (Candilis et al., 1999).

Die Einnahme von Psychopharmaka zur Angstreduktion, ebenso wie der Gang zum Arzt, ist im Grunde genommen nichts anderes als eine Variante von Meideverhalten. Psychotrope Substanzen können komorbide Störungen begünstigen; am häufigsten werden Alkohol, Cannabis und Kokain genannt (DSM-IV). Aus den Ergebnissen des National Comorbidity Survey geht hervor, daß 21,6 %

der befragten Agoraphobiker lebenslänglich Medikamente gegen ihre Angst einnehmen im Vergleich zu nur 6,2 % der sozialen Phobiker (Magee et al., 1996). Zum Untersuchungszeitpunkt, also zum Beginn einer Verhaltenstherapie, nahmen 47 % der von uns befragten Agoraphobiker ein oder gleich mehrere Psychopharmaka zur Angstdämpfung ein.

Von den 79 interviewten Angstpatienten in unserer Untersuchung zeigten 19 % eine reine Panikstörung ohne nennenswertes Vermeiden oder andere komorbide Störungen. 47 % hatten eine mäßige Agoraphobie und konnten sich noch einigermaßen selbständig bewegen. 34 % der Befragten mieden hingegen extrem und litten sehr unter ihrer starken Rolleneinschränkung und Behinderung. Sie konnten das Haus nicht mehr ohne Begleitung verlassen. Die meisten erlebten nur kurzfristige, wenige Tage anhaltende Fluktuationen ihres Angsterlebens: Diese Tage werteten sie als „gute" im Gegensatz zu den „schlechten" (vgl. Basoglu et al., 1992). An schlechten Tagen ist ihr inneres Erregungsniveau wesentlich höher, weshalb sie unter größerer Anspannung stehen und von daher leichter Befürchtungen und panikartige Angst bekommen (vgl. das Stress-Modell von Falloon et al., 1984).

3.4 Zum Verhältnis von Panikstörung und Agoraphobie

Dieselben diagnostischen Angstkriterien, die für Erwachsene gelten, werden neuerdings auch zur Diagnose von Angststörungen im Kindes- und Jugendalter herangezogen. Weil Agoraphobie meist schwerer ist, wenn sie sehr früh beginnt (Bernstein et al., 1991; Buller et al., 1991; Eaton et al., 1994; Essau et al., 1998), wurde die Frage erörtert, ob Meideverhalten vielleicht zu einer sekundären Verschlimmerung der Panikstörung führt, wie Klein annimmt (Klein et al., 1987), oder nicht, wie Goisman mutmaßt (Goisman et al., 1994). Wir vertreten Kleins Position. Das Vorkommen oder Nicht-Vorkommen von Panikattacken bei der Agoraphobie wird kontrovers diskutiert (Argyle et al., 1991; McNally, 1990; Reinecker, 1993). Inwieweit Panikanfälle eine zentrale Rolle bei der Entstehung von Panikstörung und Agoraphobie spielen, ist noch ungeklärt. Möglicherweise ist die Agoraphobie ein späteres Entwicklungsstadium der Panikstörung (Argyle et al., 1991; Jacob et al., 1996; Klein et al., 1987; Schmidt-Traub, 1997). Die meisten Agoraphobiker in klinischer Behandlung haben mindestens einen traumatisierenden Angstanfall in der gegenwärtig gefürchteten Situation oder einer ihr sehr ähnlichen erlebt. In klinischen Einrichtungen weisen fast alle Agoraphobiepatienten (über 95 %) entweder in der Vorgeschichte oder ganz aktuell auch eine Panikstörung auf (DSM-IV). Die Ergebnisse von epidemiologischen Erhebungen, in denen im allgemeinen ein Querschnitt der Bevölkerung befragt wurde, ergeben hingegen höhere Prävalenzraten für Agoraphobie ohne Panikstörung, was allerdings auch auf andersartige Erhebungsmethoden zurückzuführen ist (DSM-IV).

Entsprechend dem mangelnden Konsens fehlt noch eine einheitliche klassifikatorische Linie: Während im DSM-III/IV mehr Gewicht gelegt wurde auf die Bedeutung von Panikanfällen beim agoraphobischen Erleben, wird im ICD-10 dem phobischen Anteil mehr Bedeutung beigemessen und weniger den Panikattacken (Ehlers et al., 1994). Die empirischen Befunde zu dieser Frage sind noch widersprüchlich (McNally, 1990; Noyes et al., 1992).

Personen, die dazu neigen, sich in verhängnisvoller Weise *Sorgen*, auch hypothetische, zu machen, katastrophisieren mehr (Breitholtz et al., 1999). Sie haben oft eine geradezu perseverierende sorgenvolle Denkweise entwickelt und neigen obendrein dazu, die sorgenvollen Gedanken als Niederschlag ihrer persönlichen Schwächen wahrzunehmen (Davey et al., 1998). Dieser Denkstil kommt häufig vor bei Personen mit Angststörungen (Davey et al., 1998). Von daher nimmt es nicht wunder, daß Panikpatienten mit und ohne Agoraphobie dazu neigen, ihren gesundheitlichen Zustand, ihre mentale Verfassung, ihr soziales Rollenverhalten und ihr gesamtes Wohlbefinden deutlich schlechter zu bewerten als die Normalbevölkerung (Breitholtz et al., 1999; Rapee et al., 1990; Sherbourne et al., 1996).

Nach den Ergebnissen der internationalen Panikforschung zu urteilen, gelten Panik- und Agoraphobiepatienten *nicht* als *sonderlich sozial oder demographisch auffällig* im Vergleich zu Personen mit anderen psychischen Störungen. Nur ihr Bildungsstatus bietet Anlaß zu Kontroversen: Agoraphobiker sollen im Durchschnitt ein etwas geringeres Bildungsniveau haben als die Normalbevölkerung (NCS – Eaton et al., 1994; ECA – Regier, 1990; Hollifield et al., 1997). Nun sind Frauen wesentlich häufiger unter Agoraphobikern vertreten (vgl. Kap. 1, 3.5). In Industrienationen, so wird argumentiert, haben Frauen ohnehin einen niedrigeren Bildungsstatus als Männer. Damit wird zum einen die demographische Auffälligkeit erklärt (Regier, 1990). Andere geben zu bedenken, daß Panikerleben vor allem durch kognitive Faktoren bezogen auf Risiken gesteuert wird, und kognitive Faktoren korrelieren noch am ehesten mit der Höhe des Bildungsgrades (Eaton et al., 1994). Der leichte Unterschied im Bildungsniveau zwischen Panikpatienten mit und ohne Agoraphobie und Menschen mit anderen psychischen Störungen läßt sich noch nicht schlüssig erklären.

Im allgemeinen äußert sich die Mehrzahl der Agoraphobiker zufrieden mit ihrer *partnerschaftlichen und sexuellen Situation* (Peter et al., 1988; McLeod, 1994). Das deckt sich auch mit unseren Erfahrungen – im Gegensatz zur Einschätzung von Butollo und Mitarbeitern (1999), die bei jedem Panik- und Agoraphobiepatienten eingehend Partnerprobleme mit Hilfe integrativer Gruppenpsychotherapie bearbeiten. In unserer Untersuchung von Panik und Agoraphobie zeigten sich nur 4 von 79 Befragten sehr unzufrieden mit ihren partnerschaftlichen und sexuellen Erlebnismöglichkeiten. Einige dieser positiven Bewertungen mögen fassadäre Schutzbehauptungen sein, denn für Panik- und Agoraphobiepatienten steht zunächst die Angst im Vordergrund und diese läßt sie auf Wohlwollen und Unterstützung des Partners angewiesen sein. Es stellt sich aber auch die Frage, ob Partnerschaft Glück und Zufriedenheit fördert, oder ob zufriedene Menschen eher eine Paarbeziehung eingehen. Trifft letzteres zu, dann kann vermutet werden, daß viele Menschen mit Panik und Agoraphobie zumindest vor Ausbruch ihrer Angststörung tendenziell sozial umgängliche Menschen waren. Selbsteinschätzungen der Mehrzahl unserer Klienten stützen diese Annahme. Danach neigen sie auch zu harmonisierenden Tendenzen.

In explorativen Gesprächen bezeichnen Panik- und Agoraphobiepatienten ihre Lebenssituation als desolat und demonstrieren ein deutlich *eingeschränktes subjektives Wohlbefinden*, vor allem dann, wenn ihr Bewegungsradius stark begrenzt ist. Wahrscheinlich sind sie eher unzufrieden mit ihrer *Lebensführung*, weil sie

- ihre Lebensträume wegen der angstbedingten Behinderung wesentlich weniger oder gar nicht mehr verwirklichen können (Panik- und Agoraphobiepatienten verreisen z. B. in der Regel nicht mehr; die meisten Frauen mit einer Angststörung sind kaum oder gar nicht mehr in der Lage oder trauen sich einfach nicht, erwerbstätig zu sein, weshalb ihr Einkommen spürbar sinkt; höhere Bildungsaspirationen werden aufgegeben usw.),
- sich eingeschränkt erleben bei der Selbstkontrolle ihrer psychophysiologischen Reaktionen,
- aufgrund ihrer negativ verzerrten Kognitionen keinen Grund mehr zum Optimismus sehen und infolgedessen
- ein niedriges Selbstbewußtsein entwickelt haben.

Immerhin geht aus internationalen Studien hervor, daß die Lebenszufriedenheit von Angstpatienten mit dem Alter (20 bis 80 Jahre) leicht ansteigt (ECA-Studie). Negative Emotionen, wie panikartige und agoraphobische Ängste, verändern sich allerdings kaum (Deiner et al., 1999). Ein religiöser Glaube beeinflusse die kognitiven Aspekte der Lebenszufriedenheit mehr als die affektiven (Deiner et al., 1999). Möglicherweise erklärt dies, warum eine ganze Reihe religiös gebundener Personen trotzdem panikartige Angst vor dem Tod entwickeln.

3.5 Besonderheiten von Panik und Agoraphobie

Entstehung von panikartiger und agoraphobischer Angst (vgl. Kap. 2, 3)

- Die Angst kann durch ein traumatisierendes Ereignis klassisch konditioniert sein.
- Der Panikzustand hat seinerseits mit seinen heftigen körperlichen und kognitiv-emotionalen Mißempfindungen oft traumatisierende Wirkung.
- Meidet der Betroffene die gefürchtete Situation, hindert er sich daran, die Erfahrung zu machen, daß die Angstsituation in Wirklichkeit gar nicht gefährlich ist (instrumentelles Konditionieren).
- Emotional einflußreiche Bezugspersonen, die selber unter Angst leiden, können eine Angstdisposition hervorrufen (Lernen am sozialen Modell), insbesondere dann, wenn Kontrollverhalten charakteristisch ist für ihren Erziehungsstil (vgl. die Überblicksarbeit von Rapee, 1997).
- Als besonders gravierend erlebte Belastungen, wie der Tod einer nahestehenden Person oder fortgesetzte Schwierigkeiten am Arbeitsplatz, können Angststörungen auslösen.
- Gesellschaftlich vermittelte Einstellungen und Erwartungen gegenüber Krankheit, Schwäche, Sterben, persönlichem Auftre-

ten oder Leistungsverhalten nehmen zudem als negative Informationsprozesse im Verlaufe der Sozialisation Einfluß auf Qualität und Inhalt der Angststörung.

Schwere der beiden Angststörungen: Im Vergleich zur reinen Panikstörung ist Agoraphobie die schwerwiegendere Störung (Ito et al., 1996; Kendler et al., 1993; Noyes et al., 1990; Pollack et al., 1996; Williams et al., 1996; Wittchen et al., 1995), denn sie beginnt früher, dauert länger, entwickelt mehr Behinderung und vor allem Achse -I-, sehr selten Achse-II-Komorbiditäten (DSM-IV). Augenscheinlich reduzieren störungsbedingte Rollenunsicherheiten, soziale Rückzugstendenzen, depressive Verstimmungen sowie die zunehmende Selbstbezogenheit von Agoraphobikern deren Lebensqualität und Lebensperspektive (Sherbourne et al., 1996; Stahl, 1993), weshalb nicht wenige einen erheblichen Leidensdruck haben.

Sind diese Ängste eine spezifische *Frauen-Störung*? Insbesondere Frauen sind entsprechend sozial-epidemiologischer Befunde von panikartigen, agoraphobischen und depressiven Störungen betroffen. Die Verteilung von Angststörungen über die Geschlechter ist assymmetrisch: In den epidemiologischen Studien wird das Vorkommen von Panik und Agoraphobie bei Frauen im Verhältnis zu Männern mit 2:1 und 3:1 angegeben (Weissman et al., 1997). In Therapieerfolgsstudien beträgt das Geschlechterverhältnis sogar 4:1 (Krystal et al., 1992; Regier, 1990), weil Frauen sehr viel mehr zur Angstbehandlung gehen als Männer. In unserer Studie waren 81 % der Angstpatienten Frauen und nur 19 % Männer.

Diese Geschlechtsunterschiede sollen nicht mit nationalen oder kulturspezifischen psychosozialen Gegebenheiten zu erklären sein. Deshalb variieren die geschlechtsspezifischen Bedingungen wohl kaum von einer Gesellschaft zur anderen (Gater et al., 1998). Die Geschlechtsunterschiede in der Entwicklung von Angststörungen sind meines Wissens bislang nicht systematisch untersucht worden. Für Therapeuten könnten Annahmen von Interesse sein, die sich an Bedingungen anlehnen, die Unterschiede im Gesundheitsverhalten von Männern und Frauen erklären (vgl. Bründel et al., 1999; Maschewsky-Schneider, 1996; Schaeffer-Hegel, 1998; Zierer, H., 1999; Zulehner et al., 1999). Einige Kostproben aus der Männer- und Frauenforschung:

- Mädchen und Frauen entwickeln ab der Pubertät mehr psychische und psychosomatische Störungen als Männer, gehen häufiger in medizinische Behandlung und werden in der Gesundheitsversorgung auch mehr pathologisiert und medikalisiert. Jungen und Männer machen sehr viel weniger Gebrauch von präventiven, kurativen und rehabilitativen Maßnahmen. Da Männer 1. stärker Gewalt ausgesetzt sind, denn sie arbeiten mehr in gefährlichen Berufen und sterben häufiger durch Gewaltverbrechen, Arbeits- und Autounfälle, 2. sich immer mehr auf die Berufsausübung und Karriere konzentrieren, um Erfolg und Ansehen zu gewinnen, und 3. kaum soziale Netzwerke außerhalb von Beruf und Familie aufgebaut haben und pflegen, sterben sie im Schnitt wahrscheinlich auch 7 Jahre eher als Frauen.

- Im Vergleich zu Jungen und Männern sind Mädchen und Frauen spätestens ab dem Jugendalter unzufriedener, nicht nur mit ihrer Gesundheit, sondern auch mit sich selbst und ihrer Lebensführung. Vermutlich leben sie stärker im Konflikt mit der überlieferten Frauenrolle und den neuen beruflichen Chancen für Frauen. Sie realisieren augenscheinlich deutlich ihre sehr viel eingeschränkteren Berufs- und Entfaltungschancen, obwohl sie mittlerweile qualitativ bessere Schulabschlüsse erreichen als Jungen. Zusätzlich mag die erhöhte Störanfälligkeit von Frauen auch noch mit Partnerschaft und Eheschließung zusammenhängen, insbesondere wenn sie früh eingegangen wird. Die Geburt eines Kindes drängt Frauen unwiderruflich zurück in Teile der traditionellen Frauenrolle, vor allem, wenn sie ihre Berufstätigkeit aufgeben müssen. Damit geraten sie in soziale Isolation. Schließlich wird ihre Wahrnehmung infolge der Übernahme von sozialen und pflegerischen Aufgaben bei der Umsetzung der Familienplanung noch mehr auf psychische und physische Gesundheit gerichtet.

- Der Ersterkrankungsgipfel von Frauen liegt um das 20. – 25. Lebensjahr, der zweite zwischen 40 – 45 Jahren, wenn die Kinder aus dem Haus gehen. Bei Männern liegt der Ersterkrankungsgipfel dagegen zwischen dem 30. und 40. Lebensjahr, wahrscheinlich nachdem es zu einer Einschränkung ihrer Autonomie durch die Entscheidung für eine dauerhafte Bindung gekommen ist. Andererseits entwickeln Männer im Gegensatz zu Frauen leichter psychische Störungen und begehen auch häufiger Selbstmord, wenn sie alleinstehend sind. Frauen unterhalten sehr viel mehr als Männer soziale Netzwerke, in denen sie aufgefangen werden, wenn sie in

Schwierigkeiten geraten, ganz gleich, ob sie in einer Beziehung leben oder alleinstehend sind. Mädchen und Frauen gehen jedoch häufiger wegen Bagatellsymptomen zum Arzt, bekommen öfters das Etikett „psychisch gestört" und werden mehr und anhaltender mit Psychopharmaka behandelt als Männer, die erst sehr viel später, nämlich ab dem Rentenalter mit der Psychopharmaka-Einnahme nachziehen und Frauen dabei sogar überholen.

Angesichts der kurz skizzierten sozialen Wirklichkeit von geschlechtsspezifischem Gesundheitsverhalten wird deutlich, daß Frauen eigentlich eine Geschlechtsidentität entwickeln, die Angst begünstigt. Aus den Ergebnissen der Frauen- und Männerforschung lassen sich – unter Vorbehalt – einige Annahmen zur Entwicklung von Angststörungen ableiten, die offensichtlich zum Teil mit weiblichen Geschlechtsrollenerwartungen konvergieren:

- Panik- und Agoraphobiepatientinnen haben häufiger Probleme mit dem Alleinsein und Angst, das Haus alleine zu verlassen, als Männer (vgl. Leimkühler, 1993, die auf entsprechende Ergebnisse der ECA-Studie verweist).
- Angesichts ihrer ausgeprägten Befürchtungen sind sie im allgemeinen hilfloser als Männer und weniger in der Lage, selbständig und personenunabhängig zu handeln. Sie geben schneller auf, vermeiden Angstsituationen eher und verlassen sich stärker auf Begleitung und Unterstützung. Meist hilft der Partner, zu dem sie dadurch in eine noch stärkere Personenabhängigkeit geraten. Der Umgang miteinander ändert sich: Einer neueren Studie zufolge haben sich Partner von Agoraphobikerinnen ihren ängstlichen Frauen gegenüber einen Interaktionsstil angewöhnt, der nur wenige negative Interaktionselemente, wie Kritik, enthält, aber auch nur wenige positive, wie etwa Akzeptanz (Peter et al., 1998).
- Frauen sind nicht so risikofreudig und trauen sich angstbewältigendes Verhalten weniger zu als Männer, die sich aber sehr viel seltener Angst eingestehen (dürfen). Unser Eindruck ist auch, daß sich Männer bei der Bewältigung von agoraphobischen Ängsten in der therapeutischen Praxis deutlich aggressiver und leistungsorientierter fordern.
- Angstpatienten beiderlei Geschlechts müssen sich oft störungsbedingt, der Not gehorchend, sozial zurückziehen. Damit laufen sie nicht nur Gefahr, die agoraphobische Angst festzuschreiben, sondern auch noch depressive Verstimmungen zu entwickeln.

Durch sozialisationsbedingte weibliche Geschlechtsrollenerwartungen sind Frauen eher prädestiniert für die Entwicklung von Angststörungen und Depressionen als Männer (Leimkühler, 1993). Im Grunde genommen sind die genannten Bedingungen nicht ausreichend spezifisch für die Entwicklung von panikartiger Angst. Mit ähnlichen Argumenten ließe sich wahrscheinlich auch eine geschlechsrollenspezifische Disposition für den Erwerb von anderen Angststörungen und depressiven Verstimmungen postulieren. Geschlechtsspezifische Unterschiede von Angstpatienten schlagen sich nicht in psychometrischen Verfahren nieder. Im Gegenteil, panikartige Angst und andere Angststörungen lassen sich etwa gleich gut bei Frauen und Männern mit Hilfe sehr ähnlicher Items messen (Reynolds, 1998).

Zur Beantwortung der Frage nach der Auswirkung der Geschlechtszugehörigkeit des Therapeuten auf den Therapieverlauf haben wir nur eine wissenschaftlich kontrollierte Untersuchung gefunden. Sie wurde allerdings nicht an Patienten mit Angststörungen, sondern an Klienten mit depressiven Störungen durchgeführt. Danach soll das Geschlecht des Therapeuten keine entscheidende Rolle spielen bei der Garantie therapeutischer Wirkungen (Zlotnick et al., 1998). Ob dies auch für die Therapie von Angstpatienten gilt, bleibt abzuwarten.

Zur *Selbstmordgefährdung* von Panik- und Agoraphobiepatienten werden sehr unterschiedliche Angaben gemacht: In der ECA-Studie fanden Weissman et al. (1989) bei 20 % der befragten Personen mit Panikstörung und bei 12 % mit Panikattacken Selbstmordversuche in der Vorgeschichte im Vergleich zu nur 6 % Selbstmordhandlungen bei Personen mit anderen psychischen Störungen. Diesen Ergebnissen nach zu urteilen hätten Personen mit Panik und Agoraphobie eine ähnlich hohe Selbstmordrate wie depressive Patienten. Im Kontrast zu diesen Befunden wurden in einer großen Studie an ambulanten Angst*patienten* (Beck et al., 1991) keine Suizidversuche in der Biographie von Patienten mit reiner Panikstörung gefunden. Von den Panikpatienten mit Agoraphobie hatten 1,3 % eine Versuch vorgenommen, von den Patienten mit affektiven Störungen 7 % und von den Patienten mit anderen psychiatrischen Auffälligkeiten 1,5 %.

In einer Überblicksarbeit aus jüngster Zeit (Johnson, 1998) hatte die Mehrzahl der Angstpatienten, die einen Selbstmordversuch unternommen hatten, komorbide eine depressive Störung; Patienten mit reiner Angststörung oder reiner depressiven Störung trugen hingegen ein deutlich geringeres Suizidrisiko. In einer Studie an sozialen Phobikern und Agoraphobikern (Wlazlo, 1995) hatten 2 % der agoraphobischen Patienten einen Selbstmordversuch vorgenommen. Bei der Beurteilung von klinischen Untersuchungen muß allerdings im Auge behalten werden, daß nur etwa ¼ der Panik- und Agoraphobiepatienten in psychotherapeutische Behandlung gehen: Vermutlich sind diejenigen, die zur Therapie kommen, hoffnungsvoller und somit weniger suizidal.

In einem Überblicksartikel über Suizidalität bei Angstpatienten kommt Noyes (1991) nach den ihm vorliegenden Studien zu der Einschätzung, daß *nur schwer gestörte Panik- und Agoraphobiepatienten mit komorbiden Depressionen und Alkohol- und Drogenmißbrauch ein erhöhtes Risiko tragen, Selbstmord zu versuchen oder zu begehen.* Als Risikofaktoren für Panik- und Agoraphobiepatienten, suizidal zu werden, wurde früher Beginn der Störung, weibliches Geschlecht sowie Alkohol- und Drogenmißbrauch genannt. Bei Patienten mit Panikattacken sind die Suizidrisikofaktoren hingegen jüngeres Alter, niedriger sozio-ökonomischer Status und depressive Verstimmung (Noyes, 1991). Aus einer holländischen Studie (Overbeek et al., 1998) geht hervor, daß sich Panik- und Agoraphobiepatienten gedanklich mehr mit dem Thema Tod auseinandersetzen als Kontrollpersonen. Manchmal entwickeln sie sogar in passiver Form den Wunsch, tot zu sein. Dieser Todeswunsch tritt jedoch nicht zusammen mit der Absicht auf, sich das Leben zu nehmen.

Die vorliegenden Ergebnisse legen den Schluß nahe, daß Panik- und Agoraphobiepatienten wahrscheinlich weniger selbstmordgefährdet sind als Patienten mit depressiven Episoden. Diese Annahme wird unterstützt durch die Ergebnisse einer Untersuchung von Suizidpatienten nach einem mißglückten Selbstmordversuch: Fünf verschiedene psychiatrische Störbilder wurden bei ihnen gefunden, darunter aber weder Panikstörung noch Agoraphobie (Sakinofsky et al., 1990).

Bis zur Entwicklung von Angstinterventionen auf verhaltenstherapeutischer Grundlage galten panikartige Ängste und Agoraphobie als chronische Störungen mit schwerem Verlauf, die kontinuierlicher Behandlung bedürfen. Viele Jahre wurden sie medikamentös behandelt, insbesondere mit Alprazolam, Diazepam, Imipramin, Sertraline und (im angelsächsischen Raum) mit Placebos. Die therapeutische Wirkung der *Psychopharmaka* gab Grund für Kontroversen: Von einigen wurde die Medikamentenbehandlung kritisch beurteilt (Clark et al., 1994; Krieg et al., 1987; Noyes et al., 1990; Spiegel et al., 1997; von Balkom et al., 1996), von anderen dagegen positiv eingeschätzt (Faravelli et al., 1987; Pohl et al., 1998; Taylor et al., 1990). In einer placebo-kontrollierten Studie des Psychiaterteams um Noyes (1990) waren bei der Katamnese-Erhebung drei Jahre nach Abschluß einer medikamentösen Behandlung mit Alprazolam und Diazepam nur 10 % der Angstpatienten symptomfrei. Lediglich 25,6 % gaben an, die Angstsymptome wären schwächer geworden.

Im Verlaufe von überwiegend psychopharmakologischen Behandlungen steigt die Bereitschaft beim Angstpatienten, das Medikament wieder abzusetzen, wenn zusätzlich verhaltenstherapeutische Interventionen eingebaut werden (Angenendt et al., 1998). Entsprechend den Ergebnissen von kontrollierten Evaluationsstudien werden mit kombinierter Expositions- und Psychopharmakabehandlung bessere Therapiewirkungen erzielt als bei rein medikamentöser Behandlung (van Balkom et al., 1997; Mattick et al., 1990). Hierzu gibt es allerdings kontroverse Sichtweisen: Während agoraphobische Ängste sich am effektivsten mit kombinierter Exposition in vivo und Antidepressiva behandeln lassen (van Balkom et al., 1997), zeigen Nachuntersuchungen von solchen kombinierten Therapien, die zunächst eine Überlegenheit der medikamentös-verhaltenstherapeutischen Behandlung gegenüber einer rein verhaltenstherapeutischen erbracht hatten, daß die so erzielten therapeutischen Wirkungen zum Katamnesezeitpunkt bereits nicht mehr nachzuweisen waren (Angenendt et al., 1998).

Evaluationsstudien zufolge erbringen verhaltenstherapeutische Behandlungen, speziell konfrontative und kognitive Vorgehensweisen, die besten Ergebnisse bei Panik- und Agoraphobiepatienten (Angenendt et al., 1998; Clark et al., 1994; Ito et al., 1996; Marks, 1987), auch bei Jugendlichen (Kendall et al., 1997). Ob dies ebenso für die Therapie schwerer Fälle gilt, ist noch nicht geklärt: Möglicherweise werden die meisten kontrollierten Studien nur an Angstpatienten durchgeführt, die nicht extrem behindert sind (vgl. auch Ito et al., 1996). Für die Behandlung von schweren Agoraphobikern sind demnach noch weitere spezifische therapeutische Vorgehensweisen zu entwickeln und zu erproben.

Die *Persönlichkeitseigenschaften* von Panik- und Agoraphobiepatienten sind bis vor kurzem kaum

Gegenstand wissenschaftlichen Interesses gewesen. Patienten mit Panikstörung, Agoraphobie und anderen Phobien gelten als gewissenhaft und zuverlässig mit Hang zum Perfektionismus. Erfahrungen wie diese machen Therapeuten regelmäßig mit Angstpatienten. Zumindest ist es häufig Gesprächsthema in der Fallsupervision und wird zum Teil untermauert durch Befunde aus der Panikforschung. In einer Untersuchung wurden Panik- und Agoraphobiepatienten gezielt auf zwei Dimensionen von Perfektionismus mittels Fragebogen interviewt. Ergebnisse: Einmal machen sie sich besonders viele Sorgen um Fehler, die ihnen unterlaufen sind. Zum anderen zweifeln sie ihr eigenes Verhalten schneller an als Kontrollpersonen (Antony et al., 1998). In einer anderen Studie konnte die Hypothese bestätigt werden, daß Personen mit erhöhter Angstsensibilität die besondere Eigenschaft haben, sich vermehrt in sensorisches Erleben zu vertiefen und Sinnesempfindungen stärker wahrzunehmen als Kontrollpersonen. Auch die interozeptive Wahrnehmung betreiben sie unserer Beobachtung nach geradezu perfektionistisch. Demnach haben sie eine spezifische Disposition für das Erleben von Panikanfällen (Lilienfeld, 1997).

4 Komorbide Achse-I-Störungen

Gleichzeitig, parallel oder komorbide auftretende Störungen sind bei Angstpatienten keine Seltenheit. Unter Komorbidität verstehen Wittchen & Vossen (1995) „das Auftreten von mehr als einer spezifisch diagnostizierbaren psychischen Störung bei einer Person in einem definierten Zeitintervall". Es ist ganz im Sinne der Urheber von DSM-IV und ICD-10, einem Patienten mehrere Diagnosen zu geben, sofern notwendig. Denn reine Störungen kommen unter Berücksichtigung der gesamten Lebenszeit in epidemiologischen und erst recht in klinischen Studien nicht häufig vor: In den epidemiologischen Studien MFS und NCS wiesen nur 26 % der Personen mit Angsterleben eine einzige Störung auf (Wittchen et al., 1995).

Aus Platzgründen kann nicht ausführlich auf Entstehung, Verlauf und klinische Auswirkung von komorbiden Störungen bei Angstpatienten eingegangen werden. Auch der Frage, inwieweit Angststörungen Risikofaktoren für qualitativ unterschiedliche Störungen darstellen – Eßstörungen, stoffgebundene Abhängigkeiten, Persönlichkeitsstörungen, affektive oder psychotische Störungen –, soll nicht nachgegangen werden. Die Einschätzung von komorbiden Persönlichkeitsstörungen beispielsweise ist ohnehin nicht ganz unproblematisch, da die vorhandenen diagnostischen Kriterien keine ausreichend stabile klinische und empirische Grundlage aufweisen: Mal werden zwischen Personen mit Persönlichkeitsauffälligkeiten Unterschiede gemacht, wo es keine gibt, dann werden psychologisch unterschiedliche Patienten wiederum einer einzigen Kategorie zugeordnet, und schließlich fehlt in DSM-IV und ICD-10 eine spezielle diagnostische Kategorie für Patienten mit dysphorischer Persönlichkeitsstruktur (vgl. Westen et al., 1999).

Faktisch kann das ganze Spektrum psychiatrischer Diagnosen nach ICD-10 und DSM-IV (Achse I: Psychische Störungen, II: Persönlichkeitsstörungen, III: Körperliche Störungen, IV: Psychosoziale Belastungsfaktoren und Achse V: Grad der sozialen Anpassung im vergangenen Jahr) als Komorbidität und Erschwernis von Panikstörung mit und ohne Agoraphobie auftreten. Da jedoch besonders häufig andere Angststörungen und Depressionen in der Panikforschung als komorbide Störungen vorkommen, sollen sie hier kurz vorgestellt und damit ins Gedächtnis zurückgerufen werden. Ziel ist eine differentialdiagnostische Verfeinerung zur Optimierung der therapeutischen Wirkungen.

4.1 Spezifische Phobie (ICD-10: F40.2; DSM-IV: 300.29)

Spezifische Phobien entstehen meist in der Kindheit, oft bereits im Vorschulalter (Bernstein et al., 1991). Im DSM-IV werden 7 Merkmale zur Kennzeichnung von spezifischen Phobien angegeben: Es sind ausgeprägte, anhaltende Ängste, die übertrieben oder unbegründet sind und die durch das Gegenwärtigsein oder die Erwartung eines bestimmten Gegenstandes oder einer Situation ausgelöst werden (A). Solche Ängste kommen besonders häufig bei Kindern vor. Die betroffene Person erlebt fast immer eine unmittelbare Angstreaktion, sobald sie mit dem phobischen Reiz konfrontiert wird, die einer situationsgebundenen oder situationsbegünstigenden Panikattacke ähnelt (B). Sie weiß auch, daß ihre Angst übertrieben oder unbegründet ist (C). Die Angstsituationen werden gemieden oder nur unter starker Angst ertragen (D). Diese Angststörung darf nur diagnostiziert werden, wenn die Lebensführung der Person, das heißt die soziale, schulische oder berufliche Funktionsfähigkeit deutlich eingeschränkt ist oder sofern ein starker Leidensdruck besteht (E). Bei Personen unter 18 Jahren hält die Phobie mindestens 6 Monate an (F). Andere Angststörungen können ausgeschlossen werden (G).

5 Typen von spezifischen Phobien werden derzeit unterschieden (DSM-IV):

1. Tier-Typus
2. Umwelt-Typus (Höhen, Gewitter, Wasser usw.)
3. Blut-Spritzen-Verletzungs-Typus (Angst vor Spritzen, Ärzten, Zahnärzten und Krankenhäusern)
4. situativer Typus (wie Flugzeuge, Fahrstühle, enge und geschlossene Räume usw.)
5. anderer Typus (z. B. phobisches Vermeiden von Situationen, die zum Ersticken, Erbrechen oder zu einer ernsthaften Erkrankung führen könnten).

Auch bei dieser Angststörung spielen *katastrophisierende Gedanken* („Ich könnte Krebs haben" bei einem Krankheits- bzw. Krebsphobiker) eine wichtige Rolle (Thorpe et al., 1995). In tachistoskopischen Untersuchungen (z. B. Tolin et al., 1998) weichen Phobiker bedrohlichen Bildern aus, indem sie signifikant weniger hinschauen. Vielen dieser gefürchteten Objekte und Situationen kann im Alltag ganz gut ausgewichen werden, weshalb spezifische Phobien nicht immer ein großes Problem darstellen müssen. Sobald jedoch die phobische Situation nicht zu vermeiden ist, kommt es unter Umständen zu beträchtlichen Einschränkungen, z. B. wenn jemand eine Eß- oder Trinkphobie hat oder nicht mehr Auto fahren und damit auch nicht mehr im Außendienst tätig sein kann.

Situationsgebundene spezifische Phobien sind mit der Agoraphobie verwandt, insbesondere die phobische Angst vor Autofahren und Höhen. Beide einfache Phobien treten, ebenso wie die Agoraphobie, erst mit fortgeschrittenem Alter auf (Antony et al., 1997). Die Differentialdiagnose bei Agoraphobie und dieser Art spezifischer Phobie ist nicht ganz einfach. Bei der Flugangst kann alleine schon zwischen 4 Subtypen unterschieden werden (Van Gerwen et al., 1997): 1. Angst vor einem Flugunglück, 2. Angst, die Kontrolle über die Situation zu verlieren, 3. Angst, die Kontrolle über sich selbst zu verlieren, und 4. die im Hintergrund stehende phobische Angst, z. B. Agoraphobie. Unterscheidungen wie die bei Flugphobie lassen sich wohl bei den meisten einfachen Phobien machen.

Im Unterschied zur Panikstörung mit Agoraphobie, bei der zu Beginn unerwartet Panikattacken einsetzen, woraufhin zahlreiche Situationen gemieden werden, ist der situative Typus der spezifischen Phobie, wie Flugangst oder Angst vor dem Überqueren von Brücken, durch Vermeidungsverhalten *ohne* wiederkehrende unerwartete Panikattacken charakterisiert (DSM-IV). Manche Ausprägungen einer Angststörung fallen jedoch zwischen diese beiden diagnostischen Kategorien. Dann ist abzuwägen, ob nicht beide Diagnosen zutreffen. Zum Beispiel wird bei dem Vermeiden von Alleinsein aus Angst vor einem Panikanfall in der Regel eine Panikstörung mit Agoraphobie diagnostiziert (DSM-IV). Sofern außerdem noch das Benutzen von Fahrstühlen gemieden wird aus Angst, darin stecken zu bleiben, kann zusätzlich noch eine spezifische Phobie diagnostiziert werden. Bei einer Differentialdiagnose sind neben dem Angstinhalt auch noch die Art und Häufigkeit der Panikattacken, die Anzahl der gemiedenen Situationen und das Ausmaß der allgemeinen Ängstlichkeit zu berücksichtigen (DSM-IV).

Anders als bei der Agoraphobie sollen im Verlaufe ihrer persönlichen Biographie nur der Typus von Phobikern ohnmächtig geworden sein in einer phobischen Situation, der sich vor Blut, medizinischen Spritzen (Antony et al., 1997; De Jongh et al., 1998) und dem Zahnarzt (De Jongh et al., 1998) fürchtet. In einer experimentellen Therapiestudie zu diesem Thema ist jedoch während der gesamten psychotherapeutisch begleiteten Zahnarzt-Behandlungen kein einziger Phobiker kollabiert (De Jongh et al., 1998).

In einer repräsentativen Studie aus Schweden (Frederikson et al., 1996) wurden 704 Personen im Alter von 18 – 70 Jahren nach dem Vorkommen von spezifischen Phobien – situative, Tier- und Verletzungsphobien – befragt: Die Prävalenz betrug 19,9 %; für Frauen lag sie bei 26,5 % und für Männer bei 12,4 %. 5,4 % der Frauen schilderten multiple phobische Ängste im Vergleich zu 1,5 % der Männer. Situative Phobien zeigten sich bei 17,4 % der Frauen und 8,5 % der Männer. Tierphobien kamen bei 12,1 % der Frauen und 3,3 % der Männer vor. Interessanterweise gab es bei den Verletzungsphobien keine signifikanten Geschlechtsunterschiede: 3,2 % der Frauen und 2,7 % der Männer hatten Angst vor Spritzen und/oder Ärzten. Die Angst vor dem Fliegen soll den Autoren zufolge mit fortschreitendem Alter zunehmen, während die Angst vor medizinischen Spritzen mit den Jahren eher schwächer wird. Den Ergebnissen dieser Untersuchung nach zu urteilen, entwikkeln sich spezifische Phobien in Bezug auf Alter und Geschlecht ganz heterogen.

4.2 Soziale Phobie (ICD-10: F40.1; DSM-IV: 300.23)

Leichtere Formen von sozialer Angst sind weit verbreitet. Fast jeder Schauspieler wird zeitlebens von Lampenfieber gepeinigt; die meisten Menschen müssen erst lernen, vor größeren Gruppen zu sprechen; manche entwickeln gegenüber dem anderen Geschlecht Hemmungen; nicht jeder kann angstfrei in Gegenwart von anderen an der Tafel schreiben, einen Text vorlesen oder eine Unterschrift leisten.

Menschen mit sozialer Phobie leiden jedoch an ausgeprägter und anhaltender Angst vor einer oder mehreren sozialen oder Leistungssituationen, in denen sie mit unbekannten Personen konfrontiert sind oder von anderen beurteilt werden können. Sie befürchten, Angstsymptome oder ein Verhalten zu zeigen, das demütigend oder peinlich wirkt (Kriterium A, DSM-IV). Die Konfrontation mit der gefürchteten sozialen Situation ruft fast immer eine unmittelbare Angstreaktion hervor, die das Erscheinungsbild einer situationsgebundenen oder situationsbegünstigenden Panikattacke annehmen kann (B). Der Angstpatient erkennt, daß die Angst unbegründet ist (C), dennoch meidet er die gefürchteten sozialen oder Leistungssituationen oder erträgt sie nur mit intensiver Angst und Unwohlsein (D). Damit wird er in seiner Lebensführung deutlich beeinträchtigt (E). Ein weiteres wichtiges Kriterium ist, daß die soziale Angst nicht assoziiert ist mit einer körperlichen Erkrankung oder einer psychischen Störung anderer Art, wie Zittern bei Morbus Parkinson oder Angst vor Stottern (DSM-IV).

Menschen mit sozialer Phobie fürchten sich unangemessen und anhaltend vor den musternden Blikken und der prüfenden Beobachtung durch andere. Sie glauben fest an das Eintreten ihrer imaginierten Katastrophen. Häufig haben sie Angst vor Fremden, dem anderen Geschlecht oder Autoritätspersonen. Sie fürchten sich weniger vor größeren Menschenansammlungen als vor kleineren Gruppen, in denen sie vermehrt im Zentrum der Aufmerksamkeit stehen: Sie haben Angst, sich eine Blöße zu geben und sich zu blamieren. Allein schon der Gedanke an die gefürchtete Situation, etwa in der Öffentlichkeit sprechen oder essen zu müssen, löst in ihnen heftige Reaktionen aus – starke innere Unruhe, Ausweichen vor Blickkontakt, Händezittern, Urindrang oder Übelkeit. Diese Symptome steigern sich oft zu einer Panikattacke. Sobald sie in angstauslösende soziale Situationen hineingehen müssen oder sich dies nur vorstellen, richten sie ihre Aufmerksamkeit auf die eigene Person (Lubin et al., 1998). Mit ihrem spezifischen Hang zu negativer Interpretation bewerten sie im Gegensatz zu Kontrollpersonen mehrdeutige soziale Szenarien entsprechend negativ, selbst wenn andere Bewertungsmöglichkeiten näher liegen (Amin et al., 1998). Erfolgreiche soziale Interaktionen können bei Sozialphobikern sogar zu negativen emotionalen Reaktionen führen, wie unangenehme Gefühlslagen oder die Angst, andere würden in Zukunft noch mehr von ihnen erwarten (Wallace et al., 1997). Soziale Erfolgserlebnisse verändern demnach die negative Selbstbewertung und das soziale Urteil eines Sozialphobikers.

Nicht selten kommt es bei Sozialphobikern zu einer zwanghaft anmutenden Fixierung auf ein bestimmtes Angstsymptom – Erröten, zittrige Hände oder Schwitzen – wodurch sie sich nach außen bloßgestellt und stigmatisiert fühlen. Um ja der Diskriminierung zu entgehen, meiden sie Gruppen oder Kaffeetrinken in der Öffentlichkeit. Viele Sozialphobiker erwecken den Eindruck, als würden sie diese somatischen Angstsymptome zum Maßstab machen für die Angstintensität, unter der sie leiden: Dabei neigen sie dazu, ihre Angst zu überschätzen und das Zurechtkommen in der Angstsituation deutlich zu unterschätzen (Mansell et al., 1999). Wagen sie sich dennoch in Gruppen hinein, verhalten sie sich weniger kooperativ oder bestimmend als Personen ohne soziale Ängste (Walters et al., 1998). Während Panik- und Agoraphobiepatienten mehr Hilfsbedürftigkeit und damit eine hohe Personenabhängigkeit entwickeln, neigen soziale Phobiker im Gegensatz zu ihnen vermehrt zum Rückzug (Noyes et al., 1995). Sie haben auch sehr häufig ein schwaches Selbstwertgefühl, Angst vor Kritik und neigen zu depressiven Verstimmungen. Besonders ausgeprägt ist eine soziale Phobie offensichtlich dann, wenn jede soziale Situation außerhalb des Schonraums Familie Angst vor Blamage hervorruft und erst recht, wenn dies innerhalb der Familie der Fall ist, wie z. B. bei gemeinsamen Mahlzeiten.

Soziale Phobien sind nicht zu verwechseln mit *sozialen Defiziten*. Soziale Phobien werden im ICD-10 und DSM-IV den Angststörungen zugeordnet und soziale Defizite den Persönlichkeitsstörungen („ängstlich vermeidende Persönlichkeitsstörung“ nach ICD-10: F60.6 oder „vermeidend-selbstunsichere Persönlichkeitsstörung“ gemäß DSM-IV: 301.82). Patienten mit sozialen Defiziten registrieren weit weniger körperliche Angstsymptome als Sozialphobiker, dafür jedoch stärker subjektives Unwohlsein und Gefühle der Unsicherheit. Vereinfacht ausgedrückt, unterscheiden sich beide Störungen insoweit funktional, als soziale Ängste über das Vermeiden zu sozialen Defiziten führen; demgegenüber ziehen soziale Defizite infolge von negativen Konsequenzen die Angst erst nach sich (Wlazlo, 1995).

1,7 % der Bevölkerung leiden an sozialer Phobie, 0,5 % der Männer und 1,3 % der Frauen (ECA – Regier, 1990). Die Hälfte von ihnen leidet zugleich an *Panikattacken* (Stangier et al., 1997). Dreiviertel der sozialen Phobien sollen vor dem 16. Lebensjahr ausbrechen (Wittchen, 1996). Interessanterweise sind soziale Phobiker, die in psychiatrische oder psychotherapeutische Behandlung kommen, *häufiger Männer*, eher jünger, seltener verheiratet und oft Mitglieder gehobener sozialer Schichten (Noyes et al., 1995). Einige soziale Phobien entstehen während der Pubertät und viele sogar bereits im Vorschulalter (Bernstein et al., 1991). In der Cross-National Collaborative Panic Study wurde ein vergleichbar hohes Vorkommen von Agoraphobie mit Panikanfällen und sozialer Phobie mit Panikattacken gefunden (Argyle et al., 1991). Die Komorbiditätsangaben für Panikstörung mit oder ohne Agoraphobie und sozialer Phobie sind höchst uneinheitlich und reichen von 0 – 55 %. Sehr wahrscheinlich sind soziale Phobien besonders komplizierte Störungen, da sie früher auftreten, Angst vor Blamage – ein Selbstwertproblem – als charakteristisches Merkmal haben, ein andersartiges somatisches Profil aufweisen und häufig auch bei Verwandten ersten Grades vorkommen. Schließlich sprechen soziale Phobiker zudem anders auf psychopharmakologische Behandlung an als Panikpatienten und neigen mehr zu Alkoholmißbrauch, zwanghaftem Verhalten, depressiver Verstimmung und Selbstmordhandlungen (Brown et al., 1995; Noyes et al., 1995; Wlazlo et al., 1992).

4.3 Generalisierte Angststörung (ICD-10: F41.1; DSM-IV: 300.02)

Das generalisierte Angstsyndrom wurde zum ersten Mal 1980 in das DSM-III als residuelle Angstkategorie aufgenommen. Im ICD-10 ist die Rede von einer frei flottierenden, ausgeweiteten Angst (vgl. S. 13).

Gemeint ist die Neigung der Patienten, sich übermäßige Angst und Sorgen (furchtsame Erwartung) zu machen über Themen, wie Arbeit, Krankheit, Angehörige, finanzielle Risiken oder Schulleistungen, die mindestens 6 Monate lang an der Mehrzahl der Tage auftraten (Kriterium A, DSM-IV). Die Person hat Schwierigkeiten, die Sorgen zu kontrollieren (B). Die Angst und Sorge ist mit mindestens 3 von 6 Symptomen verbunden, wobei zumindest einige dieser Symptome in den letzten 6 Monaten an der Mehrzahl der Tage vorlagen (C):

1. Ruhelosigkeit oder ständiges „auf dem Sprung sein"
2. leichte Ermüdbarkeit
3. Konzentrationsschwierigkeiten oder Leere im Kopf
4. Reizbarkeit
5. Muskelspannung
6. Ein- oder Durchschlafstörungen oder unruhiger, nicht erholsamer Schlaf

Die Angst und Sorgen beziehen sich nicht auf die Besonderheiten anderer Achse-I-Störungen, z. B. eine Panikattacke zu haben wie bei der Panikstörung mit Agoraphobie, sich in der Öffentlichkeit zu blamieren wie bei der sozialen Phobie, zuzunehmen wie bei der Anorexia Nervosa, viele körperliche Beschwerden zu haben wie bei der Somatisierungsstörung oder eine ernsthafte Erkrankung zu haben wie bei der Hypochondrie (D). Die Angst, Sorge oder körperlichen Angstsymptome verursachen Leiden und Beeinträchtigungen in sozialen, beruflichen oder anderen wichtigen Funktionsbereichen (E). Schließlich geht das Störbild nicht zurück auf die direkte Wirkung einer Substanz, eines medizinischen Krankheitsbildes, wie Schilddrüsenüberfunktion, oder einer anderen psychischen Störung, wie einer Psychose (F).

In den Jahren 1992 und 1993 erschienen aufgrund von differentialdiagnostischer Unklarheit einige Publikationen mit dem Ziel der genaueren Unterscheidung zwischen Panikstörung und generalisiertem Angstsyndrom (Andreoli et al., 1992; Basoglu et al., 1992; DiNardo et al., 1993; Kendler et al., 1992; Klein, 1993; Maddock, 1993; McNally, 1992; Noyes et al., 1992; Raj et al., 1993; Ramesh et al., 1991). Im Vergleich zur Panikstörung wird das generalisierte Angstsyndrom für die mildere Angststörung gehalten. Sie beginnt dafür aber meist früher und steigert sich allmählich. Jede Patientengruppe ist in spezifischer Weise vulnerabel für das Angsterleben: Beide haben eine ausgeprägte interozeptive Wahrnehmung und einen Gedächtnisüberhang für angstbesetzte Informationen. Beide Gruppen klagen häufig über Schwindel, Herzrasen, Atemnot und andere physiologische und motorische Beschwerden, Panikpatienten vermehrt. Sie fokussieren dabei wesentlich stärker auf ihre abweichenden autonomen Dysfunktionen, achten speziell auf ihre autonome Hyperaktivität und werden demzufolge *psychophysiologisch übererregt*, während Patienten mit generalisierter Angststörung erheblich mehr *zentralnervös angespannt* sind, da sie ihren Fokus auf Befürchtungen und sorgenvolle Gedanken richten.

Panikpatienten erleben heftige Panikattacken mit einer Dauer von bis zu 27 Minuten, 70 – 80 % davon sind situationsabhängig; der Rest kommt unerwartet. Demgegenüber erleben Personen mit einer generalisierten Angststörung *Angstepisoden* mit weniger ausgeprägten physiologischen und motorischen Beschwerden, die länger andauern und in denen es zu phasischen Fluktuationen ihres Angsterlebens kommt. 47 % davon sind situationsabhängig. Bei etlichen Angstpatienten ist eine Überlagerung dieser beiden Angststörungen zu beobachten (in unserer Untersuchung war dies bei 30 % der Panik- und Agoraphobiepatienten der Fall). Panikpatienten haben oftmals auch noch eine soziale Phobie, während Personen mit generalisiertem Angstsyndrom komorbide mehr zu isolierten spezifischen Phobien und Schilddrüsendysfunktion neigen.

Eine Panikstörung tritt überwiegend plötzlich nach traumatisierenden Angstattacken auf. Das generalisierte Angstsyndrom hingegen entsteht meist schleichend, oft in Zusammenhang mit Belastungssituationen im Alltag (Pine et al., 1998; Wittchen et al., 1998). Da viele Betroffene ihre Angst und Sorgen zunächst als normale Reaktion auf Stress erleben, dürfte die Dunkelziffer erheblich sein und der Therapiebeginn sich beträchtlich verzögern.

In den sozialepidemiologischen Untersuchungen wurde eine generalisierte Angststörung bei 2,3 % der Bevölkerung festgestellt (6-Monats-Prävalenzen), bei 1,8 % der Männer und 2,6 % der Frauen (ECA). Je nach Ausmaß der Belastung des Individuums verläuft sie schwankend oder chronifiziert. Etwa ein Drittel der Betroffenen haben komorbide Depressionen (ECA und MFS). In einer epidemiologischen Längsschnittuntersuchung von 9 – 18jährigen über eine Dauer von 9 Jahren (Pine et al., 1998) stellten die Autoren mit Hilfe der logistischen Regressionsanalyse fest, daß der Zusammenhang zwischen Depression im Jugendalter und generalisiertem Angstsyndrom im Erwachsenenalter ganz besonders stark war, stärker als der Zusammenhang zwischen Depression im Jugendalter und depressivem Erleben im Erwachsenenalter.

4.4 Zwangsstörung (ICD-10: F42.0-9; DSM-IV: 300.3)

Wesentliche Kennzeichen einer Zwangsstörung sind wiederkehrende Zwangsgedanken und Zwangshandlungen. Im ICD-10 werden Zwangsgedanken, Zwangshandlungen sowie eine Mischung aus beiden als diagnostische Kategorien vorgegeben. Entsprechend dem DSM-IV sind die diagnostischen Kriterien für *Zwangsgedanken* (A):

1. wiederkehrende und anhaltende Gedanken, Impulse oder Vorstellungen, die zeitweise während der Störung als aufdringlich, abstoßend (ICD-10) und unangemessen empfunden werden und ausgeprägte Angst und großes Unbehagen hervorrufen;
2. sie sind nicht nur übertriebene Sorgen über wirkliche Lebensprobleme;
3. die Person versucht, diese Gedanken, Impulse oder Vorstellungen zu ignorieren oder zu unterdrücken oder sie mit Hilfe anderer Gedanken oder Tätigkeiten zu neutralisieren;
4. sie erkennt, daß die zwanghaften Gedanken, Impulse oder Vorstellungen nicht von außen auferlegt, sondern ein Produkt des eigenen Geistes sind.

Zwangshandlungen (A) sind:

1. wiederholte Verhaltensweisen, z. B. Händewaschen und Ordnen, oder gedankliche Handlungen, wie Beten und Zählen, zu denen sich die Person als Reaktion auf einen Zwangsgedanken oder aufgrund von streng zu befolgenden Regeln gezwungen fühlt;
2. die Verhaltensweisen oder die gedanklichen Handlungen dienen dazu, Unwohlsein zu verhindern oder zu reduzieren oder gefürchteten Ereignissen oder Situationen vorzubeugen. Diese Verhaltensweisen stehen jedoch in keinem realistischen Bezug zu dem, was sie zu neutralisieren oder zu verhindern versuchen, oder sie sind deutlich übertrieben.

Die Person hat erkannt, daß diese Zwänge übertrieben oder unbegründet sind (B). Sie stellen eine erhebliche Belastung dar, sind zeitaufwendig und benötigen mehr als eine Stunde am Tag, oder beeinträchtigen deutlich die normale Tagesroutine (C). Falls eine andere Achse-I-Störung vorliegt, ist der Inhalt der Zwangsgedanken nicht darauf beschränkt, z. B. starke Beschäftigung mit Essen im Rahmen einer Eßstörung oder starke Beschäftigung mit einer Krankheit bei Hypochondrie usw.

(D). Das Störbild ist nicht Auswirkung der Einnahme von Drogen (E).

Zwangsgedanken und -impulse enthalten meist beängstigende aggressive oder obszöne Vorstellungen, z. B. sich oder andere angesteckt zu haben, die eigenen Kinder mit dem Messer umzubringen oder vom Balkon zu springen. Sie werden aber praktisch nie in konkrete Handlungen umgesetzt, obwohl Zwangspatienten das arg bezweifeln und sich vor Kontrollverlust fürchten. Zwanghafte Kognitionen wiederholen sich oft stundenlang in stereotypisierender Form und werden vom Betroffenen als dranghaft, unsinnig und lästig empfunden. Sie rufen Widerstand hervor, sind kaum zu kontrollieren und beeinträchtigen die Lebensführung (Lakatos et al., 1999). Oft sind sie mit Entscheidungsunfähigkeit in ganz alltäglichen Belangen verbunden. In Abhebung von Zwangsgestörten verharren Panikpatienten nicht ständig in ihren Angstgedanken; sie quälen sich vornehmlich dann mit Angstgedanken, sobald sie sich einer Angstsituation mental oder real ausgeliefert sehen.

Aus Zwangsgedanken entwickeln sich vor allem übertriebenes Kontroll-, Ordnungs- und Sauberkeitsverhalten, z. B. exzessives Zudrehen von Wasserhähnen, bis diese brechen, Herausziehen von Steckern aus Steckdosen, Horten von unsinnigen Gegenständen etc. Manche können das Haus nur zu einer bestimmten Uhrzeit verlassen, an bestimmten Tagen Benzin tanken oder die Wohnung nur mit einem sich über Wochen hinziehenden Putzritual säubern. Viele Zwangshandlungen sind in magisch anmutende Rituale eingebunden. Sie unterliegen etwas mehr dem Willen des Betroffenen als Zwangsgedanken.

Zwänge bleiben ungewöhnlich rätselhaft und stellen Praktiker und Patienten immer wieder auf eine harte Probe (Hoffmann, 1994, 1999). Inwieweit genetische und zerebrale Schäden vorliegen, wird derzeit lebhaft auf Tagungen und in einschlägigen Fachjournalen diskutiert. Überzeugende genetische Belege fehlen bislang. Aber neurophysiologische PET-Glukose-Untersuchungen (Lakatos et al., 1999), neuropsychologische Tests (Purcell et al., 1998) und Experimente mit konditionalem Assoziationslernen unter Verwendung von bedrohlichem Material (Murphy et al., 1999) weisen auf eine strukturelle Auffälligkeit im frontalen Neocortex von Zwangspatienten hin. Signifikante Überaktivität wurde in den Basalganglien des Frontalhirns bei vielen Zwangsgestörten beobachtet. Sie lassen auf funktionale kognitive Defizite schließen, z. B. im Bereich räumlich-visueller Gedächtnis- und komplexer Aufmerksamkeitsleistungen. Diese nichtverbalen kognitiven Leistungsstörungen der untersuchten Zwangspatienten sollen denen von Patienten mit Frontallappenentfernung ähneln (Purcell et al., 1998). Die neurophysiologischen Beobachtungen beim zwanghaften Geschehen deuten auf eine Beteiligung von Frontalhirn, Basalganglien und limbischem Cortex hin. In den genannten Hirnregionen wird ein wesentlicher Beitrag für die Koordination und Durchführung von motorischen und kognitiven Bewegungen sowie von automatisierten Handlungen geleistet.

Zwänge entstehen in der Kindheit oder im frühen Erwachsenenalter; ihr Verlauf ist häufig chronisch und ganz selten kommt es zu spontanen Remissionen (Lakota et al., 1999; Reinecker, 1992). Mit der Zwangsstörung können physiologische Beschwerden und Angstanfälle einhergehen (ICD-10). Auch depressive Verstimmungen und Entscheidungsschwierigkeiten kommen häufig vor. Zwangsgestörte haben zudem Probleme im zwischenmenschlichen Bereich: Im Vergleich zu Angstpatienten als Kontrollpersonen machen Zwangspatienten ihr Selbstwertgefühl wesentlich stärker abhängig von ihren Beziehungen zu Sozialpartnern; sie fürchten sich vor deren negativem Urteil, sobald sie im Rahmen ihres Zwangsgeschehens Schäden angerichtet zu haben meinen (Ehntholt et al., 1999). Weil Zwangsgestörte sowohl ängstliche als auch depressive Auffälligkeiten haben, können Zwänge als eine emotionale Verfassung interpretiert werden, in der ständig versucht wird, sich nicht schuldig und depressiv zu fühlen (Lakatos et al., 1999).

Im Vorkommen von Zwangsstörungen scheint das Verhältnis der Geschlechter im Vergleich zu anderen Angststörungen nahezu umgekehrt, obwohl es hierbei keinen Konsens unter Zwangsexperten gibt: Männer leiden etwa gleich stark (Lakatos et al., 1999) oder zweimal so viel unter Zwängen wie Frauen (Rasmussen, 1992). Etwa 75 % der Kinder mit Zwängen sind Jungen und ein Fünftel von ihnen nimmt die Zwangsstörung mit ins Erwachsenenalter. Männer entwickeln mehrheitlich Zwangsgedanken und Frauen dafür häufiger Waschzwänge (Lakatos et al., 1999; Reinecker, 1992). Soziokulturelle Faktoren, die geschlechtsspezifisches Verhalten determinieren, drängen sich förmlich als Erklärung für diese Unterschiede auf.

4.5 Akute und posttraumatische Belastungsstörung (ICD-10: F43.0 / F43.1; DSM-IV: 308.3 / 309.81)

Die Konfrontation mit einem traumatischen Ereignis, das große Gefahr für die eigene Person oder für andere in Form von drohender Verletzung oder Tod dargestellt und das intensive Furcht, Hilflosigkeit oder Entsetzen hervorgerufen hat, kann zu einer der beiden Belastungsreaktionen führen (Kriterium A nach DSM-IV). Das traumatische Erlebnis führt zu wiederkehrenden und belastenden Erinnerungen mit entsprechenden Bildern, Gedanken oder Wahrnehmungen, oder zu Träumen, oder aber zu Handlungen oder gefühlsmäßigen Zuständen, als ob das Trauma wiederkehrt (Illusionen, Halluzinationen oder dissoziative Flash-back-Episoden), oder zu psychischer Belastung oder körperlichen Reaktionen bei der Konfrontation mit internalen oder externalen Hinweisreizen auf das traumatische Ereignis (B). Ein weiteres Kriterium (C) ist das anhaltende Vermeiden von Reizen, die mit dem Trauma verbunden sind, oder eine Abflachung der allgemeinen Reagibilität (bewußtes Vermeiden, Erinnerungslücken, Nachlassen der Aktivität, Gefühl des Losgelöstseins und der Entfremdung von anderen, eingeschränkte gefühlsmäßige Reaktionsfähigkeit, Gefühl der eingeschränkten Zukunft). Der Betroffene hat aufgrund des Traumas ein erhöhtes Erregungsniveau (Kriterium D, bei dem zwei der folgenden Symptome vorkommen müssen: Ein- und Durchschlafschwierigkeiten, Reizbarkeit und Wutausbrüche, Konzentrationsschwierigkeiten, übersteigerte Wachsamkeit oder Schreckhaftigkeit).

Bei der *akuten* Belastungsreaktion dauert die Störung mindestens 2 Tage und höchstens 4 Wochen. Sie tritt innerhalb von 4 Wochen nach dem traumatischen Erlebnis auf. Bei der *posttraumatischen* Belastungsstörung müssen die Symptome länger als einen Monat anhalten. Oft treten sie erst Wochen oder Monate nach dem belastenden Ereignis auf. Panikanfälle und aggressive Durchbrüche kommen selten vor, dafür aber häufig Ängste, Depressionen und Selbstmordgedanken. Hat eine Person ein Trauma erlebt, erfüllt jedoch nicht die Kriterien einer Belastungsstörung, sollte die Diagnose einer Anpassungsstörung erwogen werden (z. B. ICD-10: F43.20 und F43.28; DSM-IV: 309.0 und 309.24).

Etwa 1 % der amerikanischen Bevölkerung leidet an einer posttraumatischen Belastungsstörung, 0,5 % der Männer – oft als Folge ihres Einsatzes im Vietnamkrieg – und 1,3 % der Frauen – überwiegend aufgrund von Vergewaltigungs- und anderen Gewalterlebnissen (ECA). Die Störung verläuft ganz unterschiedlich: Bei einigen kommt es zu einer spontanen Remission; manche entwickeln im Anschluß an das traumatische Erleben eine stoffgebundene Abhängigkeit; bei anderen nimmt die Belastungsstörung einen chronischen Verlauf und führt unter Umständen sogar zu einer Persönlichkeitsveränderung (Wittchen et al., 1995).

Anders als bei den anderen Angststörungen ist für die Behandlung dieser schweren Störung eine individuell besonders sorgfältig abgestimmte Kombination von therapeutischen Vorgehensweisen notwendig. Die Patienten gehören in die Betreuung von therapeutisch besonders geschulten Traumaexperten. Vermutlich läßt sich der Schweregrad der psychophysiologischen Störung im Hinblick auf therapeutische Wirkungen mit Hilfe einer ganzen Reihe von Trauma-verwandten Bedingungen besser einschätzen: Dazu gehört die individuelle Geschichte des traumatischen Erlebnisses, die Art des Traumas, das Alter, in dem das Trauma erlebt wurde, die subjektiv eingeschätzte eigene Verantwortung dabei, das Vorhandensein von sozialer Unterstützung zu jenem Zeitpunkt, der selbst eingeschätzte Schweregrad des Traumas, das Ausmaß der Gewalt und ob nach dem traumatischen Ereignis Selbstverletzungen oder suizidale Gedanken vorkamen oder nicht (Michelson et al., 1998).

4.6 Konversionsstörung, Somatisierungsstörung und hypochondrische Störung (ICD-10: F44.0–9 / F45.0 / F45.2; DSM-IV: 300.11 / 300.81 / 300.7)

Eine *Konversionsstörung* besteht in der Regel aus „pseudoneurologischen" (DSM-IV) Veränderungen der motorischen oder sensorischen Funktionen, wie Koordinations- oder Gleichgewichtsstörungen, Lähmungen, Krampfanfällen oder Schluckbeschwerden – als Beispiele für motorische Symptome – sowie Verlust des Berührungs- oder Schmerzempfindens, Blindheit, Taubheit und Halluzinationen – als Beispiele für sensorische Beschwerden. Diagnostisches Hauptmerkmal der Konversionsstörung sind motorische und sensorische Ausfälle dieser Art (A). Es wird nun angenommen, daß Konflikte oder andere psychische Belastungsfaktoren dem Beginn oder der Verschlimmerung des Symptoms vorausgehen (B), vorausgesetzt, das Symptom wird nicht simuliert (C) oder durch eine medizinische Erkrankung oder Drogeneinnahme erklärt (D).

Differentialdiagnostisch zu beachten ist, daß Konversionsstörung nicht diagnositiziert wird, wenn weiche Knie oder Schluckbeschwerden ausschließlich während des Panikerlebens auftreten. Im Gegensatz zum Hypochonder, der sich übermäßig mit seiner eingebildeten Krankheit beschäftigt, steht für den Konversionsgestörten nicht eine schwerwiegende Erkrankung, sondern lediglich das Symptombild im Vordergrund (DSM-IV).

Eine *Somatisierungsstörung* liegt dann vor, wenn viele körperliche Beschwerden bereits vor dem 30. Lebensjahr begannen, über mehrere Jahre auftraten, zu ärztlichen Konsultationen oder zu deutlichen Einschränkungen in sozialen, beruflichen und anderen Funktionsbereichen führten (A). Für die Diagnose müssen folgende Kriterien im Verlaufe der letzten Jahren erfüllt worden sein (B): 1. Schmerzsymptome in mindestens 4 verschiedenen Körperbereichen (Kopf, Magen-Darm, Geschlechtsverkehr, Rücken usw.); 2. zwei gastrointestinale Symptome (Übelkeit, Völlegefühl, Erbrechen, Durchfälle); 3. ein sexuelles Symptom (Unlust, sexuelle Funktionsstörung, Menstruationsbeschwerden); 4. ein pseudoneurologisches Syndrom (vgl. Konversionsstörung). Es muß wiederum eine möglicherweise verursachende somatische Erkrankung ausgeschlossen werden (C) und die Symptome dürfen auch nicht absichtlich erzeugt werden (D).

Diese Patienten haben oft eine jahrelange Patientenkarriere zum Teil mit zahlreichen erfolglosen Operationen hinter sich. Überwiegend sind Frauen betroffen, die oft unter Blasenproblemen oder Zysten in der Gebärmutter leiden und überzufällig häufig sexuellen Übergriffen ausgesetzt waren (Bell, 1994).

Jemand, der an *Hypochondrie* leidet, beschäftigt sich hingegen aus Angst übermäßig mit seinen körperlichen Symptomen, weil er überzeugt ist, ernsthaft krank zu sein (A). Trotz Rückversicherung der Ärzte setzt er dies fort (B). Seine Überzeugung hat keinen wahnhaften Charakter und ist auch nicht auf die Sorge über sein äußeres Erscheinung beschränkt (C). Die Auseinandersetzung mit seiner Angst vor Krankheit verursacht Leidensdruck und behindert den Betroffenen in seiner Lebensführung (D). Die Dauer der Störung beträgt mindestens 6 Monate (E). Die Beschäftigung mit den Krankheitsängsten kann nicht besser durch eine generalisierte Angststörung, Zwangs-, Panik-, depressive oder somatoforme Störung umschrieben und diagnostiziert werden (F).

Hypochonder setzen sich gewöhnlich sehr anhaltend mit ein oder zwei Krankheiten und ihren düsteren Aussichten auseinander (ICD-10). Meist glauben sie zu wissen, von welchen Krankheiten sie befallen zu sein meinen. Nicht selten setzen sie Angehörige und Freunde damit unter Druck. Sie gehen oft zum Arzt, wechseln ihn aber häufig und fürchten sich auch oft vor der Einnahme von Medikamenten. Eine Empfehlung zum Psychiater wird vom Hypochonder sehr übel genommen. Männer und Frauen leiden gleichermaßen an Hypochondrie.

Auch Panikpatienten neigen dazu, die körperlichen Symptome ihrer Angstanfälle als Hinweis auf eine ernsthafte somatische Krankheit zu werten. Meist fürchten sie sich vor Herzerkrankung und Herzsowie Erstickungstod. Im Unterschied zu Patienten mit einem Somatisierungssyndrom haben sie allerdings nicht ständig wechselnde Beschwerden. Sie kultivieren auch nicht ihre vermeintliche Erkrankung wie der Hypochonder. Vielmehr sind Panikpatienten immer wieder vom untersuchenden Arzt zumindest für eine Weile, vielleicht bis zum nächsten Panikanfall, davon zu überzeugen, daß ihre Symptome lediglich die physiologische Seite ihres Angsterlebens darstellen und sie in Wirklichkeit nicht an einer bedrohlichen Erkrankung leiden.

4.7 Depressive und dysthyme Episoden (ICD-10: F32x / F34.1; DSM-IV: 296.2x / 300.4)

Depressionen werden als affektive Störungen oder abnorme, überwiegend bedrückte Gefühlsreaktionen bezeichnet. Jeder hat folgende Beschwerden schon einmal vorübergehend erlebt, zumindest in leichter Form: Deutlich vermindertes Interesse oder Freude, Gefühle der Traurigkeit, Hoffnungslosigkeit und Sinnlosigkeit, oft begleitet von psychomotorischer Unruhe und Ängstlichkeit oder Verlangsamung und Antrieblosigkeit. Depressive klagen zudem vermehrt über Müdigkeit, Konzentrations- und Entscheidungsschwierigkeiten, erhöhte Reizbarkeit, Gefühle der Nutzlosigkeit, Schuldgefühle, hypochondrische Grübeleien und Selbstmordgedanken. An somatischen Symptomen wird Schlaflosigkeit oder vermehrter Schlaf an fast allen Tagen genannt, Appetitlosigkeit mit Gewichtsverlust oder Frustessen mit Gewichtszunahme, nachlassendes sexuelles Interesse und häufig frühes Erwachen mit Morgentief.

Treten diese Symptome geballt und intensiv über einen Zeitraum von 2 Wochen und länger auf, wird eine *depressive Episode* oder eine *Major Depression* diagnostiziert. Oft sind Betroffene nicht mehr in der Lage, ihren beruflichen und häuslichen Verpflichtungen nachzugehen. Das Selbstmordrisiko kann bedrohlich ansteigen. Solche depressiven Phasen treten einmalig oder rezidivierend auf. Es gibt eine ganze Reihe von Erscheinungsformen der aktuellen depressiven Episode, die differentialdiagnostisch und prognostisch nicht immer leicht einzuschätzen sind. Sie sollen hier nur erwähnt, aber nicht dargestellt werden: Eine depressive Episode kann leicht sein, mittelschwer, schwer, entweder mit oder ohne psychotische Merkmale auftreten, teil- oder vollremittiert oder aber chronisch werden. Sie kann mit katatonen, oder melancholischen oder atypischen Merkmalen einhergehen oder nach einer Entbindung (post partum) auftreten (vgl. DSM-IV; ICD-10).

Sind betroffene Personen über einen langen Zeitraum von mindestens 2 Jahren und länger chronisch depressiv verstimmt, wenn auch in etwas leichterer Ausprägung, wird eine *dysthyme Episode* diagnostiziert. Solche Menschen fühlen sich monatelang müde und unzulänglich, empfinden ihr Leben als enorm anstrengend und können eigentlich nichts genießen. Den Anforderungen ihres Alltags kommen sie jedoch im allgemeinen noch nach. Zwischendurch erleben sie meist beschwerdefreie Perioden (ICD-10).

Die subjektive Bedeutung und Verarbeitung von *Angststörungen* kann als chronisch belastender Faktor das *Risiko für* die Entwicklung von *Depressionen* erhöhen. Angst und Depressionen treten häufig zusammen auf: 41 % der Agoraphobiker, 63 % der Personen mit Panikstörung und 56 % der Menschen mit generalisiertem Angstsyndrom hatten in der MFS auch komorbide Depressionen (Stahl, 1993; Wittchen et al., 1995): In unserer Angststudie litten ebenfalls 63 % der Panik- und Agoraphobiepatienten an leichten bis schweren depressiven oder dysthymen Episoden; 24 % hatten behandlungsbedürftige Depressionen.

Epidemiologische Studien, wie ECA, NCS und MFS, belegen, daß mehr als 70 % der Personen mit der *gemischten Diagnose Angststörung und Depressionen* zuerst die Angstproblematik hatten; 10-20 % haben beide psychische Störungen im selben Jahr entwickelt und nur bei 20 % traten die depressiven Symptome eindeutig vor Ausbruch der Angststörung auf. In den meisten Fällen gingen also Panikattacken der Bildung einer depressiven Symptomatik voraus (Wittchen et al., 1995). Daraus läßt sich schlußfolgern, daß Panikerleben einen besonders starken Leidensdruck hervorruft und gut ¾ aller Fälle von depressiven oder dysthymen Episoden gefolgt werden. Patienten mit einer gemischten Angst-Depressions-Störung von Anbeginn sind in der Regel im beruflichen und privaten Bereich stärker behindert und nehmen häufiger das Gesundheitssystem in Anspruch (Wittchen et al., 1993a). Sie sind schwieriger zu therapieren und vermutlich nicht so ohne weiteres im Rahmen einer Kurzzeit-Verhaltenstherapie von ihren Beschwerden zu befreien.

5 Resümee

Abschließend sei nochmals daran erinnert, daß sich die diagnostische Brille psychischer Störungen in den vergangenen 20 Jahren deshalb so gewaltig verändert hat, weil insbesondere für Forschungszwecke genauere und von Klinikern wesentlich reliabler anwendbare diagnostische Kriterien entwickelt wurden. Bei der Orientierung an diagnostischen Merkmalen wird rein deskriptiv vorgegangen. Dieses „atheoretische" Vorgehen (ICD-10) hat sich international durchgesetzt. Dadurch gibt es weltweit einen sehr viel größeren Konsens über Diagnosekriterien. Die durchaus noch vorhandenen Unterschiede in den klinisch-diagnostischen Leitlinien zwischen ICD-10 und DSM-IV sind allerdings nicht mehr entscheidend für die klinische Praxis (Reinecker, 1993; Wittchen, 1991).

Angststörungen sind vielschichtig. In reiner Form bleiben sie in der Minderzahl. Mehrfachdiagnosen, insbesondere Achse-I- und gelegentlich Achse-II-Störungen, sind in der klinischen Praxis gang und gäbe. Bei Patienten mit schwerer Agoraphobie, deren Störung im Laufe der Therapie mitunter schwer zu bewegen ist, wird jedoch unserer Einschätzung nach oft allzu schnell eine Persönlichkeitsstörung mit diagnostiziert, vielleicht um die eigene Mühe mit der Therapie zu rechtfertigen. Grundsätzlich wird auch von anderer Seite klinischen Praktikern empfohlen (Dreesen et al., 1998), Vorsicht walten zu lassen und nicht jede Achse-I-Störung, die sich als schwer zu therapieren erweist, ohne weiteres mit Persönlichkeitsstörungen in Verbindung zu bringen. *Angstpatienten haben* unserer Einschätzung nach eben *nicht Probleme mit Macht und Unterwerfung oder Nähe und Di-*

stanz, wie dies typisch ist für Persönlichkeitsgestörte. Gerade bei Panik- und Agoraphobiepatienten ist es von ausschlaggebender Bedeutung, im Interesse einer richtigen Wahl des Therapierationals und einer Kurzzeit- oder Langzeitbehandlung, zwischen primärer und komorbider(n) Störung(en) zu unterscheiden. Sinnvoll ist die Hierarchisierung der einzelnen Störungen mit der vom Schweregrad her gesehen heftigsten an der Spitze. Diese Störung ist dann hauptsächlich zu behandeln.

Den zitierten epidemiologischen Studien zufolge sind 3 % der Bevölkerung erheblich behindert durch Angststörungen. Der Prozentsatz ist hoch im Vergleich zu einem Vorkommen von 1,5 – 1,8 % an affektiven und psychotischen Störungen, bei denen Denken, Wahrnehmen und Gefühlsleben ernsthaft gestört sind. Weil panikartige und phobische Ängste meist chronisch verlaufen, stellen Panik- und Agoraphobiepatienten wegen der Folgeschäden eine nicht zu unterschätzende Belastung für das Gesundheitssystem dar; sie haben einen hohen Leidensdruck und bewerten bestimmte körperliche Empfindungen als bedrohlich. Infolgedessen konsultieren sie häufig den Arzt (Swinson et al., 1992; Wittchen et al., 1995; Yingling et al., 1993). Außerdem nehmen sie Medikamente (Bandelow et al., 1995) und Alkohol (Kendler et al., 1995) zur Angstdämpfung und handeln sich damit das Risiko von Sekundärschäden ein. In unserer Studie, in der sich allerdings viele Patienten mit schwerer Agoraphobie fanden, nahmen 47 % der untersuchten Panik- und Agoraphobiepatienten Psychopharmaka zur Angstdämpfung; davon knapp die Hälfte trizyklische Antidepressiva und der etwas größere Teil, wenn auch nicht immer regelmäßig, Benzodiazepine. Natürlich läßt sich weder Agoraphobie, noch Panikstörung langfristig mit Tranquilizern oder Antidepressiva erfolgreich behandeln (van Balkom et al., 1996).

Kapitel 2

Annahmen zur Entstehung von Panik und Agorapbobie

Angststörungen sind mehrdimensional angelegt: Sie haben eine psychologische, körperliche und soziokulturelle Dimension. Das erschwert ätiologische und pathogenetische Erklärungen. Erklärungsversuche von psychischen Störungen, ihrer Entstehung und dem Verlauf, wie sie im Rahmen von verhaltenstherapeutischen Bedingungs- und Verhaltensanalysen auf der Makro- und Mikroebene erarbeitet werden, sind von großer Wichtigkeit für die Therapie. Denn sie führen zu bestimmten Erwartungen beim Therapeuten und Patienten im Hinblick auf Entwicklungs- und Veränderungsmöglichkeiten im Verlauf der Therapie. Die Erklärungsarbeit fällt wesentlich leichter, sobald der Psychotherapeut einen klaren theoretischen Standort einnehmen kann für seine Einschätzung psychischer Störungen.

Angesichts der Komplexität der Angstbedingungen und ihrer Verwobenheit gibt es noch keine umfassende, wissenschaftlich abgesicherte Theorie der Angst, lediglich eine Fülle von Forschungsfragmenten, von denen bereits viele vorgestellt wurden. Dennoch wird der Versuch unternommen, Panik und Agoraphobie zumindest hypothetisch in ihrer Entwicklung nachzuzeichnen. Darüber hinaus sollen einige bislang weniger diskutierte Angstbedingungen ins rechte Licht gerückt werden.

1 Lerntheoretischer Hintergrund

Im Rahmen von Lernprozessen werden Beziehungen zwischen verschiedenen Ereignissen durch Konditionierung hergestellt. Gelernt werden können neue Bilder der Wirklichkeit, Fertigkeiten und mehr oder weniger wirklichkeitsnahe Verhaltensweisen. Lernen kann ein funktioneller und flexibler Prozeß sein, aber auch ein dysfunktionaler, wie bei der Entwicklung von panischer Angst. Aus der Lerntheorie und Lernforschung lassen sich wichtige Aspekte für das Erlernen von panikartigen und agoraphobischen Ängsten entnehmen:

Als Rahmenmodell für die Erforschung und Behandlung von Angst hat sich viele Jahre das *Zwei-Faktoren-Modell der Angst* von O.H. Mowrer (1947) bewährt, wird aber mittlerweile für ergänzungsbedürftig gehalten. Es stellt eine Synthese aus den Angstmodellen von S. Freud (zweite Angsttheorie, 1926), I.P. Pawlow (1927), W. James (1890) und J.B. Watson (1924) dar (s. dazu Davison et al., 1984; Reinecker, 1993).

- Der *erste Faktor* dieser Theorie entspricht dem lernpsychologischen Paradigma der *klassischen Konditionierung* (*1. Lernparadigma*): Ein zufällig mit dem traumatischen Ereignis auftretender neutraler Reiz wird zum gelernten Auslöser für Angst. Dabei kommt es zu einer Verknüpfung von raum-zeitlich gekoppeltem neutralem Reiz (z. B. schimmeliger Geruch oder Menschenmenge) mit der Angstsituation (Kirche oder Fußgängerzone). Ausschlaggebend ist dabei der motivationale Faktor Angst. Der vormals neutrale Reiz (Geruch) hat eine symbolische Bedeutung und Signalfunktion bekommen, die sich jedoch als hochgradig selektiv und vielschichtig erweist (Reinecker, 1993).

- Der *zweite Faktor* des Mowrer'schen Angstmodells bezieht sich entsprechend der *instrumentellen oder operanten Konditionierung* (*2. Lernparadigma*) auf das nach dem Angsterleben häufig einsetzende Meideverhalten. Wird die Angstsituation gemieden, bleibt die gefürchtete Panikreaktion aus. Das Vermeiden führt zu einer negativen Verstärkung der Angst, indem der unangenehme Zustand der Angst damit beendet wird. Nach Mowrer können ähnliche Situationen oder aber Teile der Angstsituation ebenfalls panische Angst mit oder ohne Vermeiden hervorrufen (*Generalisierung*).

Das Angstmodell von Mowrer hat einige Schwächen, die hier nicht vollständig erörtert werden können (vgl. Reinecker, 1993). Einmal führt nicht jede Traumatisierung zwangsläufig zu panikartigem oder phobischem Erleben. Zum anderen werden keineswegs alle nur erdenklichen Reizsituationen zu Angstauslösern, seien es körperliche Symptome oder vermeintlich gefährliche Orte, Tiere, Personen oder Gegenstände, sondern nur bestimmte, solche, die eine gewisse Bedeutung haben im Sinne einer biologischen „preparedness" (Seligmann, 1971). Demnach werden je nach Bedeutung für das Individuum bestimmte Verbindungen von Reizsituationen und Angsterleben rascher, leichter und stabiler gelernt (McNally, 1990; Reinecker, 1993).

Die Entstehung von panikartiger Angst wird noch differenzierter erklärt mit der *Typ-B-Konditionierung* von Eysenck. Sie stellt eine Art *Verfeinerung des klassischen Lernparadigmas* dar (Reinecker, 1993). Beispiel phobische Angst vor Kaufhäusern: Zunächst kommt es zu einer unkonditionierten Reaktion Panik (UCR) in der traumatisch erlebten Situation Kaufhaus. Das Kaufhaus ist die unkonditionierte Reizsituation (UCS). Aus ihr können gleichzeitig eine ganze Reihe von verschiedenen konditionierten Reizen hervorgehen (CS – meist sind es Sinnesmodalitäten, wie Bilder, Geräusche oder Gerüche), die eine der konditionierten sehr ähnliche Reaktion (CR – panikartige Angst) auslösen. Beide Reaktionen (UCR und CR) sind höchst unangenehm für die betreffende Person und wirken ihrerseits angstverstärkend, selbst in Abwesenheit der traumatischen Reizsituation (UCS).

Auch physiologische Reize können zu Auslösern von Erwartungsangst oder Panikanfällen werden (Reiss et al., 1985). Genau genommen sind es die katastrophisierenden Fehlinterpretationen von körperlichen Empfindungen durch die ängstliche Person (Clark, 1988). Eysencks Typ-B-Konditionierung erklärt besonders gut diese Prozesse der *interozeptiven Konditionierung* (vgl. Birbaumer, 1977): Interne, meist körperliche Vorgänge, wie Schwindel, Herzrasen oder Atemnot, werden zu konditionierten Reizen für Angstreaktionen. Vegetative Empfindungen werden auf diese Weise besonders rasch gelernt und erweisen sich zudem als persistierend. Diese Beobachtungen unterstreichen die Annahme einer biologischen preparedness. Mineka (1986) hat darauf aufmerksam gemacht, daß bestimmte interne physiologische Reize, wie Luftnot, Herzrasen oder Benommenheitsgefühle, sogar als unkonditionierte Angstauslöser wirken können (vgl. Margraf et al., 1990). Modellernen und kognitive Instruktionen sind dabei recht einflußreich.

Die *Sicherheitssignal-Hypothese* von Rachman (1984) stellt eine praktische Ergänzung des Angstmodells von Mowrer dar. Auf der verzweifelten Suche nach mehr Sicherheit halten Panik- und Agoraphobiepatienten gerne an Sicherheitssignalen fest. Sie haben stets das Handy, den Schluck Wasser oder Beruhigungspillen als Rettungsanker bei sich, falls sie in Panik geraten. Oder sie veranlassen nahestehende Personen, abrufbereit zu sein oder sie beim Aufsuchen von gefürchteten Situationen zu begleiten.

Für ein eingehenderes Verständnis der Entstehung von panikartiger Angst ist der *GARCIA-Effekt* von großer Bedeutung (vgl. Reinecker, 1993, 1994). Nach Garcia ist eine *raum-zeitliche Kopplung von angstauslösender Situation (UCS) und konditionierter Reizsituation (CS)* für eine Konditionierung *nicht notwendig*. Vielmehr kann eine feste Beziehung zwischen vormals bedeutungslosen, konditionierten Reizen (CS) und angstauslösenden (UCS) über längere Zeiträume hinweg entstehen. Außerdem kommt es nach Garcias Vorstellungen eher zu einer Konditionierung von aufeinander bezogenen, zusammengehörenden Reizen und weitaus seltener zu einer Verknüpfung von räumlich und zeitlich beieinander liegenden. Bei Versuchstieren hatte er nach der Fütterung Übelkeit durch Röntgenbestrahlung hervorgerufen. Danach weigerten sich die Tiere, zu fressen. Sie hatten also nicht eine Verknüpfung von Geschmack des Futters (CS) und Röntgenstrahlung (UCS) gelernt, sondern eine zwischen Geruch und Geschmack (CS) und dem dazu passenden Reiz Futter. Demnach ist der *Informationsgehalt der Reize* besonders bedeutsam, denn sie können gegebenenfalls Vorhersagen machen über andere Stimuli.

Das erklärt vielleicht, warum manche Patienten beim Ausbruch einer Panikstörung nicht ein Angstthema entwickeln, das mit ihren aktuellen Belastungen assoziiert ist, sondern mit früherem traumatischem Erleben, weil es thematisch näherliegend ist.

> Ein Klient von mir entwickelte infolge von Arbeitsstress mit Ende dreißig eine Panikstörung mit Agoraphobie. Sein Angstthema war die Angst vor einem Tod durch Herzinfarkt. Als 16jähriger mußte er eines nachts den Hausarzt rufen, weil sein Vater einen Herzinfarkt erlitten hatte. Der Arzt war jedoch alkoholisiert und nicht in der Lage, zu kommen. Der Vater starb, woraufhin der Junge unter entsetzlichen Schuldgefühlen litt. Erst viele Jahre später, als er mit Ende 30 unter beruflichen Druck geriet, wurde er emotional in eine vergleichbare Lage versetzt wie damals und entwickelte Angst vor einem Herztod. Sein Hauptproblem schien ein tiefsitzendes Mißtrauen allen Ärzten gegenüber zu sein. Es taucht in seiner heutigen Belastungssituation wieder auf und trat in Verbindung mit der Todesangst. Kein Arzt vermochte ihn zu beruhigen, nicht einmal vorübergehend.

Für die Entstehung, Verfestigung und Aufrechterhaltung von Panikneigung und agoraphobischen Ängsten sind *kognitive Fehlinterpretationen* von ausschlaggebender Bedeutung (Barlow, 1988; Beck et al., 1992; Clark, 1988; Ehlers et al., 1993; Margraf et al., 1990; McNally, 1990, Reinecker, 1993; Wittchen et al., 1995). In Anlehnung an die Theorie der Emotionen von Lange (1985) kommt es bei Panikpatienten zu einer selektiven Wahrnehmung von externen oder internen Angstreizen. Diese selektiven Wahrnehmungen aktivieren kognitive Muster und physiologische Empfindungen, denen jeweils eine bestimmte, in der Regel ganz verheerende Bedeutung zugesprochen wird. Eine derartig fehlerhafte Informationsverarbeitung kann zu Panikerleben und gegebenenfalls zum Meiden der Angstsituation führen. Es steht allerdings noch nicht fest, ob kognitive Prozesse eine kausale Rolle spielen oder nur in der Folge auf das Angsterleben hin auftreten (Basoglu et al., 1994; Reinecker, 1993).

Zur Ergänzung der Ausführungen über die Entstehung von panikartiger Angst wird auf die bereits erwähnte *Theorie der preparedness* von Seligman (1971) verwiesen, nach der Menschen nicht so ohne weiteres vor jeder Sache oder jedem Lebewesen gleichermaßen phobische Angst entwickeln können, sondern überwiegend nur vor solchen, die einem evolutionären Prinzip folgen. Das seien vor allem Höhen, Schlangen, Hunde oder spitze Gegenstände (Öst, 1995; Reinecker, 1994).

Schließlich ist Angst als gelerntes Verhalten nach der *sozialen Lerntheorie* von Bandura (1979) das Ergebnis einer Wechselwirkung zwischen Person und Umwelt. Durch *Modellernen* (*3. Lernparadigma*) oder *stellvertretendes Lernen* (aus Berichten von Bezugspersonen über deren Angsterfahrungen) werden komplexe Verhaltensmuster durch Beobachtung eines Vorbildes (Elternteil, idolisierte/r Freund/in oder Star) übernommen, um vergleichbare Lebenssituationen zu meistern. Entsprechend den Konsequenzen werden bestimmte Reaktionen im Endeffekt beibehalten oder beigelegt.

An der Entstehung von panikartiger und agoraphobischer Angst sind demnach alle drei Lernparadigmen beteiligt. Angstanfällige Personen haben höchstwahrscheinlich zudem nicht nur eine kognitiv-emotionale, sondern auch eine körperliche Vulnerabilität und Disposition zur Entwicklung von Angststörungen. Eine wesentlich umfassendere Theorie der Angst ist denkbar als Verbindung von Lerntheorie und kognitiv-emotionalen, immunologisch-hormonellen oder – verzeihen Sie das Un-Wort! – psychoneuroendokrinoimmunologischen Erklärungsansätzen.

2 Psychoendokrinoimmunologischer Hintergrund

Mittlerweile gibt es zahlreiche Belege für eine wechselseitige Kommunikation auf biochemischer Grundlage zwischen Zentralnervensystem, Hormonsystem und Immunsystem bei Personen mit Angststörungen (Hellhammer et al., 1991; Leonard et al., 1995; Schmidt-Traub, 1993, 1995). Die Botenstoffe sind Neurotransmitter, Neuropeptide und Neurohormone, die von Nervenendigungen, Hormondrüsen und Immunzellen freigesetzt werden. Psychische Störungen, wie Panikerleben und Agoraphobie, gelten als besonders heftige Variante von Stressreaktionen. Es handelt sich um komplexe *psychoendokrinoimmunologische Ereignisse*, an denen folgende Variablen beteiligt sind:

- *Emotional-kognitive Prozesse*, wie negative Fehlbewertungen, Befürchtungen und entsprechende emotionale Erregung, die sozio-kulturellen Einflüssen unterliegen
- *Stresshormone*, die unter chronischer und akuter Belastung sowie bei panikartigem Erleben freigesetzt werden und zu hormonellen und immunologischen Veränderungen führen, die mit zum Teil dramatischen physiologischen Symptomen einhergehen,
- darunter vor allem *cardiovaskuläre Reaktionen*, die bei psychoendokrinoimmunologischer Bereitschaft vielfach unter Stress Kollapsneigung mit Herzrasen, Schwindel und Kurzatmigkeit fördern und dadurch bei Personen, die zu ausgeprägter interozeptiver Wahrnehmung neigen, Panikanfälle zünden.

2.1 Kognitiv-emotionale Prozesse

Kognitiv-emotionale Wirkfaktoren wurden im Zusammenhang mit Panikstörung und Agoraphobie bereits erörtert (vgl. Kap. 1, 3.2). Manche Menschen sind sehr empfänglich für *katastrophisierende, panikbegünstigende Kognitionen*, besonders unter oder nach chronischer Stresseinwirkung. Einseitig negativ verzerrte Kognitionen bei der Wahrnehmung von psycho-vegetativen Ereignissen, die für Angsterleben bedeutungsvoll sind, begünstigen die Entwicklung von Panik und halten Angsterleben aufrecht. Wahrscheinlich neigen Menschen mit einer teils angeborenen, teils erworbenen Vulnerabilität für überängstliches Erleben und einer ausgeprägten interozeptiven Sensitivität verstärkt zur Bildung von Panikanfällen und Agoraphobie (Birbaumer, 1977; McNally, 1990; Taylor, 1995; Wolpe et al., 1988).

Diese gedanklichen Verzerrungen laufen oft *automatisch* ab. Sie treten spontan auf, unterliegen keiner willentlichen Kontrolle, unterbrechen laufende Beschäftigungen meist nicht und bleiben häufig unbewußt (McNally, 1995). Dazu liegen eine Reihe von experimentellen Untersuchungen vor, unter anderen eine, in der Angstpatienten und Kontrollpersonen jeweils die Farbe nennen sollten, in der emotional bedeutsame Worte gedruckt waren, möglichst ohne dabei auf die Bedeutung der Worte zu achten. Sobald ein emotional bedeutsames Wort die Aufmerksamkeit der Versuchsperson erregte, kam es zu einer zeitlichen Verzögerung bei der Nennung der Farbe. Personen mit Angststörungen zeigten signifikant mehr solcher Verzögerungen (McNally, 1995). Panikbegünstigende Kognitionen tauchen demnach unterschwellig auf, vermutlich auch im Schlaf (Clark, 1988).

Reiss (1991) unterscheidet zwischen drei grundlegenden Angstkognitionen oder charakteristischen Befürchtungen: 1. der Angst vor Krankheit und Verletzung, 2. der Angst vor negativer Bewertung durch andere und 3. der *Angstsensibilität* (anxiety sensitivity). Unter dieser Angstempfindlichkeit versteht er infolge negativer Gedanken die Befürchtung folgenschwerer, schädlicher Konsequenzen, sei es körperlicher, psychologischer oder sozialer Art. Angstsensibilität spiele eine große Rolle bei Panikanfällen, Panikstörung und Agoraphobie (Lilienfeldt, 1997; McNally et al., 1999; Reiss, 1991).

Eltern und andere Bezugspersonen sind häufig soziale Modelle für das Erlernen von panikartiger Angst. Darüber hinaus begünstigt ihre Hilfestellung das Angstverhalten, denn durch zu viel Anteilnahme wird die ängstliche Person nur noch mehr in die Angst hineingetrieben. Außerdem können soziale Einflüsse den Angstverlauf steuern, wie z. B. Etikettierungs- und Zuschreibungsprozesse, in denen die mitmenschliche Umwelt den Angstpatienten für behindert hält und immer mehr in die Rolle eines hilflosen Menschen drängt (vgl. Scheff, 1966). Negative Selbstwahrnehmung und die imaginierten Folgen werden durch *sozio-kulturelle Normen* beeinflußt. Nach Einschätzung vieler Angstpatienten vermittelt ihnen *Kranksein* ein Image von Schwäche und dies besonders spürbar in einer Leistungsgesellschaft mit hoher Arbeitslosigkeit.

Auch das *Tabu von Sterben und Tod* wirkt als kulturell determinierte Einflußgröße auf das Panikerleben ein. Die Angst vor dem Sterben hat es schon immer gegeben. In einer hochtechnisierten Gesellschaft mit grandiosem medizinischem Apparat, der Epidemien überwiegend erfolgreich bekämpft und Sterben reduziert, begünstigt vermutlich der gestiegene, hohe Anspruch an Gesundheit und Lebenserwartung die Angst vor einem vorzeitigen Tod. Mit ihm assoziieren viele Menschen Schrekken, Geheimnis, Unerlaubtes und Traumen. Manche wollen die Möglichkeit des eigenen Sterbens verleugnen. Für andere ist schwere Krankheit ein Versagen. Sehr viel mehr Menschen als früher fehlt der Glaube an ein Weiterleben nach dem Tod, wodurch die Angst vor der unvorstellbaren Endgültigkeit zunimmt.

Das Dilemma einer medial vernetzten Gesellschaft ist, daß Nachrichten und Reportagen aus aller Welt mit Berichten über Katastrophen, Kriegen und Verbrechen sowie Kriminal- und Horrorspielfilme, ergreifend brutal und dramatisierend über Sterben, Tod und Kontrollverlust berichten und damit sensible Personen emotionalisieren. Über diese emotionalisierenden fatalen Ereignisse *spricht man* zu wenig. Kinder werden größtenteils vor Beerdigungen verschont. Der Tod wird einfach weggeschoben. Damit ist, wie Beck (1995) es formuliert, der Tod trotz seiner aufdringlichen Wirklichkeit für viele Menschen beängstigend unwirklich geworden.

Aus diesen Gründen darf es eigentlich nicht wundern, wenn schon leichte körperliche Sensationen aus Furcht vor dem Tod von immer mehr dafür anfälligen Personen mit Krankheit in Verbindung gebracht werden. Teils bewußt, teils unbewußt kommen Vorstellungen von persönlicher Vernichtung auf, die dann zu panikartiger Angst führen.

2.2 Stress, Stresshormone und endokrinoimmunologischer Hintergrund der Stress- und Panikreaktion

Einige Forschungsteams, z. B. das um Florian Holsboer am Max-Planck-Institut für Psychiatrie in München, konnten eine kausalen Zusammenhang nachweisen zwischen einer Entgleisung des Stresshormonsystems und dem Ausbruch von Depressionen und Ängsten (Holsboer, 1999). Da es zum immunologischen Teilbereich des Bedingungsnetzes einer Panikstörung kaum Hinweise in der Angstliteratur gibt, wird ein wenig ausführlicher auf die hormonellen und immunologischen Bedingungen der Angst eingegangen.

Der Begriff „Stress" wurde erstmals von Cannon (1911) verwandt: Durch die vermehrte Ausschüttung von Katecholaminen, Adrenalin und Noradrenalin, wird eine Notfallreaktion möglich – Kampf- oder Fluchtverhalten (Cannon, 1911). Ob Stress überhaupt an (Angst-)Störungen ursächlich beteiligt ist, oder ob Stressoren nur begünstigend, also auslösend und aufrechterhaltend, wirken, und wenn ja, wie, ist alles noch ungeklärt. Es gibt auch noch keine international anerkannte wissenschaftliche Definition von Stress (Rosh, 1995). Meßbar ist lediglich die Freisetzung von Stresshormonen im Blut unter emotionaler und anderer Belastung. In diesem Sinne ist wohl zunächst die Aussage vieler Gesundheitsforscher zu verstehen, Stress könne die Gesundheit von Mensch und Tier beeinflussen (Balada et al., 1992; Leonard et al., 1995; Hilgers et al., 1995). Die Ursache-Wirkungs-Zusammenhänge bleiben vorerst hypothetisch.

Selye (1950, 1975) gilt heute noch als besonders namhafter Stressforscher. Er untersuchte vor allem die Folgen von anhaltender Belastung durch Stress. 1950 veröffentlichte er seine Vorstellungen vom „allgemeinen Adaptationssyndrom", einer unspezifischen Reaktion auf Stress, bei der Kortikosteroide, insbesondere Kortisol, die wesentlich steuernde Rolle übernehmen. Unter Belastung kommt es zur Alarmphase, dann zu einer Phase des Widerstands und nach langandauerndem Stress schließlich zur Erschöpfungsphase. Die Stressreaktion ist seiner Vorstellung nach eine zunächst unspezifische psychophysiologische Reaktion auf Bedrohung und stellt somit eine lebenswichtige Alarmreaktion dar, die zu Flucht- oder Kampfverhalten führt. Bereits in den 50er Jahren hatte er die Subjektivität von Stress unterstrichen; für den einen mag ein bestimmtes Ereignis stressbeladen sein, für den anderen nicht. Später (1975) unterschied er zwischen Dystress, der krank macht, und Eustress, der Gesundheit fördert.

Der Verlauf von Stress ist vom individuellen Bewältigungsverhalten, den persönlichen Ressourcen und der Unterstützung durch die Umwelt abhängig (Lazarus, 1982). Lazarus und Folkman (1984) hoben die Bedeutung von kognitiven Momenten unter Stress hervor: Sie unterstrichen die Einschätzung der belastenden Situation, deren Auswirkung auf die eigene Person und welche Bewältigungsmöglichkeiten das Individuum sehen kann. Die Autoren halten es auch für wichtig, zu welcher Neubewertung der Stress-Situation die Person kommt, bevor sie den Versuch unternimmt, situationsbewältigendes Verhalten an den Tag zu legen.

Stress spielt eine wesentliche Rolle in der Ätiologie von Panikstörung (Barlow, 1988; Lteif et al., 1995; Rapee et al., 1990; Schmidt-Traub, 1995). Beginn und Verlauf von Angststörungen hängen mit Belastungen und kritischen Lebensereignissen zusammen, wie Krankheit, finanziellen Sorgen oder Liebeskummer. Etwa 80 % der Panik- und Agoraphobiepatienten berichten in der Exploration von bedeutsamen Stressoren oder *kritischen life events* vor Ausbruch der Angststörung, obwohl sie für sich selbst zunächst keine solche Verbindung hergestellt hatten. Am häufigsten nennen sie gesundheitsrelevante Themen und Beziehungsprobleme als Stressoren (Lteif et al., 1995). Es scheint keine nennenswerten Unterschiede in der Zahl der kritischen life events zwischen Panikpatienten und Kontrollpersonen zu geben. Dafür beurteilen Angstpatienten ihre Stressoren jedoch wesentlich negativer (Rapee et al., 1990). Wahrscheinlich ist Angst ein Grundgefühl, das bei jeder psychophysiologischen Stressreaktion ausgelöst wird; es verändert sich aber entsprechend den persönlichen Erfahrungen mit Bewältigungsversuchen. Mal wird Angst als Überraschung oder Kitzel erlebt, ein anderes Mal als negativer Stress in Form von Panik oder Hilflosigkeit (vgl. Hüther, 1997).

Die drei wichtigsten am Stresserleben beteiligten Körpersysteme – Zentralnerven-, Hormon- und Immunsystem – kommunizieren miteinander über endogene Signalsubstanzen. Die Gesundheit des Einzelnen hängt von der Ausgewogenheit dieser kommunikativen Prozesse ab (Leonard et al., 1995; Rosh, 1995; Schmidt-Traub, 1993). Jede Stressreaktion, wie Panik, sei sie kontrollierbar oder nicht, beginnt mit einer unspezifischen Aktivierung von kortikalen und limbischen Hirnstrukturen, die zur Anregung des zentralen und peripheren noradrenergen Systems führen (Hüther, 1997). Stresserleben wird bewußt und unbewußt über das Zentralnervensystem, die neuroendokrinen Organe und deren Hormone geregelt. Gleichzeitig werden immunologische Reaktionen in Gang gesetzt. Demnach gibt es zwei Wege für die Verbindung von Gehirn, Hormon- und Immunsystem: Das autonom gesteuerte Nervensystem und der neuroendokrinologische Ausfluß über die Hypophyse. Die gängigen Stressparameter sind Hormonausschüttungen im Blut. Ihre wesentlichste Aufgabe scheint zu sein, den Organismus in den Zustand einer erhöhten Aufmerksamkeitsleistung zu bringen (Hellhammer et al., 1991).

Durch ganz unterschiedliche Stressreize – Lärm, Kälte, Schrecken, Gefahr, aber auch emotionale Belastung, wie etwa Konfrontation mit Gefahr – werden *Adrenalin* und Noradrenalin blitzschnell über die Hypothalamus-Hypophysen-Nebennieren*mark*-Achse freigesetzt. Das Corticotropin-Releasing Hormon (CRH) wird wahrscheinlich im Rahmen einer sympathogenen Reaktion aktiv, sobald sich die Person in einer Angstsituation kognitiv und affektiv um Orientierung und Kontrolle bemüht (Hellhammer et al., 1991). Zusammen mit Vasopressin aktiviert CRH im Hypothalamus das Adrenocorticotrope Hormon ACTH. Dieses zündet schließlich die Ausschüttung einer Hormonmischung von Adrenalin an erster Stelle, aber auch Noradrenalin aus dem Nebennierenmark. Der Adrenalinspiegel kann unter chronischer Belastung bis um das Zehnfache erhöht sein gegenüber seinem Ruhezustand (Miketta, 1994). Durch sympathoforme Gefäßverengung sorgen vor allem diese beiden Stresshormone für eine schnellere Blutzufuhr zu Herz, Hirn und Muskeln. Damit wird der Körper in Hochspannung versetzt und vorübergehend für eine erstaunliche Leistungsfähigkeit aktiviert. Eine übersteigerte Ausschüttung von Katecholaminen hat kortikale und periphere Auswirkungen, z. B. wird die Funktion von Nerven- und Gliazellen im Gehirn verändert, der Schlaf durch unruhige Träume gestört oder der Sexualhormonspiegel gesenkt (Hüther, 1997). Wahrscheinlich stellen die auf psychischen Stress hin erfolgenden cardiovaskulären Reaktionen, wie Blutdruck, Herzschlagrate und Auswurffraktion (das ist jene Blutmenge, die aus der linken Herzkammer während der Systole ausgeworfen wird), sogar stabile individuelle Eigenschaften dar (Sherwood et al., 1995).

In Stress-Situationen kommunizieren Gehirn und Immunsystem über eine Kombination von verschiedenen Signalstoffen. Schlüsselhormon ist dabei das *Kortisol* mit denselben Vorläuferhormonen wie bei der Freisetzung von Adrenalin, CRH und ACTH. Unter vermehrter Kortisolausschüttung werden höhere Wachsamkeit und bessere Bewältigung von Belastungssituationen beobachtet; bei immer wiederkehrendem oder dauerhaftem Angsterleben dagegen vermehrt Reizbarkeit und Nervosität (Hellhammer et al., 1991). Der Plasma-Kortisolspiegel reagiert schon auf leichte alltägliche emotionale Einflüsse, vor allem auf Neuartiges und Unvorhersehbares.

Ein Teil dieser (Vorläufer-)Hormone werden auch in den Immunzellen hergestellt (Rosh, 1995): Anatomische Studien belegen, daß bei körperlichem Stress, z. B. bei bakteriellen und viralen Infekten, geringe Dosen von ACTH aus Lymphozyten und anderen Immunzellen freigesetzt werden (Felten et al., 1991). CRH wurde im gastrointestinalen Bereich, in der Plazenta und im Nebennierenmark gefunden (Hellhammer et al., 1991). Die Freisetzung von Kortisol unter chronischem und akutem Stress wird über die Hypothalamus-Hypophysen-Nebennieren*rinden*-Achse geregelt und führt zu Aktivierungs- und Hemmprozessen der Immunabwehr. Daran beteiligt sind insbesondere CRH und ACTH im Zusammenspiel mit Interleukinen, den Botenstoffen der zellulären Immunabwehr.

Bei jeder immunologischen Reaktion kommt es zu einem Anstieg von Kortisol. Steigt der Kortisolspiegel jedoch zu weit an, wird die weitere Freisetzung von CRH gebremst. Dies wiederum hat eine immunsupprimierende Wirkung zur Folge. Desgleichen hemmt ein erhöhter Kortisolspiegel die durch Stressbelastung überaus aktivierten Zellen in Gehirn und Peripherie (Hüther, 1997). Die neurohormonellen Bewegungen bilden nämlich einen Regelkreis zwischen Immunsystem und kognitiven Prozessen, wobei psychische Einflüsse auf Immunreaktionen fein ausbalanciert werden und sowohl fördernd als auch hemmend wirken (Blalock, 1984; Hüther, 1997; Maier et al., 1998; Rosh, 1995). Blalock geht so weit, das Immunsystem als ein diffuses Sinnesorgan zu bezeichnen, denn es informiert das Gehirn laufend darüber, was im Körper geschieht. Auf diese Weise werden Immunzellen angeregt, beim Aufkommen von Stress in zwei Richtungen zu arbeiten; einmal um physiologische, kognitiv-emotionale und Verhaltensänderungen in Form von Krankheit herbeizuführen, und dann um den Körper wieder davon zu erholen (Maiers et al., 1998).

Der Hypothalamus als oberste Schaltstelle für hormonell gesteuerte Stressreaktionen wird von Hippokampus und Amygdalae, den Zentren der Verarbeitung von Emotionen, vielfach wiederum über CRH-aktive Zellen, neurohormonell beeinflußt. Deshalb schlagen sich Stimmungen und Gefühle in vegetativen Reaktionen nieder. Außerdem empfängt der Hippokampus Signale von der Großhirnrinde, wodurch Kognitionen Einfluß nehmen auf hormonelle und immunologische Prozesse (Hüther, 1997; Miketta, 1994). Infolge des psychoneuroimmunologischen Netzwerks mit seinen Regelkreisen können kognitive Faktoren, wie Wahrnehmen, Vorstellen und Bewerten, das Immunsystem nicht kontinuierlich und maßlos beeinflussen; dasselbe gilt natürlich auch im umgekehrten Fall (Blalock, 1984; Maier et al., 1998).

Mittlerweile läßt sich nachweisen, daß Personen, die zu starken sympathogenen cardiovaskulären Reaktionen neigen, auch eine erhebliche Zunahme von CRH, ACTH und Kortisol, verbunden mit entspechenden immunologischen Veränderungen, aufweisen (Cacioppo et al., 1995; Kiecolt-Glaser et al., 1992; Manuck et al., 1991; Sgoutas-Emch et al., 1994). Sollten sich diese vorläufigen Resultate in weiteren Studien bestätigen, dann *dürfte eine gesteigerte, autonom gesteuerte Herzaktivität bei anhaltendem Stress zu längerfristigen immunologischen Veränderungen führen*. Die genauen Mechanismen, über die Stress die zelluläre und humorale Abwehr beeinflußt (Hilgers et al., 1995), bleiben aber, wie bereits erwähnt, noch wenig transparent.

Das Gehirn hat die außerordentliche Fähigkeit, in kürzester Zeit wieder in einen Zustand der psychischen, hormonellen und immunologischen Normalität zurück zu kehren. Nach langjährigem, chronischem Stress, der mit deutlich erhöhter neuroendokriner Aktivität einhergeht, sind jedoch auch Veränderungen von Denken, Fühlen und Handeln zu beobachten (Hüther, 1997). Sehr wahrscheinlich bilden diese anhaltenden neuropsychischen Veränderungen neurochemische Narben im Gehirn. Umgekehrt können sie genauso durch psychotherapeutische Interventionen beeinflußt werden. Das Gehirn ist einfach unglaublich plastisch und lernfähig.

Der *psychologische Anteil an psychoendokrinoimmunologischer Forschung* ist ausgesprochen schwer zu definieren und zu messen (Terr, 1995). Denn Menschen reagieren sehr unterschiedlich auf Stress. Oftmals erscheinen Ergebnisse sogar widersprüchlich, etwa dann, wenn kurzfristiger Stress die Abwehrfunktion *steigert*, indem z. B. ein Examenskandidat seine Erkältung hinschleppt und erst nach Abschluß seiner Prüfung krank wird. Das Immunsystem kann unter Stress Infekte sowohl unterdrücken, als auch begünstigen. Der klinischen Erfahrung und zahlreichen psychoendokrinoimmunologischen Untersuchungen zufolge führt im allgemeinen jedoch langandauerndes, *chronisches* und bisweilen auch *akutes Stresserleben* zu hormonellen und immunologischen Veränderungen, die Wegbereiter sein können nicht nur für psychische Störungen, sondern auch für diverse somatische Erkrankungen, wie Krebs, Arthritis, Infektions- oder Autoimmunerkrankungen (Hilgers et al., 1995; Kiecolt-Glaser et al., 1995; Klosterhalfen et al., 1990; Leonard, 1995; Voigt et al., 1990). Diese Arbeiten haben allerdings bislang nur korrelative Ergebnisse erbracht.

Der Psychologe Robert Ader und der Immunologe Nick Cohen konnten dagegen im Jahr 1975 die *Konditionierbarkeit immunologischer Reaktionen* mit einem bahnbrechenden lerntheoretisch fundierten Experiment belegen. Ader wollte Ratten eine Aversion gegen Zuckerwasser beibringen. Zum gesüßten Wasser gab er deshalb Cyclophosphamid, das zum einen Übelkeit hervorruft, was Ader in der Tat bezweckte. Zum anderen schwächt die Chemikalie aber auch das Immunsystem. Nachdem Ader später Cyclophosphamid wegließ, tranken die Ratten zwar wieder vermehrt Zuckerwasser, starben aber ohne Ausnahme nach etwa 40 Tagen: Der angestrebte Lernvorgang „Zuckerwasser-Übelkeit" hatte sich demnach zu „Zuckerwasser-Immunschwächung", einer erlernten Unterdrückung des Immunsystems, ausgeweitet (Ader et al., 1995; Klosterhalfen et al., 1990). Dieses Experiment ist mehrfach repliziert worden und ist ein Meilenstein auf dem Weg der psychotherapeutischen Mit-Behandlung von Patienten mit schweren immunologischen Erkrankungen.

Psychische und immunologische Interaktionen werden in der psychiatrischen Literatur immer häufiger diskutiert, denn einige Psychiatriepatienten sind erwiesenermaßen immunologisch auffällig: Depressive Patienten haben eine erhöhte CRH- und Kortisolsekretion (Dunn, 1995; Leonard, 1995) und Patienten mit affektiven und schizophrenen Störungen häufiger eine virale Ätiologie (Dunn, 1995; Müller et al., 1995). Die Erhöhung des Kortisolspiegels ist vorerst lediglich ein Zeichen für eine unspezifische Erregung (Voigt et al., 1990). Die genauen psychoimmunologischen Wirkmechanismen sind jedoch noch wenig bekannt. Meist werden nur einzelne Immunparameter gemessen, um immunologische Veränderungen zu belegen und oft sind es, wie gesagt, rein korrelative Studien, die lediglich statistische Aussagen zulassen.

So wurde in einer Untersuchung jüngeren Datums die Zu- und Abnahme von CD4 -T-Lymphozyten bei 40 HIV-seropositiven Männern, die ihren Lebenspartner verloren hatten, gemessen und in Relation gesetzt zu der Art und Weise, wie sie trauerten: 26 dachten bewußt und aktiv über den Verlust nach (cognitive processing) und 16 aus dieser Untergruppe änderten einige ihrer Wertvorstellungen und

Prioritäten in der Lebensführung (discovery of meaning), die anderen nicht. Parallel zu dieser aktiven Trauerarbeit und der Entdeckung von mehr Sinnhaftigkeit im Leben nahmen die T-Lymphozyten der 16 Personen signifikant verzögert ab. Ihre Mortalität war zudem den 4 – 9 Jahres-Katamnesen zufolge bedeutend niedriger (Bower et al., 1998).

Es darf nicht übersehen werden, daß Hormonsekretion und Immunreaktion nicht unwesentlich von der Psychopharmakaeinnahme der Personen mit psychotischen oder depressiven Störungen beeinflußt wird (Voigt et al., 1990). So haben z. B. tricyklische Antidepressiva eine antiallergische Wirkung (Benkert, 1995; Faust, 1994).

Die Mechanismen psychoneuroendokrinoimmunologischer Stress- und Konditionierungswirkungen sind noch lange nicht vollständig aufgeklärt. Zudem variieren autonom gesteuerte und immunologische Reaktionen erheblich von Person zu Person. *Folgende Einflußmöglichkeiten des Zentralnervensystems auf immunologische Funktionen* (und umgekehrt) *gelten* jedoch *als wissenschaftlich gesichert* (Ader et al., 1991; Dunn, 1995; Maier et al., 1998):

- Veränderungen immunologischer Reaktionen sind konditionierbar.
- Elektrische Reizung oder Liäsionen bestimmter Hirnstrukturen führen zur Veränderung von immunologischen Funktionen.
- Stress verändert Immunreaktionen, sowie das Wachstum von Tumoren und Infektionen (experimentell belegt in Tierversuchen).
- eine Aktivierung des Immunsystems korreliert mit veränderten neurophysiologischen, neurochemischen und neuroendokrinen Aktivitäten im Gehirn.

2.3 Cardiovaskuläre Reaktionen

Viele Panikpatienten befürchten, in Ohnmacht zu fallen. Im Rahmen des cardiovaskulären Geschehens führt extreme Gefäßerweiterung zu *Kreislaufkollapsneigung*, die durch ganz unterschiedliche Bedingungen ausgelöst werden kann: Entweder durch extrem niedrigen Blutdruck, Erschöpfung, Drogenmißbrauch oder -entzug, Intoxination, durch eine fiebrige Infektion, Diabetes oder aber durch eine allergisch bedingte anaphylaktische Reaktion (extreme Gefäßerweiterung als Unverträglichkeitsreaktion). Gefäßerweiternde Reaktionen, bis hin zu Kollapsnähe, sind vermutlich Risikofaktoren, wenn nicht sogar Schlüsselvariablen für das Auslösen von Panikattacken.

Möglicherweise ist die unmittelbar vor einer Ohnmacht aufkommende *Angst* insofern funktional für den Betroffenen, als das panikbedingte Freisetzen von Stresshormonen im Rahmen der Sympathikusreaktion zu Gefäßverengung (*Vasokonstriktion*) und damit zum *Schutz vor Ohnmacht* führt (Schmidt-Traub et al., 1997). Tatsächlich werden organisch gesunde Panikpatienten *in der Regel* auch nicht ohnmächtig während eines Panikanfalls, obwohl die meisten gerade davor panische Angst haben. Ausnahmen kommen, wenn auch extrem selten, vor bei Patienten, die während einer Blutabnahme, Injektion oder anderer medizinischer Eingriffe kollabieren bzw. neurokardiogen bedingte Synkopen entwickeln (Herold et al., 1999; vgl. Kap.1, 4.1, und Kap. 5, 4d)).

Für die Mehrheit der Panikpatienten war der allererste Panikanfall ein besonders schockierendes Erlebnis. In der Folge wurde ihre interozeptive Wahrnehmung wesentlich empfindlicher und sie fixierten sich auf bedrohlich erscheinende physiologische Reaktionen, von denen viele kardiovaskulärer Natur sind. Mit der Zeit kam es offensichtlich zu einer Schwellenerniedrigung für die Toleranz physiologischer Beschwerden und damit zu einer Ausweitung der körperlichen Symptomatik. Allmählich rief die Wahrnehmung von immer schwächeren körperlichen Reizen Panikcrescendos und zunehmend auch Meidereaktionen hervor. Heute wird das Auftreten von weiteren vegetativen Symptomen rein kognitiv-emotional gesteuert.

Im Licht der internationalen Panikforschung sind Panik- und Agoraphobiepatienten überzufällig *vasomotorisch auffällig*: Wie bereits dargelegt, tendieren sie zu physiologischer Hyperaktivität (Noyes et al., 1992) und autonomer Dysregulation in Form von raschen Blutdruckveränderungen oder Hyperreagibilität der Hypothalamus-Hypophysen-Nebennierenrinden/-mark-Achsen (McNally, 1990; Middleton et al., 1995; Schmidt-Traub et al., 1995; Vaitl et al., 1995; Weissman et al., 1990b; Wolpe et al., 1988; Yeragani et al., 1992), selbst nach erfolgreicher Angstbehandlung (Middleton, 1990; Middleton et al., 1995). Personen mit panikartigen Ängsten klagen vermehrt über orthostatische Reaktionen (Taylor et al., 1989), haben eine verstärkte vestibulookulare Reflextätigkeit (Swinson et al., 1992) und vestibuläre Dysfunktionen, wie subjektive Stand- bzw. Gangunsicherheit oder Schwankschwindel (Kapfhammer et al., 1995).

Im Vergleich zu Kontrollpersonen sind viele Panikpatienten zudem immunologisch auffällig, denn sie weisen eine Reihe von Immunglobulinen vermehrt auf (Andreoli et al., 1992; Ramesh et al., 1991), außerdem eine abnorme neutrophile Phagozytose (Leonard, 1995), eine deutlich erhöhte Plasma Neuropeptid Y-ähnliche Immunreaktivität (Boulenger et al., 1996) und weit überzufällig häufig allergische Reaktionen leichteren Ausmaßes (Schmidt-Traub et al., 1997), deren Ursachen und Wechselwirkungen noch nicht geklärt sind. Klinische Beobachtungen und epidemiologische Daten (ECA) ergeben zudem ein leicht erhöhtes Risiko bei Panikpatienten mit und ohne Agoraphobie, langfristig an einer Thromboembolie oder cardiozerebralen Störung zu erkranken (Coryell, 1988; Weissman et al., 1990a; Yeragani et al., 1992). Es ist davon auszugehen, daß diese endokrinologischen und immunologischen Dysfunktionen Einfluß nehmen auf vasomotorische und andere physiologische Reaktionen (Kiecolt-Glaser et al., 1995).

3 Entwicklungsmodell von Panikstörung und Agoraphobie

Die bislang vorgestellten Erkenntnisse über Angst lassen sich zu einem vorläufigen Entwicklungsmodell von Panik und Agoraphobie zusammenfassen, das vor dem Hintergrund eines *multimodalen Angstmodells* steht, in dem sowohl angeborene psychische und körperliche Vulnerabilitäten als auch erworbene kognitiv-emotionale und somatische Dispositionen angstbegünstigend wirken (vgl. Kap. 5, Patienteninformationen, S. 78). Panikstörung mit und ohne Agoraphobie entsteht vermittelt durch die 3 Lernparadigmen. Das folgende Entwicklungsmodell dient als erweiterte Hypothese der Entstehung von panikartigen und agoraphobischen Ängsten:

Entwicklungsmodell von Panikstörung und Agoraphobie

Nach vorausgegangenem chronischem oder akutem Stress, der zu psychischer und physischer Erschöpfung geführt hat, ist wahrscheinlich der *initiale* Panikanfall (oder die ersten Panikanfälle) ein somatisches Ereignis, wie etwa Gefäßerweiterung mit Kollapsneigung bei extremer Unterzuckerung oder im Rahmen einer Unverträglichkeitsreaktion. In einem kulturellen Umfeld, in dem Gesundheit hoch bewertet und Sterben/Tod tabuisiert wird, führen vegetative Beschwerden eher zu Angst vor Kontrollverlust, Ohnmacht und Tod (oder Blamage). Im Zusammenleben mit ängstlichen Bezugspersonen erfolgt dies umso leichter.

Panikerleben wirkt als akuter Stressor traumatisierend und steigert die interozeptive Wahrnehmung. Kognitive Prozesse, wie Misattribuieren, Fokussieren und negatives Bewerten, fördern spezifische *individuelle Verknüpfungen* von

- *vasomotorischen Symptomen* (Schwindel, Herzrasen, Schwitzen)
- *Panikgefühl* (bei hoher Sensibilisierung gegenüber den als dramatisch bedrohlich erlebten körperlichen Symptomen)
- *Angstsituation* (Autofahren, Kaufhaus, Alleinsein) oder zumindest Teilen davon (sensorische Erlebnisse, wie Geräusche, Farben, Gerüche)

Mit der Zeit werden mehr physiologische Empfindungen als gefährlich gewertet und eskalieren zu einem Angstanfall (*Reaktionsgeneralisierung*). Desgleichen meiden die zu Angsterleben sensibilisierten Personen infolge ihrer Befürchtungen zunehmend Situationen, die ihren Angstsituationen ähneln (*Reizgeneralisierung*). Meideverhalten führt sukzessive zu Agoraphobie und entsprechender Behinderung.

Panikerleben und Meideverhalten werden nach Ablauf eines Jahres stärker habituiert und deshalb besonders beharrlich, weil unregelmäßig auftretende und als unangenehm erlebte hormonelle und immunologische Prozesse (weitgehend unbemerkt) intermittierend verstärkend auf die damit assoziierte Angstsymptomatik einwirken.

II

Therapeutischer Leitfaden

Kapitel 3

Hinweise zum therapeutischen Vorgehen

Der vorliegende therapeutische Leitfaden eignet sich einmal für die ambulante Kurzzeitbehandlung von Patienten mit Panikstörung und Agoraphobie in Einzeltherapie. Er kann überdies ambulant wie auch stationär als kombiniertes Gruppen- und Einzelbehandlungsprogramm eingesetzt werden (Schmidt-Traub, 1997). Es besteht aus 8 doppelstündigen Übungseinheiten, denen mindestens ein diagnostisches und motivierendes Einzelgespräch vorausgeht. Die Gruppensitzungen werden nach individuellem Bedarf von Einzelgesprächen mit demselben Therapeuten ergänzt. Der therapeutische Leitfaden ist halbstandardisiert und somit locker zu handhaben. Er ist verhaltensmedizinisch erweitert und kann mühelos von einem Therapeuten durchgeführt werden.

Panikpatienten mit und ohne Agoraphobie werden *ganzheitlich* in ihrer leib-seelischen Einheit wahrgenommen, diagnostiziert und therapiert. Entsprechend liegt dem Leitfaden ein Menschenbild zugrunde, nach dem das Individuum zu autonomem Denken, Fühlen und Handeln fähig ist, darüber hinaus auch zu psychoendokrinoimmunologischer Aktivität und Lernfähigkeit. Angstpatienten, insbesondere Agoraphobiker, haben in unterschiedlichem Maße an Selbständigkeit eingebüßt: Infolge der Angststörung wurden sie auf mehr soziale Unterstützung angewiesen und haben damit eine nicht zu unterschätzende Risikoscheu und Personenabhängigkeit entwickelt. Damit sie wieder angstfrei und unabhängig werden, ist die Förderung von *Eigenständigkeit* folglich das herausragende Therapieziel für Panik- und Agoraphobiepatienten (vgl. Schmidt-Traub, 1995).

Kanfer (1977) hatte in den 70er Jahren ein Prozeßmodell der Selbstregulation entwickelt und auf die Bausteine Selbstbeobachtung, Selbstbewertung und Selbstverstärkung aufmerksam gemacht. Sie befähigen das Individuum zur Selbstkontrolle und halten es damit weitgehend unabhängig von einer Verstärkung durch die Umwelt. Dieses Prozeßmodell wurde zum Vorläufer der Selbstmanagement-Therapie (Kanfer et al., 1996). Auch Mathews, Gelder & Johnston (1988) hatten im selben Zeitraum der *Selbsthilfe* des Patienten eine ganz entscheidende Bedeutung beigemessen.

Im vorliegenden Therapieprogramm machen die Angstpatienten ihre Expositionsschritte nach Möglichkeit alleine. Auf Selbstregulation und Selbsthilfe wird schon bei den ersten Schritten zum Angstabbau geachtet. Zielvorstellung dabei ist, wer seine hartnäckige Angstproblematik selbständig überwindet, handelt nicht nur in Angstsituationen autonomer, selbstsicherer und zuversichtlicher. Infolge von Generalisierungseffekten löst er wahrscheinlich auch andere Lebensprobleme erfolgreicher.

Als therapeutisch wirkungsvoll – mit Langzeitwirkung, belegt durch Katamnese- und Follow-up-Studien – haben sich international folgende Angstbehandlungsmethoden bei Panik- und Agoraphobie durchgesetzt (Ehlers et al., 1994; Linden et al., 1993; Margraf et al., 1990; McNally, 1990; Öst, 1987; Reinecker, 1993; Williams et al., 1996):

- Kognitive Methoden zum Abbau von Katastrophendenken und zur positiven Selbstverbalisation,
- gestufte oder massierte Exposition in vivo und in sensu,
- interozeptive Exposition zur Gewöhnung an die physiologischen Auslöser einer Panikattacke,
- Relaxationstechniken zur Abschwächung des autonom gesteuerten Erregungspegels,
- Atemtechniken zur Vorbeugung gegen Hyperventilation.

Diese verhaltenstherapeutischen Verfahren werden in der klinischen Praxis in unterschiedlicher Zusammensetzung meist als Kurzzeitbehandlung durchgeführt, wobei die Angstpatienten zwischen den Sitzungen Übungen in Form von Hausaufgaben machen.

Welche Interventionsmethoden sind jedoch besonders wirkungsvoll? In der neuesten Therapiewirkforschung wird mit Hilfe von klinischen Studien nachgewiesen, daß keine der beiden bevorzugten Methoden eindeutig Vorrang hat bei der verhaltenstherapeutischen Behandlung von Panikstörung mit und ohne Agoraphobie: Bei der Behandlung von situationsabhängigem Panikerleben ist die *kognitive Therapie* ähnlich erfolgreich wie die *Exposi-*

tionsbehandlung (Bouchard et al., 1996; Williams et al., 1996). Es gibt aber wissenschaftliche Hinweise dafür, daß kognitive Verfahren eher Paniktzustände reduzieren und Expositionsverfahren eher agoraphobisches Verhalten (van den Hout et al., 1994). Wahrscheinlich bringt deshalb eine kombinierte Therapie aus Exposition und kognitiven Techniken bessere und beständigere Resultate bei beiden Angststörungen (Bouchard et al., 1996; Otto et al., 1999; Williams et al., 1996). Für die Behandlung von Patienten mit *reiner Panikstörung*, bei der Angstanfälle situationsunabhängig auftreten, ist eine Konfrontationstherapie nicht indiziert. *Kognitive Therapie* scheint der angewandten Entspannung (applied relaxation nach Öst, 1987) deutlich überlegen zu sein: 83 % der Panikpatienten waren in einer Studie von Arntz et al. (1996) am Ende der kognitiven Therapie panikfrei, während dies nur für 50 % der Panikpatienten galt, die mit angewandter Entspannung behandelt worden waren.

Es gibt noch keinen Konsens über die idealtypische Kombination von verhaltenstherapeutischen Angstbehandlungsmethoden. Wir gehen von der klinischen Erfahrung aus, daß jeder Angstpatient in nicht vorhersehbarer Weise auf bestimmte Methoden besonders gut anspricht. Deshalb haben wir uns dazu entschlossen, bei der Behandlung von *Panikpatienten mit mittelschwerer bis besonders schwerer Agoraphobie* alle Methoden, die wissenschaftlich gesicherte therapeutische Wirkungen hervorbringen, kombiniert anzubieten und mit Edukation, Gesundheitsverhalten und gruppendynamischen Momenten zu erweitern.

1 Orientierungsmodell

Um die wichtigsten therapeutischen Ziele Angstabbau und Selbstregulation zu verwirklichen und den Fluß der diagnostischen und therapeutischen Ereignisse vor dem Hintergrund einer angemessenen Therapeuten-Patienten-Beziehung (vgl. Kap. 3, 2 und 3) an die Lernmöglichkeiten des einzelnen Patienten so gut wie möglich anzupassen, ist es hilfreich, den therapeutischen Prozeß in Anlehnung an ein dynamisches *Orientierungs-* oder *Problemlösemodell*, das aus der klinischen Erfahrung heraus entwickelt wurde, zu gestalten. Hierfür bietet sich *Kanfers Sieben-Phasen-Modell* an (Kanfer et al., 1996). Die Phasen 1 – 2 dieses Modells werden oft bereits im Erstkontakt von Patient und Therapeut im Rahmen eines Einzelgesprächs durchlaufen. Die weiteren Phasen sind Durchlaufstadien des einzeltherapeutischen Prozesses oder der kombinierten Gruppen- und Einzelarbeit, die von einem in Verhaltenstherapie ausgebildeten Therapeuten moderiert werden:

1. Eingangsphase: Grundvoraussetzung für eine erfolgreiche Angstbehandlung ist die Schaffung günstiger Ausgangsbedingungen. Dazu gehören: Klärung der Rollen von Angstpatient und Therapeut für die Bildung einer kooperativen Therapeut-Klient-Beziehung; Exploration; erste therapeutische Ansatzpunkte, wie Exposition in Selbstmanagement; Information über das Therapierational und Therapieverlauf.
2. Aufbau von Änderungs- und Therapiemotivation; vorläufige Auswahl von Änderungsbereichen.
3. Verhaltensanalyse und funktionales Bedingungsmodell unter Berücksichtigung sowohl der situativen Verhaltensanalyse (von der Makro- zur Mikro-Ebene), als auch der kontextuellen Verhaltensanalyse (von der Mikro- zur Makro-Ebene).
4. Gemeinsame Vereinbarung von therapeutischen Zielen.
5. Planung, Auswahl und Durchführung spezieller Angstbehandlungsmethoden auf der Grundlage der nach 1. – 4. erhobenen Informationen.
6. Evaluation der therapeutischen Fortschritte mit Hilfe einer kontinuierlich den therapeutischen Prozeß begleitenden Diagnostik, einer prä-post-Evaluation und einer zielabhängigen Evaluation.
7. Endphase: Erfolgsoptimierung und Abschluß der Therapie mit Konzentration auf die Stabilisierung und Übertragung der therapeutischen Fortschritte in den Alltag des Klienten, auf eine Rückfallprophylaxe und auf das Ausblenden der Kontakte. Vorbereitung von Follow-up und Katamnese.

Dieses heuristische Problemlösemodell setzt Schwerpunkte in den verschiedenen Phasen durch therapeutische Ziele und Aufgaben des Therapeuten. In der Praxis werden die Phasen dieses Orientierungsmodells nur im Idealfall der Reihe nach durchlaufen. Folglich ist es immer flexibel zu handhaben; je nach Notwendigkeit werden Phasen übersprungen oder es wird zu früheren Phasen zurückgekehrt (Kanfer et al., 1996).

2 Haltung des Therapeuten

Bis vor wenigen Jahren wurde Verhaltenstherapeuten noch vorgeworfen, sie würden die Wirksamkeit von Therapeuten- oder Beziehungsvariablen auf den Therapieerfolg bei weitem unterschätzen im Vergleich zur Wirkung ihres technischen Arsenals an therapeutischen Interventionen. In der frühen Phase der Verhaltenstherapie setzten sich jedoch bereits lernpsychologisch ausgerichtete Theoretiker und klinische Verhaltenstherapeuten mit Fragen der Therapeuten-Klienten/Patienten-Beziehung auseinander, so etwa Dollard & Miller, 1950, Bandura, 1956, und Kanfer, 1961, um nur einige zu nennen (zitiert nach Zimmer et al., 1992).

Empirischen Studien zufolge sind gute verhaltenstherapeutische Techniker meist auch emotional differenziert im Umgang mit Patienten (Kanfer et al., 1996; Zimmer et al., 1992). Aber erst in den letzten Jahren sind Therapeutenverhalten, Therapeuten-Patienten-Beziehung und Selbsterfahrung, die den Weg zu einem angemesseneren Therapeutenverhalten ebnen können, zu wichtigen Bausteinen der Grundausbildung von angehenden psychologischen und ärztlichen Verhaltenstherapeuten geworden. Dies läßt sich den Curricula der staatlich anerkannten Ausbildungsinstitute für klinische Verhaltenstherapie entnehmen. Eine breite, fundierte Ausbildung zu fachlicher Kompetenz ist zweifelsfrei wichtig. Genauso bedeutsam ist aber auch die Schulung des angehenden Psychotherapeuten im interpersonellen, kommunikativen Verhalen.

Es gibt noch keine bewährte Theorie des Therapeutenverhaltens. Carl Rogers hat in den 50er Jahren Therapeutenvariablen für eine klientenzentrierte, nicht direktive Therapie beschrieben, wie etwa Zuwendung, emotionale Wärme, positive Wertschätzung und persönliche Kongruenz (Hautzinger, 1997; Rogers, 1959). Diese Variablen sind zu Leitideen geworden und finden sich in den unterschiedlichsten Therapieschulen wieder. In der klinischen Praxis fällt es jedoch schwer, diese idealtypischen Therapeutenvariablen konsistent umzusetzen. Zum Teil verhindern dies *gegenläufige Prinzipien der Beziehungsgestaltung*, die Zimmer (1983 und 1992) empirisch ermittelt hat:

Therapie an Klienten anpassen	vs.	Klienten zur Therapie sozialisieren
optimale Hilfe	vs.	minimale Hilfe (Selbsthilfe)
Freundlichkeit	vs.	Strenge
unkonditionierte Zuwendung	vs.	Beziehung riskieren
persönlicher Kontakt	vs.	professioneller Kontakt
unterstützen	vs.	Abhängigkeitswünsche frustrieren
Schonung	vs.	Konfrontation
Verantwortung übernehmen	vs.	Verantwortung übergeben

Für sich genommen ist jede dieser potentiellen Therapeutenverhaltensweisen in bestimmten Situationen angemessen, in anderen wiederum völlig fehl am Platz. Während des Therapieverlaufs wird es je nach Notwendigkeit zu einem Oszillieren von einem Prinzip zum andern kommen; dieses Hin- und Herschwingen sollte jedoch nicht permanent erfolgen und schon gar nicht immer von einem Extrem zum andern. Das verkraftet keine zwischen-menschliche Beziehung und schon gar keine auf Zeit.

Therapeutische Beziehungen sind immer zeitlich begrenzt. Der Trend in der Verhaltenstherapie, ebenso wie in anderen Psychotherapierichtungen, geht weg von der Langzeittherapie in Richtung kurzer therapeutischer Intervention zur Bearbeitung und Behebung von aktuellen Problemen (Grawe, 1994, 1998). Die therapeutische Beziehung in der Kurzzeittherapie kann nicht so intensiv werden wie in der Langzeittherapie. Aufgrund des Wissensgefälles zwischen Therapeut und Klient bleibt sie im Rahmen einer Kurzzeit-Angstbehandlung zudem relativ einseitig. Sie ist problembezogener, eher formell und auch etwas neutraler als die Therapeut-Patienten-Beziehung in der Langzeittherapie, in der sich Probleme des Klienten stärker manifestieren und der Therapeut sich auch häufiger Beziehungstests stellen muß.

Im allgemeinen können auch Klienten mit schwerer Agoraphobie in Kurzzeittherapie erfolgreich behandelt werden. In einigen Fällen, in denen es aber nicht vorwärts geht in der Therapie, weil der Patient in seinem Gebäude aus katastrophisierenden Befürchtungen fest steckt, sollte der Therapeut die Beziehung so gestalten, daß der Patient förderliche Erfahrungen macht im Hinblick auf seine an dem Konflikt beteiligten Befürchtungen (vgl. Grawe, 1998). Das kann er aber nur, wenn er den Konflikt kennt, versteht und auf eine Auseinandersetzung in der Therapie vorbereitet ist.

Welche Voraussetzungen benötigt ein Verhaltenstherapeut, um die Grundlagen der Beziehungsgestaltung so zu beherrschen, daß er im Rahmen der Kurzzeitbehandlung von Ängsten und anderen psychischen Störungen eine optimale Beziehung zum Patienten aufbauen kann? Neben einer drei- bis vierjährigen berufsbegleitenden Grundausbildung in Verhaltenstherapie, nach Möglichkeit lebenslänglicher (kollegialer) Supervision, interaktioneller und kommunikativer Fähigkeiten sowie gut verarbeiteter Lebenserfahrung sind für ein erfolgreiches verhaltenstherapeutisches Arbeiten auch noch folgende Einstellungen, Beweggründe und Fertigkeiten wichtig (vgl. Beck et al., 1992a; Grawe, 1998; Hautzinger, 1997; Kanfer et al., 1996, Margraf & Brengelmann, 1992):

a) Für den Therapeuten ist es selbstverständlich, daß Menschen lernfähig sind und sich grundsätzlich zu ihrem Wohle verändern können.

b) Darüber hinaus zeigt er echtes Interesse, an der Verbesserung der Lebenslagen von Patienten mitzuwirken und eigennützige Motive nach Möglichkeit zurückzustellen. Im gleichen Zuge trägt er damit auch in gewissem Umfang zur Veränderung gesellschaftlicher Bedingungen bei.

c) Er ist fähig zu *Toleranz* für die Lebensführung anderer, insbesondere dann, wenn diese von seinem eigenen Lebensstil erheblich abweicht. Eigene Verhaltensnormen und Wertvorstellungen können nicht alleiniger Maßstab für Normalität sein. Vielmehr muß der Therapeut die Welt des Klienten in ihrer soziokulturellen Wirklichkeit und mit den kulturspezifischen Rollenzwängen kennen und begreifen (lernen). Ist ihm die Subkultur des Patienten, der z. B. Migrant ist, nicht vertraut, sollte er sie zunächst genauer untersuchen. Ohne Kenntnis des soziokulturellen Hintergrundes kann der Therapeut schlecht zu einer realistischen Einschätzung des Lebenskontextes seiner Patienten gelangen oder eine tragfähige therapeutische Beziehung und gute compliance entwickeln. Der Umgang mit Migranten ist in freien Praxen, die in der Regel nicht auf den Umgang mit bestimmten Ausländergruppen spezialisiert sind, erheblich erschwert. Die meisten Angstbehandlungen mit Patienten, die aus Afrika, Vorder-`oder Hinterasien kommen, scheitern bereits an der Sprachbarriere und wenn nicht daran, dann am Unverständnis der fremden, meist religiös geprägten Wertvorstellungen. Wie es scheint, können Menschen aus westlichen Industrienationen noch am ehesten mit den hierzulande vermittelten therapeutischen Basiskompetenzen behandelt werden.

d) Ein fähiger Therapeut ist *interaktionsfähig, empathisch und sensibel im Umgang* mit seinem Klienten. Er versetzt sich, so gut er kann, in die Welt des Angstpatienten, damit dieser sich verstanden und ernst genommen fühlt. Er ist in der Lage, Verständnis für den Patienten zu demonstrieren mit den weitgehend aus der klientenzentrierten Gesprächspsychotherapie übernommenen Methoden: Zusammenfassen der erörterten Sachverhalte, Wiedergabe der Informationen des Patienten mit eigenen Worten und Rückkopplung der vom Klienten geäußerten Empfindungen und Gefühle.

e) Der Therapeut ist sich dessen auch bewußt, daß seine persönlichen Gedanken, Einstellungen und Gefühle den verhaltensanalytischen und therapeutischen Verlauf beeinflussen. Aus diesem Grunde ist er um Objektivität und *Neutralität* bemüht bei dem Versuch, zu verstehen, und auch bei der Problembearbeitung. Dabei ist er aufrichtig und einfühlsam direkt. Sicherlich ist es dem Therapeuten nicht immer möglich, manchem ist es vielleicht nicht einmal erwünscht, stets die Grenzen zwischen einer nach Neutralität strebenden therapeutischen Haltung und der ganz persönlichen Kommunikation zu wahren. Beabsichtigt und unbeabsichtigt fließen immer wieder persönliche Erlebnisse und Sichtweisen des Therapeuten in den diagnostischen und therapeutischen Prozeß ein, die zu einer mehr oder weniger subjektiv geprägten Einschätzung von Bedingungsanalyse, Problembeurteilung und Zielsetzung führen.

f) Folglich sollte darauf geachtet werden, welche persönlichen Interessen und *Motive* des Therapeuten intervenieren und wie intensiv sie in die therapeutische Arbeit einfließen. Dort, wo sie mit der Verfolgung von persönlichen Vorteilen verbunden sind oder mit der Kompensation von eigenen Problemen, sind sie dringliches Thema für die Supervision und vom Therapeuten selbst zu kontrollieren. Sicherlich fällt dies Anfängern besonders schwer; aber selbst erfahrene Therapeuten haben nach Jahrzehnten der Berufspraxis noch verwundbare Stellen und blinde Flecken: Manche versuchen etwa, Macht und Kontrolle auszuüben, sich von ihren Patienten bewundern zu lassen oder ihr Selbstwertgefühl einseitig von Therapieerfolgen abhängig zu machen. Selbsterfahrung und kontinuierliche Supervision können als Korrigens wirken, um negative Einflüsse aus der Lebensgeschichte des Therapeuten entweder einzudämmen oder aber positiv zu nutzen.

Eine gute therapeutische Beziehung ist ein notwendiges, aber natürlich kein ausreichendes Mittel für den Erfolg einer Therapie. Sie ermöglicht es jedoch dem Patienten, angstfrei, vertrauensvoll und offen an die Problembewältigung heranzugehen. Deshalb sollte in der Anfangsphase einer Gruppen- und Einzeltherapie besonders auf den Aufbau einer tragfähigen therapeutischen Beziehung geachtet werden: Verhält sich der Therapeut weder indifferent noch zu distanziert, vielmehr taktvoll und menschlich, gelingt ihm noch am ehesten eine lockere Gesprächsatmosphäre. Es ist gut, wenn er nicht zu aalglatt, perfekt und mechanisch seine therapeutischen Vorgehensweisen vorstellt und darauf achtet, wie der Patient seine Art und das, was vermittelt wird, tatsächlich wahrnimmt. Welches Bild versuchen beide, einander zu vermitteln, und welche Eindrücke und Gefühle lösen beide bei einander aus? Sobald eine stabile Beziehung vorhanden ist, kann die Aufmerksamkeit stärker auf die anstehenden Sachaufgaben und Interventionsmöglichkeiten verlagert werden.

3 Therapeutische Schwierigkeiten

Die therapeutische Beziehung und damit der therapeutische Prozeß können durch viele Faktoren gestört werden, insbesondere durch Stagnationen, die auf eine geringe oder mangelnde Kooperation des Patienten, möglicherweise aus Opposition, zurückzuführen sind. Im Rahmen der psychoanalytischen Theorie ist der Begriff „*Widerstand*" von außerordentlicher Bedeutung: Gemeint ist eine negative Reaktion des Patienten, mit der er sich gegen das Bewußtwerden seiner unbewußten Bedürfnisse aus dem Es oder seiner Schuldgefühle aus dem Überich zur Wehr setzt. Diese Definition ist auf verhaltenstherapeutisches Arbeiten nicht übertragbar. Theoretisch ist der Begriff Widerstand nur unzulänglich geklärt und dennoch kommt ihm in der Praxis eine große Bedeutung zu (Kanfer et al., 1996).

Therapeutische Schwierigkeiten in Gestalt von Widerstandsphänomenen treten in jeder psychotherapeutischen Richtung auf. Opposition oder Widerstand gegen den Therapeuten als Person oder gegen sein therapeutisches Vorgehen zeigt sich indirekt im Vergessen von Hausaufgaben, wiederholtem Verschieben von Terminen, in übermäßiger, meist unausgesprochener Kritik am therapeutischen Vorgehen, zunehmendem Ausweichen vor Stellungnahmen, sowie generellem Nachlassen der Motivation zur Mitarbeit usw. Sind die therapeutischen Schwierigkeiten nicht auszuräumen, wird es in der Folge schwer, die vereinbarten therapeutischen Interventionen durchzuführen und die in Aussicht gestellten therapeutischen Ziele zu erreichen.

Andererseits haben therapeutische Schwierigkeiten in der Therapeut-Klienten-Interaktion manch sinnvolle Funktion, z. B. indem sie auf Schwierigkeiten in der therapeutischen Beziehung oder auf bevorstehende Veränderungen beim Patienten aufmerksam machen. Es gibt eine Fülle von Gründen, die beim Patienten zu Widerständen führen (eine ausführliche Darstellung bringen Kanfer et al., 1996). Um nur die wichtigsten bei Angstpatienten zu nennen und wie ihnen begegnet werden kann:

a) Widerstände sind häufig Ergebnis von *Überforderung* aufgrund von
   - fehlendem Wissen darüber, was zu tun ist,
   - unzulänglicher Einsicht, warum etwas sinnvollerweise zu tun ist, und
   - mangelnder Kompetenz angesichts unklar definierter und schwieriger Aufgaben.

Hier kann Edukation weiterhelfen.

b) Aus sozialpsychologischer Sicht ist Widerstand als Verhalten zu sehen, mit dem externer Druck vermieden wird, um *Autonomie* zu bewahren. Deshalb ist es sinnvoll, Patienten vor alternative Zielvorstellungen und Vorgehensweisen zu stellen. Andererseits kann dem Klienten aber auch deutlich gemacht werden, daß er ein Anrecht auf Widerstand hat. Im Rahmen einer hypnotherapeutischen Interaktion (Erickson et al., 1993) unter Einsatz der paradoxen Intervention (Dowd et al., 1988) wird Widerstand ausdrücklich erlaubt und übernimmt sogar Signalfunktion für wichtige Bedürfnisse des Klienten.

c) Widerstand wächst infolge von therapeutischem Veränderungsdruck. Auch wenn er auf dem Patienten lastet, so ist doch ein wenig *Druck* von seiten *des Therapeuten*, bei schweren Agoraphobikern oft sogar erheblicher Druck, unerläßlich für das Aufweichen von verhärteten Krusten und zur Überwindung von Befürchtungen und fehlgerichteten Gewohnheiten. Wird ganz offen darüber geredet, muß es nicht zu einem Machtkampf kommen.

d) Patienten stemmen sich oft *gegen Veränderungs*prozesse, weil sie Angst vor den damit verbundenen Risiken und vor Neuem insgesamt haben. Außerdem sind Gewohnheiten sehr beharrlich. Unter starker Belastung wird gern auf alte Reaktionsmuster zurückgegriffen, selbst wenn sie nicht erfolgreich waren. Um einer Stress-Situation wirklich gewachsen zu sein, muß der Patient alternative Handlungsmöglichkeiten lernen. Am besten lernt er langsam, regelmäßig und in kleinen Schritten. Psychophysiologische Veränderungen brauchen Zeit.

e) Therapeutische Schwierigkeiten können zudem aufzeigen, daß Therapeut und Patient sich in unterschiedlichen Phasen der therapeutischen Veränderung befinden (vgl. Kap. 3, 1): Vielleicht schreitet der Therapeut mit seinen Interventionen zu schnell voran und übersieht dabei, daß der Klient überfordert ist und unwillig, wenn nicht sogar hoffnungslos wird. Mit dem Klienten ist dann nochmals zu überdenken, wie weit er bereits gekommen ist und auf welchem the-rapeutischen Entwicklungsstand er sich befindet.

f) Schließlich kann Widerstand ein Hinweis auf *mangelnde Motivation* beim Patienten sein. Selbst wenn die therapeutischen Ziele gemeinsam vereinbart wurden und die Therapierationale unmißverständlich klar ist, widersetzt sich dennoch mancher Klient der Umsetzung der therapeutischen Vereinbarungen. Erklären läßt sich dies auf ganz unterschiedliche Weise: Den Patienten könnte z. B. die Verhältnismäßigkeit der Mittel stören, das heißt für ihn steht die Anstrengung zur Erreichung der Therapieziele in keiner Relation zu dem, was er damit erreicht. Es könnte auch sein, daß mit dem Erreichen der Ziele für ihn unangenehme Begleiterscheinungen und eventuell sogar Einbußen verbunden sind. Möglicherweise wurden nicht alle Ebenen der psychischen Störung genügend beachtet und somit ausschlaggebende Schwierigkeiten übersehen. Letztendlich könnten auch Bedingungen außerhalb des therapeutischen setting zur Erschwernis oder zum Scheitern von therapeutischen Bemühungen beitragen, so etwa der Einfluß von Angehörigen oder Vorgesetzten. Zur Vorsorge sollten deshalb interpersonale Interaktionen mit wichtigen Bezugspersonen und weitere Kontextbedingungen in die Bedingungsanalyse und therapeutische Arbeit einfließen.

Therapeutische Schwierigkeiten in Form von Störfaktoren und oppositionellen Verhaltensweisen sind im Verlaufe einer psychotherapeutischen Behandlung zu verfolgen. Entweder hat der Therapeut die fundamentalen Motive und Bedürfnisse des Patienten nicht verstanden, oder er legt ein zu großes Tempo bei der therapeutischen Arbeit vor, mit dem der Klient einfach überfordert ist. Aufgrund der Auflösung und Veränderung gewohnter Strukturen im Leben des Klienten kommt es bei jeder psychotherapeutischen Behandlung in leichter oder massiver Form zu Widerständen: In den meisten Fällen lassen sie sich recht gut nutzen.

Kapitel 4

Bausteine und Organisation des Angstbehandlungsprogramms

1 Struktureller Aufbau

Diagnostik, therapeutische Intervention und Evaluationsprozesse laufen stets parallel. Nach dem Durchlaufen der ersten 4 Phasen des Orientierungsmodells ist der systematische Einsatz von speziellen Therapiemethoden sinnvoll. Dabei ist zu würdigen, welche Veränderungsprozesse bereits durch das explorative Gespräch in Gang gesetzt wurden, z. B. kognitive Umstrukturierung durch Erkennen von Zusammenhängen und Neubewertung. In die Therapieplanung (5. Phase) fließen so viel wie möglich individuelle Klientenwünsche ein, ebenso wie viele Informationen über Panikstörung und Agoraphobie.

Das halbstandardisierte Therapieprogramm enthält 4–5 *wesentliche Interventionsbereiche*:

1. *Psychologische Edukation ergänzt durch medizinische Informationen*: Die Bewältigung von Panik und Agoraphobie fällt leichter, wenn der Patient eine klare Vorstellung von Entstehung, Verlauf und Behandlung der Angst entwickelt hat. Aus diesem Grunde werden viele Informationen über die Angststörungen und über das psychoendokrinoimmunologische Netzwerk angeboten. Eine sachlich gehaltene, detailreich und realitätsnah gestaltete Edukation führt bei Panik- und Agoraphobiepatienten zur kognitiven Umstrukturierung und hat nicht nur eine emotional erleichternde, sondern auch eine motivierende Wirkung: Sobald der Panikpatient zu der Überzeugung gelangt, daß seine gefürchteten körperlichen Symptome Teil des Angstgefühls sind, die Angststörung gelernt wurde und somit auch wieder verlernt werden kann, wird er zu angstbewältigendem Verhalten angespornt.

Panik- und Agoraphobiepatienten haben sich in der überwiegenden Zahl schon mehrfach einer allgemeinmedizinischen, internistischen oder kardiologischen Behandlung unterzogen. Dennoch ergibt sich manchmal die Notwendigkeit einer ergänzenden spezifischen medizinischen Untersuchung: Weiß nämlich der Angstpatient, welche körperlichen Störungen zu seinen Panik begünstigenden physiologischen Beschwerden führen (biologische O-Variable) – z. B. Kreislaufprobleme, allergische Reaktionen oder Schilddrüsenerkrankungen – beurteilt er sein Herzrasen und den Schwindel völlig anders. Meist verspürt er sogar spontan Erleichterung.

Weil die Angstdeterminanten kompliziert sind, werden die Informationen über Angst themenzentriert aufgeteilt und in mehreren Gruppensitzungen vorgestellt. Nach Bedarf werden sie diskutiert und für einen Angst-Reader zum Nachlesen mitgegeben. Dieser kann auch Angehörigen und Freunden zum besseren Verständnis angeboten werden.

Die Vorgehensweisen 2.–4. werden vom Therapeuten erläutert und von den Panik- und Agoraphobiepatienten weitgehend in geleiteter *Selbsthilfe* oder *Selbstregulation* durchgeführt:

2. *Kognitive Schritte*, wie kontinuierliche funktionale Verhaltens- und Bedingungsanalysen, Methoden der Konzentrationslenkung mit dem Ziel der Angstkontrolle, Problemlösen / Stressmanagement und positive Selbstverbalisation.

3. Stufenweise *Exposition/Konfrontation in vivo* und in sensu. Gefürchtete und gemiedene Situationen werden real (und/oder imaginativ) aufgesucht und gefürchtete physiologische Reaktionen willkürlich hervorgerufen (und/oder imaginiert).

4. *Körperbezogene Verfahren*, die kurzfristig Angstkontrolle erleichtern, und *Gesundheitsverhalten*, das langfristig zu einer psychoimmunologischen Stärkung führt.

Wird die Angstbehandlung in Gruppe durchgeführt, wirken

5. *Gruppendynamik und Modellverhalten der Gruppenteilnehmer* motivierend, mobilisieren mehr Ideen und Ressourcen für die Gestaltung von Angstkontrolle oder Problemlösungen und regen zu Imitationsverhalten an. In einer Gruppe kommt eher Optimismus auf und es geht eine überzeugende Kraft für Veränderung von ihr aus.

Die Angstpatienten können aus einer großen Reihe von Bewältigungsverfahren und therapeutischen Vorgehensweisen eine individuelle Auswahl treffen und ihre Erfahrungen bei der Umsetzung mit dem Therapeuten bzw. in der Gruppe diskutieren. Sie sollten zum Experimentieren angeregt werden. Jeder Mensch hat individuell bevorzugte Aufnahme- und Handlungsmöglichkeiten, von denen er zum Teil nicht einmal weiß, und die gilt es bei jedem Einzelnen herauszufinden. Nicht alle Angstpatienten können z. B. gleichermaßen konzentriert mit kognitiven Methoden arbeiten, manch einer kommt dafür besser mit körperbezogenen Vorgehensweisen, wie sportlicher Betätigung, Muskelentspannung und Atemtechnik, voran. Durch das breite Angebot an Interventionstechniken zur Angstbe-handlung können alle Klienten therapeutische Mög-lichkeiten finden, die auf ihre Bedürfnisse oder Vorlieben zugeschnitten sind und mit denen sie wir-kungsvoll arbeiten können.

Schließlich ist zu erwarten, daß nach erfolgreicher Bewältigung von besonders ausgeprägten agoraphobischen Ängsten auch einige andere, noch unbehandelte phobische Ängste durch *Generalisierungseffekte* mit abgeschwächt werden. Wichtiger als der Angstabbau an sich, auf den der Angstpatient fokussiert ist, erscheint uns aber, dem Klienten therapeutische Behandlungsstrategien zu vermitteln, denn in einzelnen Fällen können Ängste wiederkehren. Agoraphobiepatienten haben keine nennenswerten Probleme mit der Übertragung in den Alltag oder dem Therapie*transfer*, weil sie mit Hilfe dieses therapeutischen Leitfadens dazu angeleitet werden, sich mit ihren Ängsten in ihren natürlichen, also echten Lebenssituationen zu konfrontieren.

2 Auswahl der Patienten

Über die Aufnahme von Panikpatienten mit und ohne Agoraphobie in das Therapieprogramm entscheidet einmal die *Fremdeinschätzung* des Therapeuten mit Hilfe der Ergebnisse eines klinischen Interviews in Anlehnung an die diagnostischen Kriterien des DSM-IV (Saß et al., 1998; Spitzer et al., 1990). Obwohl nicht erschöpfend, kann mit diesem explorativen Interview und ergänzenden Fragen, etwa zum Problemverhalten, zur Lebensführung und zur Lerngeschichte, meist schon nach einem einstündigen *probatorischen Gespräch* eine vorläufige differentialdiagnostische Abklärung der Angststörung auf der Mikro- und Makroebene vorgenommen werden.

Für eine *Selbsteinschätzung* der Störung werden folgende Angstfragebögen den Panik- und Agoraphobiepatienten vorgelegt:

- Beck's Anxiety Inventory (1993),
- die Fragebögen zu körperbezogenen Ängsten, Kognitionen und Vermeidung von A. Ehlers, J. Margraf und D. Chambless (1993), und
- vielleicht ergänzend auch noch Spielberger's State-Trait-Anxiety-Inventory (STAI, 1971). Der STAI erfaßt einmal den Zustand der Angst hier und jetzt (state) und zum anderen die allgemeine Ängstlichkeit einer Person, die weder zeit- noch situationsgebunden ist (trait als relativ stabiles Persönlichkeitsmerkmal). Der STAI ergibt jedoch keine vergleichbar präzisen Hinweise wie die vorgenannten Fragebögen.
- Um das subjektive Ausmaß der Behinderung einschätzen zu können, empfiehlt sich eine Skalierung der Behinderungen des Patienten im Arbeits-, Freizeit- und Familienbereich (in Anlehnung an Margraf et al., 1990). Ergänzend fragen wir nach den 3 wichtigsten Grundbedürfnissen (Schlafen, Essen/Trinken und Sexualität): Im allgemeinen beklagen Angstpatienten – im Gegensatz zu Patienten mit anderen psychischen Störungen – keine größeren Einschränkungen in ihren Grundbedürfnissen.

Nach sorgfältiger Auswertung des klinischen Interviews und den Angstfragebögen wird eine *baseline* erstellt und eine Bedingungs- und Verhaltensanalyse erarbeitet. Nur solche Patienten werden mit dem vorliegenden therapeutischen Leitfaden behandelt, bei denen die *Hauptdiagnose Panikstörung mit und ohne Agoraphobie* ist. Alternativ können auch Personen mit einer spezifischen Phobie und Patienten mit sozialer Phobie *und* Panikattacken hinzugezogen werden. Ideal wäre es, wenn der einzelne Angstpatient die Wahl hätte zwischen einer Einzeltherapie und einer kombinierten Gruppen- und Einzelbehandlung.

Dem Angstpatienten wird im Erstgespräch ein Überblick über das Therapierational und therapeutische Vorgehen in der Einzeltherapie oder kombinierten Gruppen-Einzeltherapie gegeben. Er hat Entscheidungsfreiheit. Die Angststörung sollte für eine Teilnahme am Gruppenprogramm mindestens 1 Jahr und länger bestanden haben. Andernfalls gibt es kein ausgewogenes Verhältnis zwischen Therapiebedarf und Therapieaufwand. Nach unseren Erfahrungen sind Patienten mit einer Dauer der Angststörung von weniger als einem Jahr oft in kurzer Zeit, im allgemeinen schon in 2–10 Einzelgesprächen erfolgreich zu behandeln.

Unter Einbeziehen edukativer Materialien verkürzt sich die Therapiedauer bei allen Patienten noch weiter.

In einigen Fällen mit mehrfacher Komorbidität mag die Diagnose nicht ausreichend transparent und hierarchisch strukturiert sein. Es empfiehlt sich dann dringend, weitere probatorische Gespräche zur diagnostischen Einschätzung zu führen. Denn eine sorgfältige Diagnose mit eindeutiger Dominanz der panikartigen und agoraphobischen Angst reduziert die Zahl der drop-outs ganz gewaltig. Nach unseren Erfahrungen mit der Einzeltherapie sowie mit dem kombinierten Gruppen- und Einzelbehandlungsprogramm brechen nach einer gewissenhaften diagnostischen Einschätzung weniger als 5 % der Angstpatienten vorzeitig die Therapie ab. In der Regel sind fast alle sehr zuverlässig dabei.

Nur solche Patienten werden in unsere Angstgruppen aufgenommen, die keine *schwere* körperliche Erkrankung oder Achse-III-Störung (DSM-IV) hatten, wie Krebs, Herzinsuffizienz, Diabetes oder andere Zivilisationserkrankungen in starker Ausprägung. Entscheidend ist eine verantwortungsbewußte globale Erfassung des jeweiligen Funktionsniveaus (DSM-IV) – bezogen auf die Anforderungen der vorliegenden Angstbehandlung.

Patienten mit DSM-IV Achse-II-Störungen, wie soziale Defizite, wurden deshalb nicht einbezogen, weil sie eine qualitativ andersartige Behandlung benötigen. Demgegenüber wurden Patienten mit sozialer Phobie und heftigen Panikattacken aufgenommen. Aufgrund der Angst vor Blamage und ihren Selbstwertproblemen kamen sie meist lieber in Einzeltherapie und nur ganz vereinzelt in Gruppentherapie. Patienten mit komorbiden depressiven oder dysthymen Episoden wurden nur dann zugelassen, wenn die Panikstörung mit und ohne Agoraphobie *vor* der Depression ausgebrochen war. Andernfalls wäre die Störung womöglich zu komplex und eine Kurzzeittherapie nicht ausreichend. Etwa die Hälfte unserer Klienten hatten komorbide Depressionen oder/und mildere Ausprägungen eines generalisierten Angstsyndroms.

Wie wir erfahren haben, zögerten Männer häufiger, in eine Gruppenbehandlung einzuwilligen. Weil Frauen nicht nur öfter panikartige und vor allem agoraphobische Ängste entwickeln, sondern sich auch leichter für eine Therapie entscheiden, überwiegen sie deutlich in der Angsttherapie. Das durchschnittliche Geschlechterverhältnis betrug in unseren Einzel- und kombinierten Gruppenbehandlungen 4 Frauen zu 1 Mann. Das mittlere Alter lag bei beiden Geschlechtern in den 30er Jahren. Die durchschnittliche Dauer der Angststörung von Angstpatienten nimmt in den letzten Jahren kontinuierlich ab – vielleicht weil sich mittlerweile durch vermehrte Öffentlichkeitsarbeit die verhaltenstherapeutischen Behandlungsmöglichkeiten herumgesprochen haben und die Angstschwelle in der Bevölkerung daraufhin gesunken ist.

3 Evaluation des therapeutischen Prozesses

Um den Erfolg einer Therapie beurteilen zu können (6. Phase des Orientierungsmodells), werden die Veränderungen der Angstsymptome und ihrer Bedingungen als therapeutische Wirkungen von Therapeut *und* Klient genau verfolgt. Die Fortschritte (und Rückschläge) sind danach zu untersuchen, wie weit sie im wesentlichen von den eingesetzten therapeutischen Methoden begünstigt wurden. Ihre Güte ist vorrangig daran zu messen, in welchem Ausmaß die Ziele erreicht wurden. Der Evaluationsprozeß setzt *kontinuierliche Diagnostik* voraus durch Beobachten, Befragen und Aufzeichnen der Angstabbauentwicklung. Die so gewonnenen Ergebnisse werden regelmäßig in Einzelgesprächen bzw. Gruppensitzungen diskutiert. Auf diese Weise wird ein hohes Maß an Qualitätssicherung erreicht.

Die baseline-Werte der von den Klienten ausgefüllten Angstfragebögen dienen als *pre-test*. Am Ende der Einzeltherapie oder des Gruppen-Einzelbehandlungsprogramms werden zur Überprüfung der therapeutischen Wirkungen wieder dieselben Fragebögen zur Fremd- und Selbsteinschätzung als *post-test* (bzw. post-post-test anläßlich der 1-, 2- und 4-Jahres-Katamnesen) ausgefüllt und eine abschließende Evaluation von Klient und Therapeut zur Feststellung der erreichten Ziele und zur Einschätzung ihrer Konsequenzen vorgenommen. Sind die Angstpatienten frei von Medikamenten, Panikattacken, meiden sie nichts mehr, haben sie eine Nah- und Fernperspektive für die Zukunft, sind sie in der Lage, Stress-Situationen und Lebensprobleme (wieder) eigenständig zu lösen und haben sie ein ordentliches Lebensgefühl zurückgewonnen, selbst wenn noch in leichter Form Befürchtungen und Erwartungsängste aufkommen, dann gelten die übergreifenden Therapieziele als erreicht (7. Phase).

In den katamnestischen oder Nachsorgeuntersuchungen, vielleicht nach einem halben oder einem ganzen Jahr, wird sich in den meisten Fällen beim Wiederholen der post-tests nicht nur herausstellen, daß die therapeutischen Ergebnisse stabil geblieben sind, sondern daß die Klienten obendrein noch sicherer und zuversichtlicher geworden sind im Umgang mit Körper und mentalen Prozessen. Nun dürften die meisten von ihnen keine Erwartungsängste mehr haben.

4 Einzeltherapie als Kurzzeitintervention

In Einzelgesprächen (von 50 Minuten Dauer) erkennt der Therapeut recht schnell die jeweilige Belastbarkeit und das individuelle Bewältigungstempo des Angstpatienten und kann sein therapeutisches Vorgehen darauf abstimmen. Er kann auch dem Wunsch des Patienten, seine Störung und ihre Entstehung genau zu erklären, besser nachkommen. Im Einzel-setting ist er jedoch das einzige soziale Modell für den Angstpatienten; in einer Angstgruppe trifft der Klient hingegen auf wesentlich mehr Modellverhalten für ein angstfreies Leben, ebenso wie auf Ermutigung und Rückkopplung von allen Seiten.

Klienten mit ungeheuer starkem Angstdruck werden es wahrscheinlich vorziehen, anfangs wöchentlich zu kommen, bevor der Abstand zwischen den Gesprächen auf den individuellen Fortschritt beim Angstabbau in Selbstmanagement abgestimmt werden kann. Einige Patienten brauchen 14tägig Kontakt mit dem Therapeuten, andere nur alle drei Wochen oder sogar nur einmal im Monat. Bei vielen Angstpatienten ist die Panik- und Fluchtneigung bis zum 12. – 15. Gespräch abgebaut. Die Erwartungsangst vieler Klienten vor einer körperlichen oder mentalen Dekompensation dürfte bis zu diesem Zeitpunkt noch ausgeprägt sein. Demzufolge ist das Vertrauen in Körper oder Psyche noch nicht sehr groß. Um diesem Gefühl Raum zur Entfaltung zu geben, werden spätestens jetzt die weiteren Gespräche zeitlich auseinandergezogen.

Mit Hilfe des Informationsmaterials für Patienten schaffen es einige Klienten bereits nach 5 – 8 Gesprächskontakten, ganz eigenständig am weiteren Angstabbau zu arbeiten. Dies gilt vornehmlich für Patienten, die nicht länger als ein Jahr unter ihrer panikartigen Angst leiden. Solche, die sich länger mit ihren Ängsten herum plagen, benötigen in der Regel 12 – 20 Stunden Gespräche. Sofern es die dominierende Störung ist, brauchen schwere Agoraphobiker im allgemeinen auch nicht viel länger.

Die Therapie sollte nicht abrupt beendet, sondern langsam ausgeschlichen werden, indem die zeitlichen Abstände zwischen den Gesprächen auf 3, 4 und dann vielleicht auf 8 Wochen vergrößert werden. Der Therapieverlauf wird resümiert, die therapeutischen Wirkungen gewürdigt, die gelernten angstbewältigenden Fertigkeiten aufgezählt und die verhaltenstherapeutische Behandlung mit einer Rückfallprophylaxe abgepolstert.

5 Hinweise zum kombinierten Gruppen- und Einzelbehandlungsprogramm

Die *Gruppengröße* sollte bei höchstens 8 Patienten liegen; als geradezu ideal hat sich eine Gruppengröße von 4 erwiesen, denn in einer derart überschaubaren Gruppe fühlen sich die Mitglieder besonders frei, arbeiten engagiert mit, kommen häufiger dran mit der Schilderung ihrer Angstabbauentwicklung und haben immer noch ausreichend soziale Modelle, von denen sie angstfreies Verhalten und vieles mehr lernen können.

Zeitlicher Ablauf: Die ersten 6 Gruppensitzungen finden in 2wöchigen Abständen statt, die letzten beiden in einem Zeitintervall von 3 und dann von 4 Wochen. Im stationären Rahmen sind die Abstände wesentlich geringer. Eine Gruppensitzung dauert je nach Gruppengröße 1 ½ bis 2 Stunden.

Ergänzende Einzelgespräche: Eine Therapie ist umso erfolgversprechender, je mehr sie auf die individuellen Bedürfnisse und Eigenarten des Patienten abstimmt. Therapie ist, so gesehen, ein adaptativer Prozeß (Grawe, 1994). In den parallel verlaufenden Einzelgesprächen (50 Minuten), die am besten jeweils eine Woche zeitversetzt zu den 14tägigen Gruppensitzungen stattfinden, werden in der Zweierbeziehung und damit auf der Grundlage von mehr Nähe und einer etwas engeren Therapeut-Patient-Beziehung Krisen und persönliche Probleme bearbeitet. Um jedem einzelnen Patienten konsistent ein gutes Vertrauensverhältnis und einen Überblick über den Therapieverlauf zu gewährleisten, sind Gruppen- und Einzelgespräche von einem Therapeuten durchzuführen.

In den Einzelkontakten werden therapeutische Vorgehensweisen verfeinert oder treffender auf die Bedürfnisse des individuellen Panikpatienten zugeschnitten. Schwierigkeiten und Widerstände werden durchgearbeitet und eventuell sogar therapeutisch genutzt. Weil immer wieder Patienten bei der Angstbewältigung in eine Sackgasse geraten oder Fehlschläge erleiden, können Störfaktoren in einer ruhigen Atmosphäre ohne Publikum und Gruppendruck konzentrierter analysiert und von der Meta-Ebene her angesprochen werden. Oder es kommt zu einer Modifikation der therapeutischen Vorgehensweisen, für die der Klient erneut motiviert wird.

Zur Unterstreichung der Bedeutung von Selbsthilfe bei der Angstbewältigung oder für die Erörterung von gemeinsamen Belastungen können schließlich Partner, Angehörige oder andere Nahestehende zu klärenden Einzelgesprächen mit eingeladen werden.

6 Therapeutenverhalten

Die Wirksamkeit der Angstbehandlung hängt nicht zuletzt vom Therapeutenverhalten ab. Je aufrichtiger, interessierter und empathischer, je zuversichtlicher, klarer und interaktionsfähiger der Therapeut agiert, um nur die wichtigsten Basiskompetenzen eines Therapeuten zu nennen (vgl. z. B. Hautzinger, 1997; Kanfer et al., 1996), desto eher entsteht eine tragfähige Therapeut-Patienten-Beziehung. Aufmerksamkeit, Sensibilität und Freundlichkeit, aber auch eine angemessene emotionale Distanz im Umgang verstärken Bemühen und die Fortschritte des Angstpatienten. Auch Transparenz und didaktisches Geschick des Therapeuten haben eine große Auswirkung auf den Erfolg der Therapie: Je verständlicher und durchsichtiger die notwendigen Informationen in den Gruppensitzungen vermittelt werden, je aktueller und wissenschaftlich abgesicherter der Fundus an edukativem Material, je genauer auf Rückmeldungen, Ideen und therapierelevante spontane Äußerungen eingegangen wird und je sorgfältiger Therapeut und Klient gemeinsam an den funktionalen Bedingungs- und Zielanalysen arbeiten, desto kompetenter und selbstsicherer werden Angstpatienten bei der Bewältigung ihrer Angst.

Der Therapeut nimmt kleinste Fortschritte seiner Klienten wahr und verstärkt sie, achtet konsistent auf Mißverständnisse und Unsicherheiten, auf ihren gegenwärtigen Stresspegel und neu entstehende Probleme, um rechtzeitig das therapeutische Vorgehen darauf abzustimmen. Schließlich ist es sinnvoll, flexibel und alert auf die in den Einzelgesprächen und Gruppendiskussionen angesprochenen Themen sofort an Ort und Stelle einzugehen und entsprechend das vorgesehene edukative Material vorwegzunehmen.

Kapitel 5

Curricula der acht Übungseinheiten

Der *therapeutische Leitfaden* für jede der 8 Sitzungen steht als Telegramm in einem Kasten, an den sich Hinweise für Therapeuten und Informationen für Patienten anschließen. Die therapeutischen Strategien jeder Sitzung werden im Begleittext erläutert.

Die therapeutischen Vorgehensweisen sind danach geordnet, wie sie sich in den von uns behandelten Angstgruppen als besonders nützlich und wirkungsvoll erwiesen haben. Natürlich läßt sich aufgrund unvorhergesehen auftretender Ereignisse oder richtungweisender individueller Interessen und Bedürfnisse der Angstpatienten die *Abfolge der Items* ohne Schwierigkeiten abwandeln. Die hier veröffentlichte Reihenfolge ist nur als Richtschnur zu verstehen. Sie hat sich in den zahlreichen Probeläufen allerdings so gut bewährt, daß Änderungen unnötig waren. Sie kann dem noch etwas unerfahrenen Therapeuten helfen, den therapeutischen Prozeß zu lenken, beim Thema zu bleiben und Informationen, Erklärungen und Anweisungen transparent zu gestalten.

Zahlreiche Patienteninformationen für Angstpatienten stehen im Anschluß an jede Sitzung. Sie sind als Lernhilfen gedacht und Wiederholungen darin beabsichtigt. Die Patienteninformationen sind so abgedruckt, daß sie sich mühelos für Klienten kopieren lassen. Die Klienten werden aufgefordert, sich einen Angst-Reader anzulegen. Er gibt ihnen Gelegenheit zur Nacharbeitung der Sitzungen. Die meisten Angstpatienten machen davon Gebrauch. Viele berichten, wie ihnen die Lektüre im Angst-Reader an schlechten Tagen aus manch desolater Verfassung geholfen hat. Schon aus diesem Grund halten wir es für wichtig, den Angstpatienten *vorformulierte edukative Materialien* auszuhändigen. In den Sitzungen gibt es viel Gelegenheit für Fragen dazu, um Unverständliches oder Unglaubliches zu klären.

Jede Sitzung sollte mit einer Vorausschau auf die Inhalte der nächsten schließen, damit die Teilnehmer sich darauf einstimmen können. Abschließend werden die Klienten mit einer Entspannungsübung zu einem angenehmen Abschluß geführt. Zu Beginn der nächsten Sitzung wird zuverlässig auf Erfahrungen mit Übungen und Hausaufgaben eingegangen, um vor allem bei Verständnisproblemen oder Komplikationen sofort Hilfestellung geben zu können. Die häuslichen Übungen sollen den Transfer des Gelernten auf die natürliche Lebenssituation erleichtern.

Ein aufmerksamer und rücksichtsvoller Therapeut hebt nur Fortschritte und Erfolge des Angstpatienten anerkennend hervor. Das erfolgreiche Vorankommen des einzelnen Gruppenteilnehmers macht den anderen Klienten Mut und läßt etwaige Mißerfolge in einem weniger düsteren Licht stehen. Der Therapeut kann seine therapeutischen Fertigkeiten voll ausschöpfen bis hin zur paradoxen Intervention, bei der er beispielsweise mit scherzhafter, aber keineswegs ironischer Übertreibung den Blick des Klienten auf die absurde Seite der überzeichneten Angstsituation lenkt, um über diesen Weg neue Perspektiven zu eröffnen und manche Befürchtung abzuschwächen. Im übrigen wird jeder Therapeut im Rahmen seiner Möglichkeiten an kommunikativen und interaktionellen Fähigkeiten einen ganz persönlichen Stil entwikkelt haben, mit dem er das halbstandardisierte Behandlungsprogramm souverän moderiert.

1 Erste Übungseinheit

Überblick über die erste Übungseinheit

1a) Persönliche Vorstellung: Reihum beschreibt jeder Gruppenteilnehmer seine Ängste mit Hilfe folgender *explorativer Fragen* des Therapeuten:

1. Angstsituationen, Körpersymptome, Kognitionen, Meideverhalten
2. Was könnte denn Schreckliches geschehen? (Ohnmacht, Tod, Kontrollverlust)?
3. Was beendet die panikartige Angst (Flucht, Hilfe durch andere usw.)?
4. Beginn und Verlauf der Angststörung
5. Welchen medizinischen Untersuchungen hat sich der Patient unterzogen?
6. Einstellung und Verhalten von Nahestehenden (hilfreich, kritisch)
7. Vorkommen von Panik/Agoraphobie in der Ursprungsfamilie
8. Selbsttheorie, wie erklärt sich der Angstpatient sein Angsterleben?

Angstexhibition nutzen für knappe Erläuterungen von Panik und Agoraphobie; wissenschaftlich gesicherte Angstcharakteristika hervorheben.

1b) Therapeutisches Konzept: Die 4 – 5 Säulen des Programms vorstellen:
1. Edukation, 2. kognitive Schritte, 3. Konfrontation, 4. Körperkontrolle und – bei Gruppentherapie – 5. Gruppendynamik.

Praktische Vorgehensweisen für die kommenden Monate empfehlen:
- Beobachtung von Körpersymptomen, Kognitionen und gegenwärtigem Stress,
- Veränderung von negativen Kognitionen, Angstreaktionen, körperlichem Stress, Gesundheitsverhalten und weiteren belastenden Lebensbedingungen,
- Festigung des veränderten Umgangs mit sich selbst bei kontinuierlicher Bearbeitung von auftretenden Schwierigkeiten und Rückschlägen.

1c) Angsttagebuch und funktionale Bedingungsanalyse: *Angsttagebuch in tabellarischer Form* für die gesamte Therapie einführen.

1d) Exposition in vivo: Jeder Angstpatient trifft eine Entscheidung, *mit* welcher leichteren *Angstsituation* er sich *täglich ohne fremde Hilfe konfrontieren* wird, ganz gleich, ob Angst aufkommt oder nicht. Betonen, es besteht keine Gefahr, obgleich die Angstkonfrontation mühsam ist.

1e) Progressive Muskelentspannung (PME): Erläuterung der progressiven Muskelentspannung (PME) nach Jacobson, die sowohl der Entspannung als auch der Konzentrationslenkung in Angstsituationen dient.

1f) Hausaufgaben:

- Patienteninformationen über Angststörungen lesen
- jeden Tag einen kleinen Schritt Angstexposition im Alleingang vornehmen
- täglich schriftliche Beobachtung der Angst machen
- mindestens einmal täglich progressive Muskelentspannung, Teil 1, üben.

1g) Progressive Muskelentspannung, Teil 1: Hände und Arme.

1.1 Hinweise für Therapeuten

Die meisten Hinweise beziehen sich zwar auf das Gruppen-setting, sind aber auch hilfreich für die therapeutische Arbeit in Einzeltherapie.

1a) Persönliche Vorstellung: Angstpatienten sind in der Mehrzahl überpünktlich und kommen anfangs oft 15 bis 20 Minuten eher. Viele erscheinen in Begleitung. Fast alle bringen starke Schwellenangst mit, insbesondere solche Klienten, die zusätzlich unter sozialen Ängsten leiden (s. Anmerkung*). Deshalb sollte sich der Therapeut, den ja jeder Klient vom Erstgespräch her kennt, um eine angenehme Atmosphäre bemühen, in der jedes Gruppenmitglied warmherzig angesprochen wird. Gelegenheit gibt es reichlich, denn viele brauchen Unterstützung bei der Selbstdarstellung von Angstsymptomatik und Entwicklung. Die explorativen Fragen – in Anlehnung an die funktionale Bedingungsanalyse (Kanfer et al., 1996) mit Fokus auf die Selbsteinschätzung der Angst durch den Klienten – geben ihm dabei oft Halt. Sie sind rasch gestellt, da sie zunächst aus Scheu eher einsilbig beantwortet werden. Erleichternd kommt hinzu, daß der Therapeut durch das Vorgespräch bereits weitgehend im Bilde ist und ab und an mit einer bewußt suggestiv gestellten Frage aus der Reserve locken kann.

Parallel zu den einzelnen Patientenberichten kann der Therapeut an passenden Stellen auf besonders wichtige Charakteristika von Panik und Agoraphobie hinweisen, z. B. auf die kognitiv-emotionale, physiologische und motorische Ebene des Angsterlebens, oder auf die Bausteine der Verhaltensanalyse (vgl. Patienteninformationen, S. 78, 72).

Gleich im Anschluß an die Vorstellungsrunde werden die Teilnehmer gefragt, ob sie Angst erlebt haben bei der Selbstdarstellung. Die meisten geben es zu; manche berichten sogar von starkem Angsterleben. In der Regel war es ihnen nicht anzusehen. Abschließend wird die Aufmerksamkeit der Angstpatienten darauf gerichtet, womit ein Panikanfall beginnt – etwa mit Schwindel, Kopfdruck oder Herzrasen. Ab da werden sie wahrscheinlich besonders genau wahrnehmen.

Folgende Wirkungen können häufig nach der sehr wichtigen ersten Gruppensitzung beobachtet werden:

- Viele Schilderungen aus dem Rundlauf erleichtern Panikpatienten nachhaltig, weil sie erfahren, daß sie nicht alleine unter heftiger Angst leiden. (Patienten in Einzeltherapie kann der Therapeut die Ängste anderer Panik- und Agoraphobiepatienten schildern oder einschlägige Literatur mit Fallbeispielen empfehlen.) Offensichtlich führen Déjà-vu- und Aha-Erlebnisse bei den Gruppenmitgliedern zu einer spürbaren Entlastung vom Druck der panikartigen Angst, den viele von ihnen bis dahin für einzigartig gehalten hatten. Ähnlichkeiten in Angsterleben und -verlauf machen sie außerdem hellhörig für das vom Therapeuten unterstrichene Gemeinsame am Angsterleben. So haben z. B. die meisten Panik- und Agoraphobiepatienten nach den initialen, meist traumatisierenden Panikattacken quälende Erwartungsängste, weshalb sich viele von ihnen an Sicherheitssignale klammern: Beim einen muß ein Elternteil rufbereit zu Hause sein, sobald sie sich aus dem Haus wagen; der andere muß etwas zum Lutschen mit sich führen für den Fall einer Panikattacke; manch einer hält angstdämpfende Psychopharmaka bereit oder nimmt sie aus dem Stand ein.
- Menschen mit unbegründeten Ängsten sind zumeist davon überzeugt, daß andere ihnen die Angst anmerken, weshalb sie sich im nonchalanten Umgang gehandikapt fühlen. Zu ihrem größten Erstaunen konnten sie den anderen Angstpatienten die Angst jedoch nicht ansehen; sie hatten ihr Auftreten vielmehr als „ganz normal", wenn nicht sogar als ansprechend erlebt. Dadurch fällt es manchen wie Schuppen von den Augen, man könne ihnen die Angst vielleicht ebensowenig anmerken. Eigentlich seien sie talentierte Schauspieler, wird oft daraus gefolgert. So etwas entlastet ungemein und motiviert zur Mitarbeit.

1b) Therapeutisches Konzept: Knapp und verständlich werden Therapiekonzept und praktische Vorgehensweise nochmals erläutert – einen ersten Überblick bekamen die Patienten bereits im Erst-

* Anmerkung: Die meisten Klienten möchten in den Gruppengesprächen mit Vornamen und in Sie-Form angeredet werden. Vermutlich gibt das Verschweigen des Nachnamens dem einen oder anderen zu Beginn ein Gefühl von Anonymität und damit auch von Sicherheit. In den Einzelgesprächen hingegen schützt der Gebrauch des Nachnamens vor zu viel Nähe. Mit dieser Regelung waren die von uns behandelten Angstpatienten einverstanden. Vertrautheit und Wunsch nach mehr Nähe kommt bei den Angstpatienten häufig schon nach wenigen Gruppensitzungen auf. Garantiert macht jemand aus der Gruppe den Vorschlag, Adressen und Telefonnummern auszutauschen.

kontakt. Nach Bedarf und Interessenlage werden ergänzend Informationen über Angststörungen, Verhaltensanalyse und Behandlungsziele gegeben. Weiterführende Patienteninformationen werden angekündigt.

1c) Angsttagebuch und funktionale Bedingungsanalyse: Die Klienten lernen durch *Selbstbeobachtung* die 3 Angstebenen kennen. Sie werden in der 2. Sitzung ausführlich erläutert (Patienteninformationen, S. 78). Die psychiatrische Klassifikation der Angststörung ist den Klienten wahrscheinlich bereits bekannt; die meisten können sich jedoch darunter nur wenig vorstellen. Im Rahmen einer Wahrnehmungsschulung wird ihnen die Bedeutung der genauen Beobachtung von unerwünschtem Verhalten verdeutlicht, die eine funktionale Bedingungsanalyse erst möglich macht (Kanfer et al., 1996; Sulz, 1993). Ohne Bedingungsanalyse kann eine Zielanalyse und Therapieplanung nicht vorgenommen werden, denn ohne genaue Kenntnis der vorausgehenden Ereignisse sowie der auslösenden und aufrechterhaltenden Bedingungen des problematischen Verhaltens und seiner Folgeerscheinungen kann die Angst nicht gezielt und erfolgversprechend angegangen werden.

Hilfreich für die Analyse des problematischen Verhaltens „Angst" auf der Mikroebene ist das Kanfer'sche *S-O-R-K-C-Modell*. Ihm zufolge sind

S situative Merkmale, beispielsweise geht ein Patient mit Freunden in eine von ihm gefürchtete Situation, etwa in ein Restaurant; oder er nimmt sie gedanklich vorweg; oder er spürt unangenehme körperliche Empfindungen, wie Schwindel, Übelkeit, weiche Knie bzw. stellt sie sich vor.

O/E einmal körperliche Dispositionen, wie niedriger Blutdruck oder Schilddrüsenüberfunktion, die Panikreaktionen begünstigen (O), zum anderen personenspezifische Erwartungen, Einstellungen, Vorerfahrungen und Regeln (E), die bewußt oder unterschwellig handlungsleitend wirken, wie „Ich muß immer kerngesund, voll belastbar und zuverlässig sein", „Wenn ich nicht fit bin, hält man mich für schwach oder psychisch gestört".

R Verhaltensausprägungen auf der kognitiven Ebene („Gleich fall ich um", „Wenn ich Panik bekomme, sieht man es mir sofort an"), auf der physiologischen (Atemnot, Schwindel, Herzrasen, Benommenheit) und auf der motorischen Ebene (zittrige Beine, Verspannungen im Nacken, Drang wegzulaufen),

K Kontingenzen, mit denen das kritische Verhalten in der gleichen oder ähnlichen Weise immer wieder auftritt und dadurch habituiert bleibt,

C unmittelbare positive Folgen (durch das Verlassen des Lokals – totales Vermeiden – oder das Hinsetzen mit Rücken zu den anderen Gästen, damit sie bloß nicht durch Beobachten verunsichern können – partielles Meiden – geht die Angst zurück); negative Konsequenzen als unmittelbare Folgen (der Klient versäumt das gesellige Zusammensein mit den Freunden oder erlebt alles nur unter größter Anspannung) oder als Spätfolgen (die Angst wird stärker und es kommen Selbstwertprobleme und depressive Verstimmungen hinzu; allmählich werden grundsätzlich sämtliche Restaurantbesuche gemieden, womöglich auch noch andere öffentliche Auftritte und gesellige Freizeitunternehmungen. Die Freunde, die bis dahin vermutlich noch nichts bemerkt haben, wundern sich allmählich).

Angstpatienten haben ein großes Bedürfnis, die entstehenden und aufrechterhaltenden Bedingungen ihrer Angst kennenzulernen. Am liebsten wollen sie alles im Zusammenhang mit ihrem Angsterleben bis ins kleinste Detail erfahren, brauchen aber wiederholte Erläuterungen, weil Zweifel offensichtlich ihre Merkfähigkeit einschränken. Aus diesem Beweggrund sind sie überwiegend compliant bei der Angstbeobachtung. Für den Therapeuten ist es meist lehrreich, die *Selbsttheorie* der Patienten zur Entstehung und Bedeutung ihrer Störung in Erfahrung zu bringen. Er unterstützt sie bei der Vervollständigung der laufenden *Verhaltensanalysen* (vgl. Kap. 2 und Patienteninformationen, S. 71) und trägt zur Vertiefung der funktionalen Verhaltens- und Bedingungsanalyse bei.

Durch kontinuierliche Erhebung von stress- und problemrelevanten Informationen nehmen diagnostische Differenziertheit und Transparenz bei Therapeut und Klient zu. Mit dem wachsenden Verständnis für das Problemverhalten steigt auch gleichzeitig die Motivation des Klienten zum Angstabbau. Gemeinsam werden die spezifischen psychosozialen Ereignisse und Lebensumstände untersucht, die in einem kausalen Zusammenhang stehen mit dem ersten, in vielen Fällen traumatisierenden Panikanfall und der weiteren Angstentwicklung. Unter anderem wird überlegt, ob nicht vielleicht zum Zeitpunkt der initialen Angstzustände belastende körperliche Bedingungen vorgeherrscht haben, die zu den ersten heftigen physiologischen Reaktionen führten, wie z. B. Nachwirkungen einer schweren Operation, Kollapszustand bei Diabetes mellitus oder Beginn des Klimakteriums. Schließlich wird nach der spezifischen Funktion der Angst geforscht: Möglicherweise schützte Panik als Stressreaktion den Angstpatienten vor der Fortsetzung einer zu anstrengenden Tätigkeit, oder sie garantierte mehr Zuwendung von Nahestehenden, oder wurde zum Sprachrohr der eigenen Todesangst nach Todesfällen im persönlichen Umfeld (vgl. Patienteninformationen, S. 72).

Im weiteren therapeutischen Prozess kommt es zu diversen Wechselwirkungen zwischen Angstbeobachtung, Analyse des Verhaltens und Vorkommen von Angst. Bedingungsanalytisches Vorgehen führt bei den Patienten zu einer Versachlichung der Selbstbeobachtung ihrer Angst. Sie vergrößern damit spürbar ihren emotionalen Abstand zum Problemverhalten. Eine *kontinuierliche Angstbeobachtung* über den gesamten Therapieverlauf hinweg gibt den Angstpatienten zudem laufend feed-back über Fortschritte und Stagnationen bei der Angstbewältigung. Weil durch Selbstbeobachtung ständig Informationen über die Wirksamkeit von Selbstkontrollbemühungen eingeholt werden können, werden den Patienten Notwendigkeit und Nutzen aufgezeigt, ihre Angstzustände während der gesamten Therapie zu protokollieren (vgl. Angstbeobachtungsblatt, S. 72, und Anhang, S. 154). Außerdem zeigt die Erfahrung, daß bei vielen Klienten die systematische Angstbeobachtung bereits eine, wenn auch leichte, *angstreduzierende Wirkung* hat: Wahrscheinlich gehen Menschen bei gerichteter Aufmerksamkeit bereits unwillkürlich planvoller und vorsichtiger mit sich um. Schließlich und endlich erleichtert ihnen das Bemühen um sorgfältige Beobachtung und Objektivierung die Zieleinhaltung und Erfolgskontrolle.

1d) Exposition oder systematische Desensibilisierung in vivo: Die systematische Desensibilisierung wurde von Wolpe (1973) in den frühen 50er Jahren aus der experimentellen Psychologie heraus entwickelt. Durch Konfrontation mit der Angstsituation wird schrittweise eine Dekonditionierung der Angstreaktion bis zur Löschung herbeigeführt. Die Konfrontations- oder Expositionsbehandlung gehört zu den am meisten eingesetzten und wirkungsvollsten Angstbehandlungsverfahren (Angenendt et al., 1998; von Balkom et al., 1997; Burke et al., 1997; Ito et al., 1996; Kendall et al., 1997; Rachman, 1972). Sie ist leicht erlernbar und zeigt dauerhafte Wirkungen. Durch häufig wiederholte, individuell gestufte oder aber massierte Exposition gegenüber der konkreten (in vivo) Angststituation setzt sich die ängstliche Person mit ihr ganz aktiv auseinander. In der Folge kommt es zu einer Habituierung der Angstreaktion. Zu den theoretischen Mechanismen der Veränderung gehört neben der Löschung von Angsterleben auch die Veränderung der Informationsverarbeitung, die zu einer kognitiven Umstrukturierung und damit wiederum zu einer andersartigen emotionalen Verarbeitung führt (vgl. Reinecker, 1993).

Die Konfrontationsbehandlung ist bei *Agoraphobikern die* Behandlungsmethode der Wahl. Zusätzlich angebotene kognitive Therapie, bei der gelernt wird, dysfunktionale und automatisierte negative Kognitionen zu erkennen und zu verändern, soll nicht nennenswert zur therapeutischen Effizienz beitragen (Burke et al., 1997). Ohne kognitive Vorbereitung ist Konfrontation aber nicht möglich. Da außerdem die meisten Patienten mit *reiner Panikstörung* laut sozialepidemiologischen Studien zumindest leichte agoraphobische Ängste haben, ist für sie ein konfrontatives Vorgehen sicherlich ebenfalls hilfreich. Zumindest wirkt es sekundär präventiv einer Verschlimmerung des agoraphobischen Erlebens entgegen. Aus diesen Gründen nimmt die *Konfrontation* mit der Angstsituation oder dem Angsterleben eine *Schlüsselposition* im vorliegenden therapeutischen Leitfaden ein.

Es hat sich nach unseren Erfahrungen sehr gut bewährt, die Angstpatienten *sofort* um *Konfrontation in Selbstregulation* mit einer selbstgewählten, leichten Angstsituation, und sei sie noch so klein, zu bitten, denn die emotionale Erfahrung einer gelungenen Bewältigung überzeugt sie viel mehr als alle Erklärungen und Motivationsversuche des Therapeuten. In der 5. Sitzung (vgl. 5c, S. 106) wird nach einer Bilanz des bis dahin erreichten Fortschritts nochmals ausführlich auf sukzessive und massierte Exposition eingegangen. Die meisten Panik- und Agoraphobiepatienten bevorzugen beim Selbstmanagement nach unseren Erfahrungen ein Vorgehen in kleinen Schritten.

Schon der erste kleine Expositionsschritt sollte unbedingt *alleine* versucht werden. So gewöhnen sich die Angstpatienten von Anfang an, eigenständig Risikoverhalten zu zeigen. Damit es nicht gleich ein Panik-Fiasko gibt, wählt jeder Angstpatient zunächst einen *besonders kleinen Schritt*, den er sich alleine zutraut. Er übt ihn täglich bis zur nächsten Sitzung. Für besonders behinderte Agoraphobiker, die nicht mehr allein das Haus verlassen, kann der Gang zur Mülltonne auf den Hof, zur Garage oder wenigstens zum Briefkasten am Hauseingang gewählt werden. Weniger Behinderte trauen sich vielleicht eine Fahrstrecke mit dem eigenen Auto zu oder einen Soloeinkauf im Supermarkt.

Von außerordentlicher Bedeutung ist es, die *aufkommende Angst* bei der Exposition *auszuhalten*, ohne abzubrechen und davonzulaufen. Unter keinen Umständen soll die Angst das Verhalten der Angstpatienten weiterhin bestimmen. *Hauptziel* ist, aus *freiem Willen* zu entscheiden, was wünschenswert, notwendig und richtig zu tun ist. Das Diktat der Angst wird hiermit aufgekündigt.

Mittlerweile wissen viele Angstpatienten zumindest kognitiv bzw. vom Kopf her, wie unbegründet ihre panikartige Angst in Wirklichkeit ist. Manchmal kann sogar schon darüber gelacht werden. Alle Klienten willigen im allgemeinen in kleine Konfrontationsübungen ein. Die ersten Versuche gelingen auch. Hierbei spielt der Gruppendruck eine besonders förderliche Rolle. Ganz selten nur ist ein Angstpatient beim ersten Anlauf nicht ohne fremde Hilfe zur Konfrontation in der Lage. Schafft es ein Klient zwischen den nächsten Sitzungen partout nicht, die Konfrontation fortzusetzen, sollte differentialdiagnostisch nochmals gründlich gearbeitet werden. Im Falle einer Bestätigung der Angststörung als dominierender Diagnose kann im Notfall eine medikamentöse Abstützung als vorübergehende Hilfsmaßnahme in Erwägung gezogen und mit dem behandelnden Arzt abgesprochen werden.

1e) Progressive Muskelentspannung (PME): Die Gewöhnung an das Aushalten von Angst wird bei vielen Angstpatienten durch gleichzeitige Muskelentspannung erleichtert, wie die Gruppe um Öst (1987) in einer kontrollierten Studie belegen konnte. Von daher halten wir es für sinnvoll, alle Patienten mit diesem Entspannungsverfahren vertraut zu machen und es ihnen als Selbstkontrollverfahren anzubieten. Gegenüber dem autogenen Training haben erstaunlich viele Angstpatienten Vorbehalte entwickelt, wie aus vielen explorativen Gesprächen hervorgeht: Die meisten berichten von einem (meist einmaligen) abschreckenden Panikerleben während der Herzübung, woraufhin sie autogenes Training nicht weiter gemacht haben.

Starke emotionale Erregung geht mit Muskelverspannungen einher. Jacobson (1938) entwickelte bereits im Jahre 1906 sein fortschreitendes Muskelentspannungsverfahren. Das tragende Prinzip dabei ist dichotomes Erleben: Wird eine Muskelpartie kräftig angespannt, kann die Entspannung des Muskels anschließend sehr viel deutlicher wahrgenommen werden.

Wolpe (1973) nutzte die PME als wesentlichen Bestandteil der von ihm entwickelten *systematischen Desensitivierung in sensu*, bei der hierarchisiertes Angsterleben jeweils mit der antagonistischen Wirkung von Entspannung verknüpft wird (vgl. 5e, S. 109). Goldfried (1971) setzte die PME als *Selbstkontrollverfahren* bei Angstpatienten ein. Erste empirische Belege für die psychophysiologische Wirksamkeit der Muskelrelaxation erbrachten Barrios et al. (1979).

Öst (1987) hat in Erweiterung von Chiang-Liang et al. (1976, zitiert nach Öst) die angewandte Entspannung (applied relaxation) zu einem eigenständigen und wirkungsvollen Angstbewältigungsverfahren erweitert. Bei seiner Behandlung von Panik- und Agoraphobiepatienten erzielt er therapeutische Wirkungen, die fast so gut sind (65 % nach der Behandlung und sogar 82 % beim follow-up) wie die Behandlungsergebnisse von kognitiver Verhaltenstherapie (74 % post und 89 % bei follow-up) nach jeweils 12 wöchentlichen Sitzungen (Öst et al., 1995). In neueren Studien konnte mit konfrontativer und kognitiver Behandlung jedoch keine so hohe Erfolgsquote repliziert werden (Arntz et al., 1996). Nach Öst ist das Ziel nicht, die Angstreaktionen zu unterdrücken, sondern dem Patienten eine *Fertigkeit zur Angstbewältigung*, oder wie wir es bezeichnen, ein Hilfsmittel zur *Angstkontrolle durch Konzentrationslenkung* an die Hand zu geben, mit der er sich rasch entspannen kann, ohne von der Angst überwältigt zu werden. Dieses Ziel wird in 7 Etappen erreicht:

Angstkontrolle durch Konzentrationslenkung

1. Angstpatienten lernen zunächst einmal, die ersten hochkommenden Angstsymptome zu erkennen,
2. sie üben PME,
3. sie entspannen nur noch, ohne vorher Muskeln anzuspannen (release-only relaxation),
4. sie lernen, die Selbstinstruktion „entspann Dich“ mit dem körperlichen Zustand der Entspannung zu koppeln, während sie sich auf die Atmung konzentrieren (cue-controlled relaxation),
5. sie üben Entspannung in verschiedenen Situationen – am Schreibtisch, beim Autofahren etc. (differential relaxation),
6. sie gehen zur Kurzentspannung von 20 – 30 Sekunden über (rapid relaxation) und schließlich
7. sie entspannen im Stehen, Gehen usw. (application training).

Um zum Erfolg zu kommen, muß 10 – 12 Wochen lang mehrfach täglich geübt werden.

In vielen neueren Angstbehandlungsprogrammen (z. B. Margraf et al., 1990; Mathews et al., 1994) wird Angst nur kognitiv und konfrontativ bearbeitet. Nach unserer Erfahrung kann das Gros der Angstpatienten Entspannung besonders gut lernen. Aus diesem Grunde wurde die PME als fester Baustein im vorliegenden therapeutischen Leitfaden verankert.

Aufgeteilt in 4 Übungsteile wird gleich zum Schluß der ersten Sitzung damit begonnen und dem Patienten nahegelegt, täglich mindestens ein- bis zweimal zu üben. Die Mehrzahl der Angstpatienten berichten, es gehe ihnen morgens nach dem Aufstehen besonders schlecht, während sie sich abends wesentlich wohler fühlen. Für sie ist es deshalb leichter, am Nachmittag und abends vor dem Einschlafen zu üben. Bei erhöhtem Erregungspotential fällt die Konzentration auf Entspannungsübungen besonders schwer. Sobald hinreichend in ruhigeren Zeiten geübt wurde, kann PME erfolgversprechend in kritischen Momenten eingesetzt werden.

In Anlehnung an Östs 5. Etappe wird den Angstpatienten empfohlen, in unterschiedlichen Körperhaltungen zu üben, auch im Sitzen und im Stehen. Werden täglich PME-Übungen gemacht, lernen Angstpatienten von ganz alleine, sich in einem kurzen Zeitraum zu entspannen (rapid relaxation). Diese Kurzentspannung kann künftig in unterschiedlichen Situationen, bei jeder Art von negativem Erregungszustand und selbst bei anhaltender Schlaflosigkeit eingesetzt werden.

Es gibt noch einen weiteren Grund, weshalb es sinnvoll ist, PME einzuführen: Ohne großen Übungsaufwand können die meisten Angstpatienten einige Muskelpartien an- und entspannen, sobald die Panik beginnt – z. B. die Fäuste oder Oberschenkel. Mit dieser Methode der *Konzentrationslenkung* kommen sie aus ihrer passiven Dulder- und Duckerhaltung heraus und richten ihre Aufmerksamkeit aktiv von den Angstkognitionen weg auf Selbstinstruktionen für coping-Verhalten. Dadurch stellt sich bei ihnen der Eindruck ein, als hätten sie ein wenig *Kontrolle über* die *aufkommende Angst*. Zumindest lassen sie auf diese Weise die Angst nicht einfach leidend über sich ergehen. Außerdem trauen sich mit aktiver Konzentrationslenkung wesentlich mehr Patienten, insbesondere schwere Agoraphobiker, eher in gefürchtete Angstsituationen hinein. Konzentrationslenkung ist theoretisch nicht unumstritten, denn in der wissenschaftlich abgesicherten Angstliteratur (z. B. Fiegenbaum, 1990; Margraf et al., 1990; Mathews et al., 1997) wird betont, wie wichtig es für Angstpatienten ist, sich voll auf die Angst zu konzentrieren. Hier haben wir wieder ein Beispiel dafür, daß sich eine therapeutische Vorgehensweise in der klinischen Praxis als wirkungsvoll und nützlich erweist, obgleich sie theoretisch nicht genau zu erklären ist (Lazarus, 1997; vgl. 2f, S. 75).

Sobald die Panikattacke jedoch nach 30 Sekunden bis 1 ½ Minuten oder gar nach 5 Minuten (vgl. Margraf et al., 1990) ihren fulminanten Höhepunkt erreicht, ist auch bei sehr geübten Personen mit Entspannung und anderen Formen der Konzentrationslenkung wenig auszurichten – bestenfalls noch etwas mit intensiver sportlicher Betätigung (vgl. 6c, S. 112), wovor sich Panikpatienten aber zunächst fürchten. Nur zu Beginn des Angstanfalls gelingt es den Klienten im ersten Teil der Therapie, die Angst aufzufangen und zu kontrollieren. Weitere körperbezogene Angstkontrollmethoden, die von Angstpatienten leicht gelernt und gerne eingesetzt werden, sind Bauchatmung (vgl. 2e, S. 75) und progressive Muskelentspannung.

Nach unserem Eindruck lernen Panik- und Agoraphobiepatienten *leichter PME als autogenes Training*, weshalb letzteres von uns nicht mehr angeboten wird. Aufgrund der hypersensiblen interozeptiven Wahrnehmung beachten panikanfällige Personen offensichtlich physiologischen Empfindungen beim autogenen Training weit mehr als nicht-ängstliche Personen, an erster Stelle, wie erwähnt, ihre Herztätigkeit. Einige meinen, sie hätten sich beim Versuch, autogenes Training zu lernen, ausgeliefert gefühlt. Im Vergleich zum autogenen Training schätzen sie an der PME vor allem die Möglichkeit, motorisch aktiv zu sein. In die Muskelanspannung legen manche Angstpatienten besonders viel Kraft, als könnten sie auf diese Weise ihre Angstkognitionen leichter bezwingen. Schließlich gibt es noch einen arbeitsökonomischen Gesichtspunkt, der für den Einsatz von PME spricht: Während PME auch in Selbsthilfe zu lernen ist, muß autogenes Training in zahlreichen Übungssitzungen moderiert werden. Nach der 4. Sitzung wird den Panik- und Agoraphobiepatienten eine Anleitung zur PME in Selbsthilfe (siehe Anhang, S. 150) ausgehändigt.

1f) Hausaufgaben: Die Panik- und Agoraphobieneigung ist habituiert, festgefahren und rigide. Gespräche, Analysen und Einsichten alleine garantieren noch keine Veränderung. Nur wer regelmäßig versucht, seine Angst zu bewältigen, wird einen Therapieerfolg erzielen. Infolgedessen kommt eine Angstbehandlung nicht ohne systematisch aufgebaute Selbsthilfeübungen als Hausaufgaben aus (Burns, 1993). Sind Angstklienten im Hinblick auf Hausaufgaben einsichtig, stark motiviert und besonders compliant, dann ist die Prognose für den Ausgang der Therapie recht günstig. Der Therapeut kann den Angstpatienten die Mitarbeit erleichtern, indem er gewissenhaft informiert, die Anweisungen verständlich formuliert, die einzelnen Gruppenmitglieder möglichst nicht mißversteht, überfordert, kritisiert oder negativ bewertet, sondern ihr Bemühen hervorhebt und sozial verstärkt.

Die Mehrzahl der Angstpatienten sind zu motivieren, ihre Übungen bereitwillig zu machen. Gründe für nicht ausreichende Mitarbeit werden in Einzelgesprächen analysiert. Tun sich manche Klienten schwer beim Angstabbau, wird bei genauerem Hinsehen oft deutlich, daß sie auch in anderen Lebensbereichen vergleichbare Probleme haben, dort, wo Aktivität, Risikofreude und Durchhaltevermögen geboten ist.

Am Ende der ersten Gruppensitzung wird ein Papier über das Angst- und Stressmodell ausgehändigt mit der Bitte, es bis zum nächsten Mal zu lesen. Da weitere Informationsmaterialien folgen, sollen sie ein Ringbuch als Angst-Reader bereithalten.

1g) PME, Teil 1: Klienten in Einzeltherapie kann der technische Ablauf der PME erläutert und eine Anleitung (siehe Anhang, S. 150) zum Erlernen in Selbsthilfe mit auf den Weg gegeben werden. Gruppensitzungen werden wunderbar abgerundet mit einer Entspannungsübung am Ende der Doppelstunde. Anschließend sollten die Angstpatienten jedoch stets Gelegenheit haben zu einem kurzen Erfahrungs- und Auswertungsgespäch. Manchmal nämlich reagiert ein Angstpatient in paradoxer Weise mit Unruhe während der Entspannungsübung. In so einem Fall wird gemeinsam überlegt, ob der Angstpatient die beängstigende Situation als interozeptive Expositionsübung nutzt und sich dabei bewußt solange den unangenehmen physiologischen Reizen aussetzt, bis die Unruhe nachläßt. Die meisten Betroffenen können sich recht schön an die Ruhigstellung gewöhnen. Kleinigkeiten erleichtern es ihnen, wie z.B. die Augen offen halten usw.

1.2 Patienteninformationen

Normale Angst

Wir erschrecken alle, wenn uns jemand unerwartet vors Auto läuft. Jeder gerät bisweilen in eine gefährliche Situation, in der er von einer fremden Person oder von einem Unwetter bedroht wird. Somit ist auch jedem das Gefühl der Angst vertraut, das mit Herzrasen, Engegefühl in der Brust, Kloßgefühl im Hals, Schweißausbruch und starker Unruhe einher geht. Angst ist eine lebenswichtige Alarmreaktion im menschlichen Warnsystem: Blitzschnell rüstet sie uns für Fluchtverhalten oder Kampf.

Es gibt eine Reihe von Ängsten, die von den meisten Menschen im Kleinkindalter während der Entwicklung durchlaufen werden, z. B. die Angst vor Hunden zwischen dem ersten und dem zweiten Lebensjahr oder die Angst vor der Dunkelheit im Anschluß daran. Bei freundlicher Ermutigung durch die Eltern und durch behutsames Heranführen an die Angstsituation werden wir mit ihr vertraut und verlernen langsam unsere *unbegründete Angst*. Die Bereitschaft, Angst zu lernen oder wieder zu verlernen, ist individuell ganz unterschiedlich. Manche Menschen sind anfälliger dafür. Das Ausmaß der Angst und der Umgang mit ihr wird weitgehend durch Erziehung und durch das Vorbildverhalten unserer wichtigsten Bezugspersonen modelliert. In der Regel sind es die Eltern. In manchen Familien kommen Ängste kaum vor, in anderen dagegen gehäuft.

Wir können eigentlich vor allem Angst bekommen. Wichtig ist nicht nur, wie wir die gefährliche Situation einschätzen, sondern auch wie wir das Vorhandensein und die Wirkung unserer eigenen Rettungsmöglichkeiten beurteilen. Wovor wir Angst haben, hängt von unserem mitmenschlichen und kulturellen Umfeld ab. In Notsituationen, wie Kriegs- und Nachkriegszeiten, kommt es z. B. kaum zu unbegründeten Angstreaktionen. In Friedens- und Wohlstandszeiten ist dies völlig anders.

Angst vor Gefahr ist eine *lebensnotwendige, biologisch vorbereitete Reaktion* beim Menschen und höher entwickelten Tier. Sie gehört zu den Grundgefühlen – andere sind Wut, Freude und Trauer. Angst ohne erkennbare Gefahr, wie etwa im Kino oder beim Kirchbesuch, ist sicherlich unangemessen, obwohl sie heute für viele Menschen zum Problem geworden ist. Angst*reaktionen*, ob mit oder ohne Grund, sind sehr ähnlich: Die Angst in der ungefährlichen Angstsituation unterscheidet sich nicht von dem Angstgefühl in einer wirklichen Gefahrensituation.

Was bewirkt Angst? Der Mensch wird durch das *Alarmzeichen* Angst innerhalb von Sekunden auf *Höchstleistung* getrimmt! Der eine ergreift blitzschnell die Flucht und läuft, was er kann, um der (vermeintlichen) Gefahr zu entkommen, während der andere mutig zum Angriff übergeht. Ausgesprochen selten erstarrt der Mensch in einer Angstsituation wie das Kaninchen vor dem Hund und ist völlig handlungsunfähig. Bei echter Gefahr verhalten wir uns gewöhnlich angemessen und treffsicher, ohne viel darüber nachzudenken. Wir weichen einem fallenden Gegenstand aus, der uns schneidet, und springen beiseite, wenn uns ein Wagen zu nahe kommt.

Unbegründete Angst und Panikzustände sind in heutiger Zeit zum großen Problem geworden. Sie sind sehr verbreitet und können so heftig werden, daß Betroffene aufgrund der Befürchtung weiterer Panikanfälle immer mehr Angstsituationen meiden. Damit müssen sie sich in ihrer Lebensführung erheblich einschränken und entwickeln immer größeren Leidensdruck. Im folgenden werden häufig vorkommende Angststörungen vorgestellt: Panikanfälle, Panikstörung und Agoraphobie.

Angststörungen

Panikattacken: Erlebt jemand einen heftigen Unruhezustand, wie den folgenden, der von einer Angstpatientin berichtet wurde, sprechen wir von einem Panikanfall:

> „Ich kriege wackelige Beine, Schweißausbrüche, innere Unruhe, Herzrasen und Benommenheit im Kopf, als hätte ich etwas getrunken. Wärmegefühl kommt auf, mir wird übel, es dreht sich mir der Magen um, meine Hände zittern, ich bekomme Stuhldrang, meine Zehen sind wie abgelöst und gefühllos. Ich habe Angst, ohnmächtig zu werden: Was denken dann die Leute von mir. Keiner kümmert sich um mich, wenn ich da liege. Ich könnte durchdrehen."

Die diagnostischen Kriterien für psychische Störungen, also auch für Angststörungen, wurden 1991 von der Weltgesundheitsorganisation (Internationale Klassifikation psychischer Störungen – ICD-10) und 1994 von der amerikanischen Gesellschaft für Psychiatrie (diagnostisches und statistisches Manual psychischer Störungen – DSM-IV) festgelegt. Ihnen zufolge wird dann eine „Panikattacke" diagnostiziert, sobald mindestens 4 der nachfolgenden 13 Symptome plötzlich innerhalb von 10 Minuten auftreten. Erstaunlicherweise sind die meisten Symptome einer solchen abgrenzbaren Episode heftigster Angst und Unbehagens *körperlich-physiologischer* Natur:

1. Atemnot und Beklemmungsgefühle
2. Erstickungsgefühle
3. Schwindel, Benommenheit und Ohnmachtsnähe
4. Herzrasen, Herzstolpern
5. Schwitzen
6. Hitzewallungen und/oder Kälteschauer
7. Übelkeit, Brechreiz und das Gefühl, Durchfall zu bekommen
8. Kribbeln und Taubheit in Teilen des Körpers
9. Schmerzen, Engegefühl oder Unwohlsein in der Brust

Des weiteren kommen Störungen der Muskelbewegungen oder *motorische Beschwerden* vor:

10. Zittern und Beben des gesamten Körpers, oder nur der Stimme, Hände oder Beine

Zum Panikerleben gehören auch angstbesetzte Gedanken, Vorstellungen, Fantasien und negative Bewertungen, die entsprechend unangenehme, negative Gefühle hervorrufen. Sie werden *kognitiv-emotionale Symptome* genannt:

11. Unwirklichkeits- und Entfremdungsgefühle, bei denen Dinge wie entfernt erscheinen oder Teile des Körpers wie losgelöst erlebt werden (Die Zehen der Frau mit dem Panikanfall waren „wie abgelöst")
12. Angst oder Befürchtung, zu sterben
13. Angst oder Befürchtung, verrückt zu werden.

Die am häufigsten hinter diesen Angstanfällen stehenden Angstthemen sind die Sorge, eine schwere Krankheit zu bekommen oder zu sterben, verrückt zu werden oder die Kontrolle über sich zu verlieren.

Von *Panikstörung* sprechen wir,

- sobald unerwartete Panikattacken immer wiederkehren, ohne daß eine lebensbedrohliche Situation oder eine körperliche Krankheit vorliegt, und
- wenn auf einen der Panikanfälle mindestens ein Monat anhaltende Besorgnis vor weiteren Angstanfällen, Sorgen über Bedeutung und Folgen der Attacken oder Erwartungsangst bzw. „Angst vor der Angst"-Gedanken folgten.

Die meisten Panikstörungen entstehen nach einem oder mehreren heftigen, traumatisierenden Angstanfällen; ein schleichender Beginn ist eher selten.

Agoraphobie ist die Angst vor Situationen, die in Wirklichkeit nicht gefährlich sind und dennoch gemieden werden. Genauer gesagt, bezieht sich die Angst des Agoraphobikers auf das Auftreten panikähnlicher Symptome, weshalb er die gefürchteten Situationen – Kaufhäuser, Innenstädte, Reisen – vermeidet: „Ich könnte einen Panikanfall bekommen". Das *Vermeiden* ist das entscheidende Symptom der Agoraphobie. Das Meiden von Angstsituationen von vornherein oder die Flucht aus solchen Situationen beendet zwar sofort die panikartige Angst, aber nur für den Moment. Langfristig wird der Betroffene daran gehindert, die Erfahrung zu machen, daß seine Angstsituationen gar nicht gefährlich sind und seine panische Angst in Wirklichkeit völlig unbegründet ist. Vom Erleben her ist die Angstreaktion aber ganz fürchterlich.

Durch das Vermeiden der Angstsituation wird die Angst stabilisiert, wenn nicht sogar verstärkt. Oft kommt es zu ernsthaften Behinderungen: Einige agoraphobische Patienten können nicht mehr alleine einkaufen gehen oder mit öffentlichen Verkehrsmitteln fahren, manche verlassen nicht einmal mehr das Haus ohne Begleitung. Und nicht wenige werden berufsunfähig aufgrund der Angst.

Panikstörung und Agoraphobie treten oft gemeinsam auf (vgl. Kasten, S. 70). Nur selten kommt Panikstörung in reiner Form, also völlig unerwartet und unabhängig von bestimmten unangenehmen Situationen vor. Die meisten Panikpatienten meiden außerdem mindestens einige wenige Angstsituationen.

Verhaltenstherapie ist Anleitung zur Selbsthilfe

So, wie Sie die Angst gelernt haben, können Sie sie auch wieder verlernen. Voraussetzung ist jedoch eine kontinuierliche Mitarbeit und viel Geduld mit sich, denn der Angstabbau zieht sich über Monate hin. Ein Sicherheitsgefühl Ihrem Körper gegenüber werden Sie wohl erst wieder nach 1 – 2 Jahren, eher nach 2 Jahren, bekommen, denn Gefühle sind träge und verändern sich nur schwer-

Eigenschaften von Angst

- Panikartige und agoraphobische Ängste sind die *häufigsten psychischen Störungen bei Frauen und die zweithäufigsten bei Männern* nach den Suchterkrankungen.

- Angststörungen sind eine Variante von *Stressreaktionen*.

- Wie jedes Gefühl, so hat auch das *Angstgefühl* verschiedene Erlebnisebenen, eine
  - *kognitive Ebene* (Gedanken, Vorstellungen, Fantasien),
  - *physiologische Ebene* (Herzklopfen, Atemnot, Schwindel) und eine
  - *motorische Ebene* (Anspannung, Zittern der Hände, der Stimme oder des ganzen Körpers).

- 75 % der Symptome bei einem Angstgefühl sind körperlich-physiologischer Art (Herzklopfen, Atemnot, Schwindel etc.).

- Folgende Angstprinzipien wirken verhängnisvoll, indem sie die Angst heftiger werden lassen:
  - Die Sorge, es könnte ein Angstanfall kommen, führt zu „Angst-vor-der-Angst-Gedanken", Befürchtungen oder Erwartungsangst. *In der Regel sind Befürchtungen noch wesentlich peinigender als das Angsterleben in der wirklichen Angstsituation.*
  - *Erwartungsangst begünstigt Meideverhalten; Meiden hält jedoch die Angst aufrecht und verschlimmert sie sogar oft.*

- Das furchterregende und problematische Thema hinter der Angst ist den Angstpatienten meist nicht bewußt. Aus Angst wollen sie sich auch oft nicht damit auseinandersetzen. Wie ist das denn bei Ihnen? Auf die Frage, „Was könnte denn passieren, wenn ich tatsächlich ohnmächtig werde? oder die Kontrolle verliere?" fällt Ihnen die Antwort vielleicht leichter. Über diesen Weg finden Sie leichter Zugang zu Ihrem Angstthema. Die am häufigsten genannten *Angstthemen* sind
  - Angst vor *Ohnmacht*, oft in Verbindung mit
  - Angst vor schwerer Krankheit, die zu *Herz- oder Erstickungstod* führen kann
  - Angst vor *Kontrollverlust* über den Körper oder über die eigene geistige Zurechnungsfähigkeit.

- Den meisten Angstpatienten ist das *Vertrauen in ihren Körper verloren* gegangen, obwohl wiederholte gründliche medizinische Untersuchungen, vor allem Belastungs-EKGs, keinerlei krankhaften Befund ergeben haben.

fällig. (Das ist vielleicht auch gut so, denn dadurch werden wir nicht so leicht Opfer von Hirnwäsche!)

Im Rahmen der hier vorgestellten Verhaltenstherapie werden Sie darin geschult, Ihre Ängste selbständig abzubauen, um wieder ein freies Leben führen zu können – ohne Diktat der Angst und ohne Behinderung. Die therapeutische Arbeit konzentriert sich auf folgende *therapeutische Bereiche*:

1. Durch psychologische und medizinische Schulung erhalten Sie eine genauere Vorstellung von Entstehung, Verlauf und Behandlung Ihrer panikartigen Ängste und Stressreaktionen.
2. Negative Kognitionen über Panikanfälle spielen sich im Kopf ab, rufen Angstgefühle hervor und steuern das Angstgeschehen. Aus diesem Grunde ist die Veränderung der negativen Kognitionen ein wichtiges Mittel zur Abschwächung der Angst.
3. Die Paniktherapieforschung zeigt, daß vor allem wiederholtes Hineingehen in die Angstsitu-ation, sich der Angst stellen, also Konfrontation mit der Angst und ihren Symptomen, angstlindernd wirkt. Folglich ist die Konfrontation ein besonders wichtiger Baustein der Therapie.
4. Leib und Seele beeinflussen sich über ein Netzwerk biochemischer Kommunikationswege. Deshalb sind Körperarbeit und Gesundheitsverhalten weitere wesentliche Bestandteile der Therapie.
5. Im Verlaufe der Einzeltherapie lernt der Angstpatient viel vom Therapeuten, der Einfühlungs-

vermögen zeigt, Informationen gibt, ermutigt und als Modell angstfreies Verhalten vorlebt. – In einer Gruppe gleich Betroffener ist das gegenseitige Verständnis außerordentlich groß und die Gruppenteilnehmer können noch mehr voneinander lernen.

Aus diesem therapeutischen Gerüst ergeben sich folgende praktische Vorgehensweisen für eine Angstbehandlung, die Sie sogar eigenständig durchführen könnten (*therapeutisches Konzept*):

- Beobachtung von kognitiven, physiologischen und motorischen Symptomen der Angst, dem Panikverlauf sowie Ihrer gegenwärtigen Belastungen
- Veränderung von angst-begünstigenden Kognitionen
- Hineingehen in die Angstsituation, sich ihr stellen, anstatt sie zu meiden
- Einüben von Möglichkeiten zur Angstkontrolle, die Sie kennenlernen werden
- Bewältigung von belastenden Lebensproblemen und Alltagsstress
- Stärkung des Gesundheitsverhaltens
- Zukunftsplanung
- Festigung des veränderten Umgangs mit sich selbst und Überlegungen zur Vorbeugung gegen Rückschläge.

Ihre Ängste können nur Sie alleine abarbeiten. Das erfordert Mut. Sie kommen gut voran, wenn Sie zwischen den Einzel- oder Gruppensitzungen Ihre Angstübungen regelmäßig und gewissenhaft durchführen.

Angstbeobachtung und Verhaltensanalyse

Beginnen wir mit der Angstbeobachtung als Voraussetzung für eine diagnostische Einschätzung. Um die panikartige Angst sorgfältig aufzeichnen zu können, richten Sie bitte Ihre Aufmerksamkeit darauf,

- wie oft und wie lange Angst auftritt, zu welcher Tageszeit und in was für einer Situation
- wie sie ausgelöst wird, entweder
- kognitiv (durch einen Gedanken an Angst),
- physiologisch (durch eine körperliche Beschwerde) oder
- motorisch (entweder durch Verspannungen, Krämpfe, Zittern oder durch das Hineingehen in eine Angstsituation)
- wie heftig sie von Ihnen erlebt wird
- welche negativen Gedanken dabei auftreten (es sind meist immer wieder dieselben) und
- was machen Sie daraufhin, entweder Kampf oder Flucht, sich Durchbeißen oder Meiden.

Die *schriftliche Beobachtung* wird besser am Ende eines Tages oder in einem anderen ruhigen Moment vorgenommen, nicht während einer Panikattacke oder unmittelbar danach. Die Aufzeichnung in Tabellenform ist zeitsparend und übersichtlich:

Angstbeobachtungsblatt (siehe S. 72)

Das *Datum* läßt erkennen, an wievielen Tagen Sie angstfrei waren.

Aus der Spalte „Uhrzeit" lassen sich jeweils die *Dauer* einer Panikattacke ablesen und die Tagesschwankung der Angst erkennen.

Aus der Spalte *Situation* geht die Art und Anzahl der verschiedenen Angstsituationen hervor.

Die *Intensität* wird auf einer Skala von 1 (Angst ist schwach) bis 10 (panikartige Angst) skaliert und gibt Auskunft über die Heftigkeit Ihres Angstanfalls. Während eine Angst der Stufe 1 – 4 noch ganz gut ausgehalten werden kann, ist die Angst der Stufe 5 – 8 bereits sehr unangenehm und bei Stufe 9 – 10 erleben Sie wahrscheinlich den absoluten Horror. Schreiben Sie die zutreffende Zahl in die Spalte.

Aufschlußreich dürften für Sie die *Auslöser* Ihrer panikartigen Ängste sein. Bei manchen Angstpatienten sind es überwiegend physiologische, bei anderen häufiger kognitive Auslöser. Motorische Auslöser werden seltener genannt, wahrscheinlich weil sie weniger wahrgenommen werden. Manche Panikpatienten schildern jedoch Verkrampfungen der Kopfhaut oder des Magens, die manchmal sogar schmerzhaft sind und einen Panikanfall auslösen können. Oder sie haben an manchen Tagen schon am Morgen unangenehme Spannungszustände, die dann im Laufe eines als „schlecht" bewerteten Tages leichter einen Panikanfall auslösen. Kognitionen, vor allem negative Bewertungen, spielen vermutlich bewußt oder unterschwellig eine Rolle dabei.

Es gibt noch einen weiteren Vorteil der Konzentration auf die auslösenden Bedingungen. Wenn Sie das Augenmerk auf die beim Panikanfall *zu-*

Datum	**Dauer** Uhrzeit von – bis	**Situation** **S**	**Auslöser** **k**ognitiv **p**hysiol. **m**otor.	**erste 4 Panik-symp-tome** **R**	**Intensität** 1 – 10 schwach bis Panik **R**	**negative Gedanken** wort-wörtlich R	**Was folgt? Was machen Sie?** **C**
22.5.00	9.35–9.45	Einkaufen im Supermarkt	**p:** Engegefühl in der Brust	Engegefühl, Schwindel, Herzrasen, Zittern der Beine	7–8	„Du kippst gleich um.“ „Keiner hilft dir.“	Ich lasse den Wagen stehen und laufe aus dem Laden.

erst auftretenden 4 Paniksymptome richten, sensibilisieren Sie Ihre Wahrnehmung allmählich für den Beginn eines Angstanfalls. Die möglichst frühzeitige Wahrnehmung des Beginns von Panik ist von erheblicher Bedeutung. Sie können daraufhin sofort mit Angstkontrolle, die Sie noch lernen werden, beginnen.

Alle Angstpatienten hegen eine Reihe *negativer Gedanken,* meist in schrecklich verzerrter Form. Auf Befragen hin wissen sie oft nicht um das Ausmaß ihrer Katastrophengedanken und können sie auch nicht dem Wortlaut nach beschreiben, so wie sie tatsächlich spontan bei einem Panikanfall aufkommen. Was Sie wahrscheinlich noch nicht wußten: Mit diesen negativen Kognitionen üben Sie großen Einfluß auf sich aus, indem Sie sich Katastrophen suggerieren, an die Sie in solchen Momenten dann auch wirklich glauben. Um diese schädlichen Angstgedanken künftig verändern zu können, ist es notwendig, sie erst einmal durch wortwörtliches Protokollieren kennenzulernen.

Schließlich ist es ausgesprochen lohnenswert, die Folgen oder *Konsequenzen* Ihres Panikerlebens festzuhalten: Meiden Sie aus Angst vor einem Panikanfall die Angstsituation total, gehen Sie hinein und sitzen z. B. im Kino fluchtbereit in der Nähe des Ausgangs, oder kehren Sie auf der Straße dann sofort um, sobald Ihnen schwindelig wird und Sie wackelige Beine bekommen? Meiden ist verhängnisvoll, wie Sie nun wissen, denn es hält Ihre phobische Angst aufrecht.

Mit der Angstbeobachtung verfolgen Sie auch den chronologischen Ablauf Ihrer Panikanfälle auf der Mikroebene. Sie haben viel über Ihre Angst erfahren und können nun eine *Verhaltensanalyse* der Angst vornehmen:

- Sie kennen Ihre Angstsituationen inzwischen besser (siehe Angstbeobachtungsblatt),
- Ihre besonderen Angstauslöser (kognitiv, physiologisch oder motorisch),
- Ihre Angstreaktion (alle 3 R) mit den besonders quälenden Paniksymptomen und ihrer jeweiligen Intensität und schließlich
- die Konsequenzen (C) Ihrer Angst. Denken Sie doch darüber nach, was nach den unmittelbaren Folgen, wie z. B. die Angstsituation fluchtartig verlassen, noch alles in Abhängigkeit von Ihrer Angst geschieht: Sie meiden künftig Angstsituationen noch häufiger, ziehen sich von Ihren gewohnten Aktivitäten, z. B. dem Sport, zurück, um sich zu schonen, und schränken damit Ihren Erlebnishorizont genauso ein, wie Sie sich und Ihren Körper unterfordern. Vielleicht sind Sie am Ende gar angewiesen auf Rücksichtnahme und Hilfe, können nicht mehr Ihrer Arbeit nachgehen, werden deshalb von Freunden mit peinlichen Fragen bedrängelt und entwickeln deshalb mehr und mehr depressive Verstimmungen.

Mit Hilfe einer solchen Verhaltensanalyse können Sie leichter Ziele formulieren, die Sie mit der Therapie erreichen wollen. Welche *Zielvorstellungen* haben Sie? Besprechen Sie Ihre Wunschziele mit Ihrer Therapeutin/Ihrem Therapeuten.

Der Therapieerfolg hängt *vor allem* von Ihrer *Mitarbeit* ab: Die eigenständig durchgeführten Übungen zwischen den Gesprächen sind wichtigster Bestandteil der Therapie. Keine Sorge: Schwierigkeiten und Rückschläge werden in den Einzelgesprächen intensiv bearbeitet.

2 Zweite Übungseinheit

Überblick über die zweite Übungseinheit

2a) Erfahrungsaustausch: Zu Beginn jeder Sitzung Raum lassen für Fragen, Bemerkungen, Rückkopplungen, Hinweise und vor allem emotionale Reaktionen der Klienten.

2b) Bericht über Konfrontationserfahrungen: Panikattacken und erste kleine *Konfrontationserfahrungen* der Angstpatienten seit dem letzten Kontakt unter Berücksichtigung der Aufzeichnungen im Angsttagebuch besprechen. Explorative Hilfen (s. 1a, S. 61) geben, damit die Angstpatienten ein Gespür für die Verhaltensanalyse bekommen. Angstsituationen hierarchisieren lassen.

2c) Erweitertes Angstmodell: Vorstellung des *erweiterten Angstmodells* vor einem verhaltensmedizinischen Hintergrund.

2d) Übung in willkürlichem Hyperventilieren: Zusammen *willkürlich hyperventilieren* (Therapeut auch!). Aufgrund der Sauerstoff-Kohlendioxyd-Unausgewogenheit werden physiologische Beschwerden provoziert, die den Angstsymptomen der Teilnehmer ein wenig ähneln. Die Rückbildung der hervorgerufenen physiologischen Symptome beobachten und verbalisieren, Wirkmechanismen erläutern und auf die Neigung der Klienten zu katastrophisierenden Fehlinterpretationen hinweisen.

2e) Bauchatmung als Hilfsmittel zur Korrektur oder Verhinderung von Hyperventilieren einüben.

2f) Konzentrationslenkung während der Angstanstiegsphase: Erläuterung dieser coping-Strategie zur Anwendung innerhalb der ersten 30 Sekunden bis 1 ½ Minuten eines Panikanfalls. Damit läßt sich die Wucht der Panik auffangen und der Mut des Klienten steigern, alleine in die Angstsituation hineinzugehen. Geeignet sind kognitive und körperbezogene Aktivitäten, wie Bauchatmung, Zeitungslektüre, Muskelübungen usw.

2g) Medikamentenwirkung: Hinweise auf Medikamentenwirkungen.

2h) Hausaufgaben:

- Informationen über Angstmodell, Teufelskreis der Angst, Einfluß von Stressoren sowie Hyperventilation und Medikamente zur Vertiefung lesen
- Angsttagebuch fortsetzen; dabei insbesondere auf 1. die individuelle Dauer des Angstanstiegs und 2. typische Fehlinterpretationen achten
- PME Teil 1 und 2 üben.

2i) Progressive Muskelentspannung, Teil 2: Gesicht, Hals, Schultern, oberer Rücken.

2.1 Hinweise für Therapeuten

2a) Erfahrungsaustausch: In der *Aufwärmphase* kann sich der Therapeut danach erkundigen,

- ob bei den Klienten diesmal der Erwartungsdruck vor der Einzel-/Gruppensitzung geringer war. Er weist darauf hin, daß bei manchen der Eingewöhnungsprozeß etwas dauert.
- wer *Schwierigkeiten* hatte mit den Anweisungen oder damit, die *Hausaufgaben* überhaupt *in Angriff zu nehmen*. Die meisten kommen in der Regel gut zurecht. In der Gruppe zeigt sich, daß einige infolge kleiner Fortschritte schon deutlich optimistischer sind. Mit ihrem Optimismus beeinflussen sie manchen Zauderer.

2b) Bericht über Konfrontationserfahrungen: In einem Rundlauf berichten die Angstpatienten von ihren Konfrontationserfahrungen und den Panikattacken der vergangenen 14 Tage bzw. seit dem letzten Gespräch. Der Therapeut achtet darauf, daß alle zum Zuge kommen. Mit explorativen Fragen führt er die Klienten zu der Wahrnehmung von auslösenden und situativen Bedingungen panikartiger und agoraphobischer Ängste. Er empfiehlt, die Angstsituationen nach der Einschätzung ihres *Schwierigkeitsgrades im Hinblick auf Bewältigung* zu *hierarchisieren* und sich in nächster Zeit mit den leichteren Situationen zu konfrontieren.

In der Regel sind die angestrebten kleinen Expositionsschritte gelungen, worüber die Freude groß ist. Die Reaktionen von Gruppenmitgliedern und Therapeut haben wichtige sozial verstärkende Wirkung. Falls ein Klient nur einen Teil oder gar nichts in Angriff nehmen konnte, wird nach den Gründen gesucht und mit ihm nach geeigneteren Konfrontationsschritten Ausschau gehalten. Manchmal war ein Infekt dazwischengekommen, eine besondere Belastung oder die Courage hatte nachgelassen.

Angstpatienten, die sehr *lange* und *stark* unter *Agoraphobie* leiden – 10, 20 Jahre oder länger – machen die allerersten Angstbewältigungsschritte meist recht forsch mit: Sie gehen zur Bude an der Ecke, fahren sogar wieder mit dem Auto um den Block, trauen sich dann aber plötzlich wochen- und monatelang nicht, ihren Bewegungsradius zu erweitern.

Bei solchen Patienten erscheint es uns wichtig, darauf hinzuweisen, nicht vorschnell die Flügel hängen zu lassen oder eine Persönlichkeitsstörung in Erwägung zu ziehen, die einem die therapeutische Motivation schmälert. Zugegeben, es ist für den Therapeuten nicht leicht, die Befürchtungen des Klienten durch wiederholt gutes Zureden aufzulösen. Oftmals helfen Gruppenmitglieder, solche Personen gemeinsam mit dem Therapeuten zu motivieren, wenn nicht sogar regelrecht zu coachen. Es ist auch schon vorgekommen, daß sich ein Gruppenmitglied oder aber ein Angehöriger angeboten hat, unter fachgerechter Anleitung den exzessiven Meider in verschiedene Angstsituationen hinein zu begleiten. In schwierigen Fällen ist eine vorübergehende Begleitung durch eine vertrauenswürdige Person hilfreich. Meist geht es jedoch auch ohne Begleitung.

Natürlich steht dem Therapeuten nichts im Wege, mit dem Angstpatienten zusammen systematische Desensibilisierung in vivo zu üben. Wir begleiten Patienten aber fast nicht mehr, sondern betonen Selbstmanagement ganz konsequent, damit der Klient nicht erst in eine weitere Personenabhängigkeit gerät, aus der er sich dann wieder mühsam lösen muß.

In *ausgesprochenen Härtefällen* ist es manchmal sinnvoller, in Abstimmung mit dem Arzt zur Abstützung eine vorübergehende Medikamentierung mit einem Antidepressivum zu wählen, als den Patienten mit zu viel Drängeln zu überfordern, wegen Fehlschlägen in Verzweiflung zu stürzen und am Ende vollkommen zu demoralisieren. Benzodiazepine, Tranquilizer oder Beruhigungsmittel sind infolge ihrer Suchtgefährdung unbedingt zu meiden, selbst wenn sie sehr wirkungsvoll ruhigstellen (vgl. Benkert, 1995; Faust, 1994). Viele Angstpatienten lehnen Psychopharmaka kategorisch ab, vor allem diejenigen, die trotz jahrelanger Panik- und Agoraphobiebiographie noch immer keine Psychopharmaka einnehmen. Einige Angstpatienten, vielleicht solche, die Risiken grundsätzlich scheuen, behelfen sich jedoch in ihrer Not durchaus mit Medikamenten und/oder Alkohol. Bei manchen Klienten muß förmlich um eine gute Lösung gerungen werden. Es lohnt sich:

- Hat der Agoraphobiker nämlich die kritische Meidephase endlich überwunden, geht es meist im Siebenmeilenschritt voran.
- Im Endeffekt stellen sich nach weiterer Konfrontation gute therapeutische Wirkungen ein, egal, ob die Angst nur wenige Jahre oder Jahrzehnte lang besteht.

2c) Erweitertes Angstmodell: Die 3 Ebenen des Angsterlebens, der Teufelskreis der Angst und das *erweiterte Angstmodell* mit seinem psychoendokrinoimmunologischen Netzwerk wird in Anlehnung an die 2. Patienteninformationen kurz und prägnant vorgestellt (Hellhammer et al., 1991; Leonard et al., 1995; Margraf et al., 1990; Mathew et al., 1997; Morschitzky, 1998; Schmidt-Traub, 1995; Wittchen et al., 1993b). Die Gruppenmitglieder lesen das ausgehändigte Papier gewöhnlich mit großem Interesse, die meisten sogar wiederholt, denn Angstpatienten sind – unabhängig vom Bildungsstatus – im Vergleich zu anderen Patientengruppen ausgesprochen empfänglich für Edukation.

2d) Übung in willkürlichem Hyperventilieren (vgl. Patienteninformationen, S. 85): Vorsichtshalber sollte diese Übung nicht mit Epileptikern oder anderen neurologisch erkrankten Patienten durchgeführt werden, da pathologische EEG-Veränderungen aufgetreten sind (Schneider et al., 1998). Ziel der Hyperventilationsübung ist, den Angstpatienten durch Konfrontation mit absichtlich ausgelösten, panikähnlichen, physiologischen Beschwerden zu demonstrieren, welchen Einfluß die falsche, flache Atmung auf vegetative Reaktionen hat. Sie erleben dabei bewußt, wie ungefährlich die hervorgerufene physiologische Erregung ist und wie sie auch gleich wieder zurückgeht.

Vereinzelt haben Angstpatienten gehört, daß Hyperventilation Ohnmacht begünstigen kann. Bei Fortsetzung der flach hechelnden Atmung über 10 – 15 – 20 Minuten hinweg soll es „in ausgeprägten Fällen" tatsächlich zu einer „Minderung der zerebralen Durchblutung mit Reizbarkeit, Konzentrations- und Bewußtseinsstörungen" kommen (Herold et al., 1999, S. 486). Da manche Angstpatienten sich auf für sie fatale Hinweise fixieren und fortan vermehrt unter Befürchtungen leiden könnten, sollte zu Therapiebeginn die extrem geringe Wahrscheinlichkeit einer durch Hyperventilation ausgelösten Ohnmacht unterstrichen werden. Ich verweise bei so einer Frage wahrheitsgemäß darauf, daß ich in meiner therapeutischen Erfahrung mit Angstpatienten bislang noch keinen solchen Fall erlebt habe.

Nach den Erläuterungen zur Hyperventilation atmen Therapeut und Angstpatienten 20 – 30 Sekunden lang flach und heftig hechelnd. Die Atmung ist um das Drei- bis Vierfache beschleunigt. Bei jedem stellen sich eine Reihe von vegetativen Symptomen ein: Schwindel, Taubheitsgefühle, Übelkeit und Depersonalisierungserscheinungen werden am häufigsten genannt. Der Therapeut sollte bei der Hyperventilationsübung unbedingt mitmachen, nicht nur aus Solidarität, sondern als Modellperson und auch um den Angstpatienten in Sicherheit zu wiegen. Sobald wieder normal geatmet wird, legen sich die unangenehmen vegetativen Symptome. Jeder Angstpatient bekommt Gelegenheit, seine spezifischen Beschwerden chronologisch aufzuzählen, desgleichen ihr Verschwinden. Die Übung hat bei den meisten eine kognitive Umstrukturierung zur Folge: Das Verhaltensexperiment „falsches Atmen" vermittelt den Angstpatienten eine Vorstellung von der Beherrschbarkeit physiologischer Empfindungen durch willkürliches, korrektes Atmen und somit anhaltende Aha-Erlebnisse, gefolgt von Erleichterung.

2e) Bauchatmung: Als Mittel zur Korrektur von falschem Atmen und zur Vorbeugung gegen Hyperventilieren wird die *Bauchatmung* eingeführt. Grundlageninformationen über Atmung liefern Höfler (1995) und Middendorf (1995; vgl. Morschitzky, 1998). Die Klienten lernen, weich in den Bauch zu atmen, um die Zwerchfellatmung zu aktivieren. Mit der Hand auf dem Bauch spüren sie besonders gut ihre Bauchmuskelbewegungen im Rhythmus des Ein- und Ausatmens. Gleichzeitig bewegen sich der untere Rippenbogen und der Rumpf. Brust- und Schulterbereich sollten möglichst ruhig bleiben. Das kann mit der anderen Hand überprüft werden, die auf der Brust liegt. Der Therapeut demonstriert: Nicht zu tief einatmen, vielmehr locker und leicht. Diese willkürliche Atmung kann mühelos 8 – 10 Atemzüge durchgehalten werden. Sie erfordert hohe Konzentration und ist deswegen als Mittel zur Angstkontrolle während der Angstanstiegsphase besonders geeignet. Viele Angstpatienten tun sich zunächst schwer mit der Bauchatmung. Frauen, die in Schwangerschaftskursen waren, setzen sie meist mühelos um. Die Mehrheit lernt sie nach einiger Übung und arbeitet dann recht gern mit ihr.

2f) Konzentrationslenkung während der Angstanstiegsphase: Neben Edukation über Panikattacken, Panikstörung und Agoraphobie erscheint es uns sinnvoll, Angstpatienten ein Gefühl von Kontrolle über die aufkommende Angst zu vermitteln.

Agoraphobiker meiden Angstsituationen vor allem deshalb, weil sie Panikattacken vorhersehen bzw. erwarten (Barlow, 1988). Die Angst vor einem Panikanfall wird als häufigster Grund für Erwartungsangst und Meiden von Angstsituationen genannt (Mavissakalian, 1988). Konfrontation mit der Angstsituation ist wahrscheinlich die bedeutendste verhaltenstherapeutische Intervention bei agoraphobischen Ängsten. Nicht immer führt Exposition jedoch zum therapeutischen Erfolg: Begeben Agoraphobiker sich nämlich mutig in ihre Angstsituationen hinein, bemühen sich aber dabei um Sicherheitsvorkehrungen, dann bleiben ihre katastrophisierenden Gedanken dennoch aufrechterhalten, weil Sicherheitsverhalten innerhalb der Angstsituation Fluchtbestreben zu erkennen gibt (Salkovskis et al., 1999).

Demgegenüber ist die Wirkung einer Expositionsbehandlung bei Agoraphobikern unserer Einschätzung nach deutlich erhöht, wenn ihnen vor Beginn der Angstkonfrontation Wege aufgezeigt werden, wie sie Kontrolle über die panikartige Angst erlangen können (vgl. de Beurs et al., 1995). Dadurch wird gleichzeitig ihr Sicherheitsgefühl gestärkt. Uns erscheint es deshalb wichtig, den Klienten klar zu machen, daß sie die Konzentrationslenkung nutzen können, um nach vorne zu gehen und aktiv in das Panikgeschehen einzugreifen. Streng genommen, konfligiert eine derartige Vorgehensweise mit der Angsttheorie, wie erwähnt. Offensichtlich werden die Angstpatienten mit der Verfügbarkeit über Handlungsmöglichkeiten in der kritischen Situation jedoch wesentlich mutiger. Infolge ihrer *hohen klinischen Wirksamkeit* ist die Konzentrationslenkung zu einem festen Bestandteil unserer Angstbehandlung geworden. Bisher konnte noch jeder Angstpatient gut damit arbeiten, insbesondere zu Beginn der Expositionsarbeit. Mit zunehmendem Fortschritt wird diese Vorgehensweise überflüssig, weil die Patienten es allmählich mit immer größerem Selbstverständnis schaffen, auf sich selbst gut einzureden.

Im Grunde genommen ist die Konzentration des Klienten auf seine Angstsymptome und deren Intensität, wie Leidig (1994) sie mit Hilfe einer Körper-Checkliste empfiehlt, nichts anderes als eine Konzentrationslenkung: Indem sie auf die Beschreibung physiologischer und motorischer Angstsymptome fokussieren, werden Panikpatienten vom eigentlichen Angstaffekt abgelenkt.

Den Schilderungen von Angstpatienten zufolge wird ihre Panik häufiger durch physiologische Empfindungen und seltener durch motorische ausgelöst. Sie kann auch durch die kognitive Vorwegnahme eines Angstanfalls bzw. einer Angstsituation hervorgerufen werden. Unabhängig von der Art des Auslösers ist der Zeitablauf vom ersten Anzeichen von Unruhe bis zum Höhepunkt des Panikanfalls individuell unterschiedlich:

- Beim einen steigt die Panik rasch innerhalb von 30 Sekunden an,
- beim anderen extrem langsam über einen Zeitraum von 5 – 10 Minuten;
- bei den meisten Angstpatienten erreicht die panikartige Angst nach etwa 1 ½ Minuten ihren Höhepunkt (vgl. Öst, 1987; Margraf et al., 1990).

Folglich wird den Klienten erklärt, sie hätten mindestens 30 Sekunden Zeit, bevor sie in den Teufelskreis der Angst geraten. In diesem Zeitraum können sie ihre panische Selbstbeobachtung durchbrechen, indem sie die Konzentration auf etwas richten, was unvereinbar ist mit angstbesetzten Kognitionen. Indem die Angstpatienten sich intensiv mit einer coping skill zur Angstbewältigung beschäftigen, können sie nicht mehr, wie gewohnt, ihre angstbesetzten Kognitionen kultivieren. Infolgedessen wird ihre ängstliche Erregung weniger hochgeschaukelt und legt sich auch wieder schneller. Langfristig wird die Habituierung der Panik abgebaut, insbesondere die gewohnheitsmäßigen negativen Kognitionen, die in den Teufelskreis der Angst führen. Das Gefühl, nicht passiv der Panik ausgeliefert zu sein, nimmt den Angstpatienten schließlich ihre Hilflosigkeit und stärkt das Selbstwertgefühl – ganz anders als bei der Einnahme von sedierenden Medikamenten.

Jeder Patient kann sich im Laufe der Therapie ein Repertoire von mindestens 3 – 4 wirkungsvollen körperbezogenen und kognitiven *coping skills* zur systematischen Konzentrationslenkung aneignen. In den Einzel- und Gruppengesprächen werden reichlich Ressourcen dafür mobilisiert (vgl. Patienteninformationen, S. 86).

2g) Medikamentenwirkung: Bei der Medikamenteneinnahme bleiben Angstpatienten passiv. Vielleicht braucht nur auf das Papier über *Medikamente* für den Angst-Reader verwiesen werden. Nehmen Panikpatienten Psychopharmaka zur Angstreduktion ein, kann im Einzelgespräch auf dieses Thema ausführlich eingegangen werden. Die meisten Angstpatienten wissen bereits recht viel über Medikamentenwirkungen. Die Mehrheit lehnt eine Medikamenteneinnahme kategorisch ab; viele zeigen eine regelrechte Abneigung dagegen und manche sogar Mißtrauen. Diejenigen, die dennoch etwas einnehmen, sind nach unseren Erfahrungen durch Panikanfälle stark traumatisiert worden und klammern sich deshalb an beruhigende Substanzen. Oder sie sind infolge einer ausgeprägten Agoraphobie extrem behindert und wären ohne medikamentöse Hilfe wesentlich stärker eingeengt. Oder es verbirgt sich hinter der Angst ein Suchtproblem. Leichtfertige Konsumenten gibt es eigentlich kaum unter Panik- und Angstpatienten. Sobald hinreichend Angstkontrolle gelernt wurde, setzen unserer Erfahrung nach sowieso die meisten ihre Medikamente wieder mühelos (gestuft) ab (bitte nach Rücksprache mit dem Arzt).

2h) Hausaufgaben: Die Angstpatienten erhalten Informationsmaterial über das erweiterte Angstmodell. Sie werden gebeten, bei der Fortführung des Angstprotokolls nicht nur auf die ersten Angstanzeichen und auf den Angstanstieg zu achten, sondern auch auf die genaue, wortwörtlich formulierte Bezeichnung ihrer negativen Kognitionen, die mit dem Angsterleben auftreten.

2i) Progressive Muskelentspannung: Die Gruppenteilnehmer machen Teil 2 der progressiven Muskelentspannung am Ende der Sitzung. Anschliessend findet nochmals ein kurzer Austausch über die individuellen Wirkungen des Entspannungsverfahrens statt, um sicher zu gehen, daß jeder sich darauf einlassen kann. Möchten Klienten Sicherheit und Kompetenz im Umgang mit der progressiven Muskelentspannung entwickeln, müssen sie einfach üben, üben, üben. Erfahrungsgemäß lernen Angstpatienten, die üben, hervorragend, sich mit PME zu entspannen.

Falls es in der einen oder anderen Sitzungen hitzige Kommentare oder konfligierende Ansichten gegeben hat, oder falls ein Angstpatient sehr mitgenommen oder unglücklich dreinschaut, oder sofern andere Störmomente aufgetreten sind, sollte der Therapeut zur Klärung und Beruhigung das Problem kurz ansprechen und gegebenenfalls im nächsten Einzelgespräch vollends klären.

2.2 Patienteninformationen

Modell der panikartigen Angst

Die 3 Ebenen des Angsterlebens

1. Körperlich-physiologische Ebene: Obgleich panikartige Angst ein intensives Gefühl ist, sind 9 der 13 Paniksymptome, wie Sie gesehen haben, physiologischer oder vegetativer Art. Die physiologische Ebene ist besonders ausschlaggebend für das Auslösen von Panik. Das Erleben von Angst, auch wenn sie unbegründet ist, wird hormonell gesteuert. Stresshormone, insbesondere Adrenalin und Kortisol, werden vermehrt ausgeschüttet, sobald das Individuum in Gefahr gerät oder sich in Gefahr glaubt, damit der Körper für maximale Leistungsbereitschaft gerüstet wird, um entweder flüchten oder kämpfen zu können. Ist die (vermeintliche) Gefahr vorüber und klingt die Angst wieder ab, erlebt die Person einen Zustand von Erschöpfung, der einige Stunden anhalten kann.

Sobald Sie sich einen Angstanfall oder eine Angstsituation vorstellen oder in eine Angstsituation hineingeraten, geschieht folgendes: Nach einer Schrecksekunde wird automatisch und ohne willentliche Einflußnahme eine Art Alarmreaktion gezündet. Dafür verantwortlich ist Ihr autonom gesteuertes Nervensystem. Es besteht aus zwei Teilen, die im Widerstreit miteinander leben: Der Sympathikus hat die Aufgabe, den Körper anzuregen und für Hochleistung zu rüsten. Der Parasympathikus hingegen sorgt für Ruhe und Entspannung. Beide werden von Hirnteilen hormonell gesteuert, die für Gefühle zuständig sind, im wesentlichen vom Limbischen System und vom Hypothalamus. Dabei werden Stresshormone freigesetzt, mitunter sogar in bis zu zehnfach erhöhter Menge („Adrenalin-Stoß"). Innerhalb von ½ – 1 ½ Minuten führen sie zu physiologischen Veränderungen: Das Herz schlägt schneller; wichtige Blutgefäße verengen sich und der Kreislauf wird gesteigert, um Blut in die Muskelgruppen zu leiten, die für Flucht- oder Kampfreaktionen benötigt werden; die Bronchien erweitern sich und die Atmung geht rascher, wodurch das Blut mit Sauerstoff angereichert wird; die Leber produziert vermehrt Zucker als Energiestoff usw.

Diese *körperliche Mobilmachung* geht mit einem völlig veränderten physiologischen Erleben einher, sodaß Personen, die für körperliches Empfinden sensibilisiert sind, beunruhigt werden. Irrtümlicherweise befürchten die meisten Angstpatienten, sie würden in so einem Zustand in Ohnmacht fallen. Aber genau das Gegenteil ist der Fall: Sie werden vorübergehend besonders aufmerksam, rege und zu fast übermenschlichen Leistungen fähig. In einer echten Gefahrensituation ist der Mensch aufgrund dieser extrem gesteigerten physiologischen und motorischen Bereitschaft zu erstaunlich geistesgegenwärtigen Leistungen imstande: Leute, die einer tatsächlichen Gefahr ins Auge sehen, wie zum Beispiel angesichts eines Busunglücks oder bei einer Vergewaltigung, können in der Regel wie durch ein Wunder – so erscheint es ihnen später – ohne große willentliche Anstrengung situationsgerecht und angemessen handeln und damit zur eigenen Rettung beitragen. Weiche Knie bekommen sie erst hernach, sobald sie außer Gefahr sind.

Die Panikreaktion als unbegründete Angst und die Angstreaktion in einer realen Gefahrensituation sind ganz ähnlich. Panikreaktionen sind jedoch insofern falsche bzw. täuschende Warn- oder Alarmreaktionen, als Paniksituationen keine echte lebensbedrohliche Gefahr darstellen. Menschen mit einer Angststörung haben demnach das Problem, mit ihrer Panikreaktion ungeheure Energien völlig umsonst zu mobilisieren: Das erschöpft sie körperlich und psychisch. In dem Bemühen um Wiederherstellung des körperlichen Gleichgewichts steuert der Parasympathikus einer Alarmreaktion sofort entgegen. Dabei werden unter anderem Magen-Darm-Funktionen angeregt, die nicht selten mit Übelkeit, Brechreiz, Harn- und Darmdrang einhergehen. Spätestens nach etwa 30 Minuten ist das physiologische Gleichgewicht aber wieder hergestellt. Der Mensch ist *müde* geworden *nach der unkontrollierbaren Kraftanstrengung*, die nur Horror und keinerlei Nutzen gebracht hat. Deshalb dauern Panikzustände auch nicht länger als eine halbe Stunde; die meisten sind ohnehin wesentlich kürzer. Manche Angstpatienten können nach einer Panikattacke spontan 3 – 4 Stunden schlafen.

Die hormonellen Veränderungen lassen sich noch stundenlang im Blut nachweisen. Vorübergehend kommt es auch zur Unterdrückung der Immunabwehr. Somit sind beim Angsterleben drei wichtige Körpersysteme betroffen: Das Zentralnervensystem als Sitz der Psyche, das Hormonsystem mit der Ausschüttung von Stresshormonen und das Immunsystem. Diese drei Körpersysteme stehen in wechselseitiger Verbindung und bilden ein kommunikatives Netzwerk.

Die Mehrzahl der physiologischen Angstsymptome sind nach außen nicht sichtbar, abgesehen von Schweißperlen, Angstblässe, Erröten vor Anstrengung oder infolge von Hitzegefühlen. Die meisten Angstpatienten befürchten jedoch, man könne ihnen das Angsterleben ansehen und sie blamierten sich womöglich.

2. Kognitive Ebene: Mit Kognitionen sind alle Ereignisse gemeint, die sich sozusagen „im Kopf" abspielen, also Gedanken, Vorstellungen, (Traum-) Fantasien, Bewertungen von Wahrnehmungen, Grundannahmen über sich selbst und Überzeugungen. Wir können uns alltägliche Ereignisse, sämtliche Sinnesreaktionen (Riechen, Schmecken, Hören usw.) und fantastische Dinge im Kopf ausmalen. Kognitionen sind immer mit entsprechenden Empfindungen verbunden, ganz gleich, ob sie im Wachzustand oder unbewußt im Traum erlebt werden: Bei traurigen Gedanken oder Erinnerungen kommt Traurigkeit auf, bei der Vorstellung einer delikaten Speise läuft einem das Wasser im Mund zusammen, beim Planen einer Wochenendaktivität verspüren wir Vorfreude und beim Einschätzen einer Situation als bedrohlich entsteht Angst.

Kognitionen steuern somit Gefühle, wie Angsterleben, und tragen damit zur individuellen Erregung und Belastung bei. Nach einem heftigen ersten Panikanfall, oder mehreren hintereinander, sind Panikpatienten auf *Katastrophendenken* fixiert und beschäftigen sich fortan viel zu viel mit Vorstellungen, die zu typischen, extrem verzerrten Fehlinterpretationen führen. Diese begünstigen Panik:

- Sie denken zu viel an ihre Angstsituationen, z. B. an das bevorstehende Einkaufen im Supermarkt oder an das Alleinsein, wenn der Partner auf Dienstreise ist. Allein schon durch kognitive Vorwegnahme steigern sie sich in Erwartungsangst hinein und entschließen sich, der Angstsituation auszuweichen.
- Viele Panikpatienten beachten unaufhaltsam bestimmte Körperempfindungen, wie Herzschlag oder Schwindel. Indem sie sich gedanklich hineinsteigern, beeinflussen sie ihren Herzrhythmus und rufen Benommenheitsgefühle hervor. In der Folge werden die Knie weich und sie trauen sich nicht mehr unter Leute.
- Die meisten Angstpatienten befürchten weitere Angstzustände (Angst vor der Angst). Ihre Erwartungsangst führt zu einem erhöhten Erregungsniveau, das nicht nur die Wahrscheinlichkeit eines Panikanfalls erhöht, sondern auch die Lebensführung einschränkt.
- Endlose Gespräche über Angst und grüblerische Gedanken können, sofern sie nicht angstbewältigend ausgerichtet sind, den Bewegungsspielraum des Betreffenden empfindlich einengen. Es ist zwar entlastend, über Angst mit einer vertrauten Person zu sprechen; dies sollte jedoch nicht anhaltend und ausufernd geschehen, denn sonst tritt die gegenteilige Wirkung ein: Endloses Reden und negatives Denken über Angst hält die Panikbereitschaft aufrecht oder verstärkt sie gar.
- Natürlich beeinflussen noch andere kognitive Bedingungen das Angsterleben, auch solche, deren beunruhigende Wirkung gar nicht bewußt registriert wird. Um nur ein Beispiel zu nennen: Die Nachrichten über Unglück, Krieg und Katastrophen in den Medien erregen sensible Menschen, insbesondere dann, wenn sie unter Belastung stehen, und das umso mehr, als die Wirkung von Bildern und Filmen wesentlich eindringlicher ist als die von Gelesenem (Zeitung) oder Gehörtem (Radio).

Mit der Zeit fixieren sich Panikpatienten stärker auf Angstquellen am Körper (Atemnot, Schwindel, Herzrasen) und in ihrer Umgebung (Entfernen von zu Hause, Fahren auf der Autobahn, Fliegen). Bei manchen schlagen sogar physiologische Reaktionen, die mit anderen Gefühlen einhergehen (Wut, Leidenschaft, körperliche Anstrengung), in panikartige Angst um. Allmählich verlieren angstsensible Menschen an Risikofreude, engen ihren Bewegungsradius ein und deprimieren ihr Lebensgefühl.

3. Motorische oder Verhaltensebene: Motorik bezieht sich auf die Bewegungsabläufe des Körpers. Beim Angsterleben zittern bei manchen Menschen Hände oder Beine, oder ihr gesamter Körper bebt, oder sie haben eine zittrige Stimme. Einige werden bei Panik sogar aggressiv, brüllen, schubsen sich ihren Weg frei oder rasen rücksichtslos mit dem Auto, weil sie fluchtartig die Situation verlassen müssen. Die meisten Angstpatienten haben bei Panikerleben den Drang, nervös herumlaufen. Ganz selten erstarrt einer vor Schreck wie ein Karnickel.

Nur etwa 30 % der Panikpatienten haben eine *reine Panikstörung*, bei der sie fast ausschließlich Angstanfälle erleben, die wie aus heiterem Himmel kommen. Die Mehrzahl meidet angstbesetzte Situationen, um einem Angstanfall zu entgehen (*Agoraphobie*). Folgende Arten von *Meideverhalten* kommen vor:

- Vollständiges Meiden von Angstsituationen, wie Tunnel, Kaufhäuser oder Alleinsein.
- Teilweise gemieden wird in Form von fluchtbereitem Sitzen in Türnähe des Saales oder am Gang im Flugzeug,

- Autofahren im Stadtverkehr, jedoch nicht auf der Autobahn,
- Ausgehen nur in Begleitung einer Person, aber nicht alleine usw.
- Körperliche Anstrengungen werden zunehmend gemieden aus Angst vor vegetativen Beschwerden (Schwindel, Herzrasen, Atemnot), die einen Panikanfall auslösen könnten. Angstpatienten geben Sport auf, wenn sie nicht schon lange keinen mehr betrieben haben, weshalb der Körper gegenwärtig weniger belastbar ist. Viele legen sich häufig hin und schonen sich mehr als angstfreie Altersgenossen. Wie wir aus der neueren Panikforschung wissen, wird dadurch der Körper nur umso anfälliger für physiologische Erregung und Panikerleben.
- Einige beobachten ihre körperlichen Reaktionen mit größtem Argwohn, indem sie den Puls fühlen, Blutdruck messen, Selbstdiagnosen in medizinischen Büchern überprüfen und sich damit (unbeabsichtigt) in Erregung hineinschaukeln.
- Bei beginnender Panik oder in vorbeugender Absicht werden von einigen angstlindernde Medikamente oder Alkohol zur Dämpfung der Angst eingenommen.
- Nicht wenige rufen während einer Panikattacke den Notarzt herbei oder eilen ins Krankenhaus, um vom medizinischen Experten versichert zu bekommen, daß sie gesund sind. Das Expertenurteil hält allerdings nur kurze Zeit vor: Nach dem nächsten Panikanfall muß es wahrscheinlich erneut eingeholt werden.
- Etliche Angstpatienten tragen besondere Hilfsmittel bei sich, um sich sozusagen mental gegen Angst zu schützen; das können Beruhigungstabletten sein, Bonbons gegen Mundtrockenheit, ein Schluck Wasser oder Tüten zum Hineinblasen im Falle von Hyperventilation. In symbolischer Weise, also kognitiv, stärkt dies offensichtlich ihr Sicherheitsgefühl.
- Nur ganz wenige Angstpatienten werden aggressiv beim Aufkommen von Angst, schreien jemanden an („Angstkläffer") oder stürzen rücksichtslos aus der Menschenmenge oder dem Fahrstuhl heraus.

Meideverhalten beendet erfolgreich die Angst – aber nur für den Moment. Deshalb wird auch mehr und mehr gemieden. Auf lange Sicht *verstärkt Meiden* jedoch *die Angstbereitschaft*. Panik- und Agoraphobiepatienten wissen in der Regel nicht, daß ihre Meidestrategien in Wirklichkeit keine Rettungsmanöwer, sondern Angstverstärker sind. Durch ihren pemanenten Rückzug büßen sie an Risikoverhalten ein, entwickeln Hilfsbedürftigkeit und damit eine erhöhte Abhängigkeit von anderen Personen.

> Angst äußert sich auf drei Erlebnisebenen. Sie veranschaulichen in eindrucksvoller Weise die Einheit von Leib und Seele. Ganz gleich auf welcher Ebene therapeutisch angesetzt wird, ob mit Atemtechnik auf der physiologischen, mit Muskelentspannung auf der motorischen, oder mit Gedankenlenkung auf der kognitiven, die anderen Angstebenen werden davon mit beeinflußt. Der Mensch erlebt stets *ganzheitlich* mit Leib und Seele, weil Psyche, Hormonsystem und Immunsystem zusammenspielen.

Die teuflische Spirale der Angst

Panik kann auf jeder Angstebene beginnen und springt dann auf die anderen über. Dadurch gerät die ängstliche Person recht schnell in einen Teufelskreis, der Angst zum gefürchteten Panikanfall anschwillen läßt. Manchmal beginnt Panik mit körperlichen Beschwerden, z. B. mit Engegefühl in der Brust, Kribbeln in den Händen oder Herzstolpern. Diese Empfindungen werden besorgt wahrgenommen und entweder unterschwellig oder voll bewußt als extrem gefährlich bewertet, da sie der Person höchst bedrohlich erscheinen. Ein anderes Mal fängt Panik kognitiv an, z. B. mit dem Vorhaben, in eine konkrete Angstsituation zu gehen. Die Erregung nimmt zu, die körperlichen Beschwerden weiten sich aus, damit wird die Wahrnehmung fixiert und die Auslegung immer katastrophisierender: Im Grunde genommen steigert sich das Panikerleben durch Selbstbeeinflussung zu einer teuflischen Spirale mit zunehmendem Durchmesser. Meist schaukelt sie sich innerhalb von ½ bis 1 ½ Minuten hoch; manchmal steigt sie aber auch langsam über 5 – 10 Minuten an.

Negative Selbstbeobachtung, Befürchtung des Schlimmsten und entsprechend verheerende Selbstsuggestionen sind *Kognitionen*. Sie spielen wahrscheinlich *die entscheidende Rolle* beim Hochschaukeln der Angst. Obwohl Angstpatienten, sobald sie nicht erregt sind, vom Verstand her wissen, daß die Angstsituation eigentlich nicht gefährlich ist, geraten sie dennoch immer wieder in den Sog der Angstspirale, vermutlich weil es Ihnen an Sicherheitsgefühl dem eigenen Körper oder der Psyche gegenüber fehlt. Mangelnde Kontrollmöglichkeiten führen auf lange Sicht zu vermindertem Selbstwertgefühl und depressiven Verstimmungen.

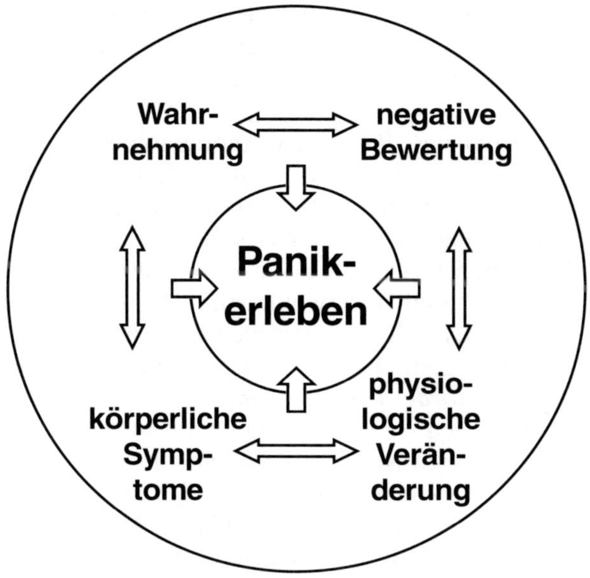

Teufelskreis der Angst

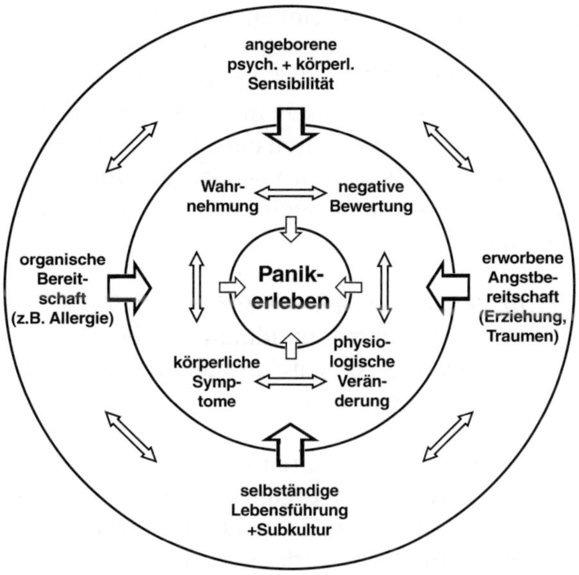

Weitere Bedingungen panikartiger Angst

Angeborene und erworbene Bereitschaft zu Angst

Bei der Entwicklung von panikartiger Angst greifen viele Bedingungen ineinander:

Anlage- und Umweltfaktoren: Panikforscher nehmen an, daß eine allgemeine Angst-Sensibilität angeboren ist, weil viele Verwandte ersten Grades ebenfalls unter Ängsten leiden, am häufigsten die Mütter von Angstpatienten, manchmal aber auch die Väter. Die Neigung zum Angsterleben ist beileibe nicht nur angeboren; wahrscheinlich wird sie von sozialen Modellen, wie den Eltern oder einer ängstlichen Oma im Haushalt, übernommen (Modellernen). Außerdem fördern erzieherische Einflüsse, wie überbehütender Umgang oder Zuckerbrot-und-Peitschen-Erziehung, wesentliche Angsteigenschaften, z. B. geringe Risikofreude und hohe Abhängigkeit von anderen Personen.

Wissenschaftlich gesicherte Belege für eine extrem beschwerte Kindheit bei Angstpatienten, belastet mit sexuellem Mißbrauch, Folter, Naturkatastrophen oder anderen Schicksalsschlägen, gibt es – entgegen allen Erwartungen – nicht häufig. Im Gegenteil, die Panikforschung zeigt, daß Patienten mit einer „reinen" Panikstörung und Agoraphobie im allgemeinen in ihrer Lebensgeschichte und Persönlichkeit nicht weiter auffällig sind als die Normalbevölkerung – sofern sie keine weiteren ausgeprägten psychischen Störungen aufweisen. Ausnahmen von der Regel gibt es sicherlich.

Die *ersten Panikattacken aus heiterem Himmel* haben bei den meisten Angstpatienten *traumatisierende Wirkung*. Das traumatische Erleben legt in der Regel die Angstinhalte fest (neben dem modellhaften Vorleben der Eltern oder anderer einflußreicher Personen, die unter Ängsten leiden). Angst*inhalte* werden also *nicht* angeboren. Angstinhalte gleichen der traumatischen Situation, können sich aber auch auf ähnliche Situationen ausweiten. Hat jemand mit einer Bereitschaft zum Angsterleben auf der Autobahn z. B. einen Schwächeanfall erlitten, wird er sich wahrscheinlich vor der nächsten längeren Autofahrt fürchten und sich um Gesundheit und Leben sorgen. Denn es könnte ja wieder zu einer Kreislaufschwäche mit Panikerleben kommen. Eventuell gäbe es dann keine Gelegenheit zur Flucht, vor allem nicht im Stau. Auf der Autobahn fühlen sich Agoraphobiker ohnehin oft eingeengt zwischen den Abfahrten. Die Erwartungsangst kann sich mit der Zeit auf das Autofahren schlechthin erweitern oder „generalisieren", vielleicht auch noch auf den Stadtverkehr, wenn nicht sogar auf das Benutzen sämtlicher Verkehrsmittel. Schlimmstenfalls muß immer eine beschützende Begleitperson dabei sein. Damit wird die persönliche Bewegungsfreiheit gewaltig eingebüßt.

Mehrere Patienten mit Panikstörung und Agoraphobie haben im Kindesalter unter Trennungsangst (Trennung von geliebten Bezugspersonen oder von zu Hause) gelitten. Viele berichten von vereinzelten Panikattacken in der Pubertät. Panikartige und agoraphobische Ängste gehen durchaus mit pubertären Veränderungen einher. Die meisten Angststörungen beginnen jedoch im Erwachsenenalter zwischen 20 und 35 – 40 Jahren. Bei Frauen können Ängste, meist gemischt mit Depressionen, auch noch in den Wechseljahren entstehen. Frauen sind 2 – 3mal mehr betroffen von Angststörungen als Männer und kommen auch etwa 4mal häufiger in Therapie.

Kulturelle und gesellschaftliche Bedingungen belasten zudem das Individuum und begünstigen die Entwicklung von panikartiger Angst. Um nur einige zu nennen:

- In einer Gesellschaft mit gut ausgebautem medizinischem Versorgungssystem werden heute die meisten Krankheiten kontrolliert und das Leben ungemein verlängert. Paradoxerweise nimmt die Angst vor Krankheit und Tod dennoch zu. Fürchten sich viele unterschwellig vor dem Ausgeliefertsein oder Sterben im Krankenhaus?
- Das individuelle Leben genießt in den westlichen Industrienationen einen sehr viel höheren Stellenwert als in Ländern mit schlechteren Lebensbedingungen. Deshalb werden für den Einzelnen hierzulande große medizinische Rettungsaktionen unternommen.
- In Leistungsgesellschaften wird Gesundheit mit Leistungsstärke gleichgesetzt und beide werden hoch bewertet. In der Regel werden nur gesunde Menschen für arbeitsfähig und leistungsstark gehalten.
- Frauen sind als Ergebnis ihrer geschlechtsspezifischen Erziehung mehrheitlich beruflich und finanziell benachteiligt. Sie sind wirtschaftlich mehr abhängig von Männern als umgekehrt. Durch ihre weiblichen Geschlechtshormone sind sie stärker zu Stimmungsschwankungen prädestiniert. Aus diesen Gründen (unter anderen) haben sie womöglich eine größere Bereitschaft zur Entwicklung von Angst als Männer. Andererseits dürfen Frauen in dieser Gesellschaft aber auch wesentlich mehr Angst haben als Männer.
- Psychosomatische Gesundheit wird gefordert und zugleich strapaziert in einer schnellebigen Gesellschaft, die Tempo, Vielseitigkeit, Aktivität und Selbständigkeit von ihren Mitgliedern verlangt. Dadurch geraten viele Menschen unter Zeit- und Leistungsdruck. Hektik und Stress haben ihren gesundheitlichen Preis.
- Schließlich könnte der Verlust an Glauben die Angst vor Sterben und Tod begünstigen. Wir wissen es nicht genau, denn es leiden auch einige gläubige Menschen unter Todesangst. Wie Studien zeigen, handelt es sich bei ihnen vermehrt um solche Gläubige, die sich in ihrem Glauben vor Gott recht klein und sündig fühlen.

Lebensführung: Panik- und Agoraphobiepatienten sind in ihrer sozialen und wirtschaftlichen Lebensführung nicht viel auffälliger als die Allgemeinbevölkerung. Sie leben aber insofern ungesünder, als sie meist aus Sorge vor Überforderung nicht mehr Sport treiben, obwohl *gerade* Angstpatienten größtenteils sich vor Ausbruch der Angststörung besonders gerne bewegt haben. Ohne es zu merken, *unterfordern* sie heute *ihren Körper*. Zusätzlich putschen sie ihn auch noch auf mit Rauchen und Kaffeekonsum. Nikotin und Koffein sind wegen ihrer kreislaufanregenden Wirkung Risikofaktoren für Panikerleben. Reichlicher Alkoholkonsum ist ebenfalls sehr belastend für den Körper: Zu spüren bekommt man es am Tag danach. Bei Patienten mit einer *reinen* Panikstörung soll häufiger eine mehrjährige Phase mit Alkohol-, Drogen- oder Medikamentenmißbrauch in der Lebensgeschichte vorgekommen sein. Aus all diesen Gründen ist Gesundheitsverhalten ein besonders wichtiger Baustein der Angsttherapie.

Erhöhte vegetativ-physiologische Erregbarkeit als angeborene körperliche Bereitschaft: Panik- und Agoraphobiepatienten zeigen eine Reihe von physiologischen Überempfindlichkeiten. An erster Stelle dürften gefäßmotorische Veränderungen stehen, die aber *nicht krankhaft* sind. Erheben sie sich vom Sitzen oder Liegen, erleben sie infolge der Veränderung ihres systolischen Ruheblutdrucks mehr Schwindel als Personen ohne Panikneigung. Das gilt sowohl für die Zeit vor wie auch nach einer erfolgreichen Angstbehandlung. Außerdem entwickeln sie kurzfristig Schwindel, Gleichgewichtsstörungen, wenn nicht sogar Übelkeit, sobald sie

- in die Tiefe oder Höhe schauen
- unbewußt eine Abweichung zwischen Augen- und Kopfbewegungen (Nystagmus) erleben, die zu unstimmigen Informationen über die räumliche Orientierung führt (fährt nun der Wagen nebenan oder bewegt sich das eigene Fahrzeug?)
- schwankende, schwingende Räume oder Fahrzeuge betreten (Autos, Züge, Schiffe, Flugzeuge, Brücken etc.)
- unter Verspannungen der Halsmuskulatur und des oberen Rückens leiden (der Hals ist ein wichtiger Teil des Gleichgewichtssystems; allein schon durch schnelles oder ruckartiges Drehen des Kopfes kann Schwindelerleben entstehen)
- Gefäßveränderungen im Gleichgewichtsorgan

der Ohren (Vestibularsystem) haben, die zu Störungen des Gleichgewichtssinnes führen.

Vielen Angstpatienten ist wahrscheinlich eine harmlose *gefäßmotorische Empfindlichkeit* genetisch vorgegeben: Ihre Blutgefäße verengen und erweitern sich besonders leicht. Bei extremen Gefäßveränderungen kommt es zu vegetativen Veränderungen, von denen einige ihren Paniksymptomen ähneln können. Vereinfacht ausgedrückt: Erweitern sich die großen Gefäße, fällt der Blutdruck ab und das Herz schlägt rascher, um den Kreislauf wieder anzukurbeln. Bei ganz extremer Gefäßerweiterung droht Kollapsgefahr. Es stellen sich neben Herzrasen dann oft Schwindel, Übelkeit, Entfremdungsgefühle, Kurzatmigkeit und ähnliches mehr ein.

Angst wirkt völlig entgegengesetzt: Sie soll ja den Menschen auf Höchstleistungen vorbereiten. Deswegen führen Stresshormone zu Gefäßverengung, Herz- und Atembeschleunigung, damit das Blut rasch streut und sämtliche wichtigen Muskelpartien erreicht. Überlegen Sie: Ganz anders, als Sie bislang befürchtet haben, stellt *panikartige Angst* damit keine Gefahr für Ohnmacht dar, sondern eine *Schutzreaktion dagegen*. Dies sollten Sie sich bei künftigem Panikerleben immer wieder vor Augen führen! Die Ausnahme bilden Personen, die von früher Kindheit an zu Ohnmachtszuständen neigen, z. B. beim Blutabnehmen oder Setzen einer Spritze. Die meisten erleben keine Angst dabei. Ausnehmend wenige von ihnen entwickeln durch traumatisches Erleben und andere Entstehungsbedingungen der Angst eine Panikstörung.

Kreislaufschwankungen sind *Risikofaktoren für Panikerleben*. Viele Bedingungen führen zu Gefäßveränderungen: Gefäß*erweiterung* kann die Folge sein von niedrigem Blutdruck, Alkoholkonsum, schwüler Hitze oder Aufenthalt in schlecht gelüfteten, überheizten Räumen. Zu Gefäß*verengung* kommt es bei Kälte, Nikotin- und Koffeinkonsum, panikartiger Angst usw. In seltenen Fällen, wie z. B. beim Rauchen oder Kaffeetrinken, neigt der Organismus zur entgegengesetzten Reaktion, nämlich Gefäßerweiterung mit Schwindel, Übelkeit, Herzrasen und Kollapsnähegefühl. Vom Erleben her ist das ganz heftig, aber nicht schädlich. Bei körperlicher Anstrengung, wie beim Treppenlaufen, verengen sich die großen Gefäße, desgleichen bei psychischer Erregung, z. B. Ärger mit dem hochpubertären Sohn. (Zivilisations-) Krankheiten können ebenfalls mit Kreislaufschwankungen einhergehen: Kreislaufschwäche und Kollapsnähezustände kommen gelegentlich vor bei Infektionen, Rückenerkrankungen, Diabetes, Schilddrüsenüberfunktion, Asthma, allergischen Erkrankungen sowie Alkohol- und Drogenmißbrauch.

Panik- und Agoraphobiepatienten haben in der Hauptsache nur eine Störung: Sie neigen zur *übertrieben negativen Selbstbeobachtung der eigenen körperlichen Abläufe:* Sie nehmen schon geringste physiologische Mißempfindungen wahr und bewerten sie auf dramatische Weise negativ. So entstehen Befürchtungen, die sie in den Teufelskreis der Angst treiben – erst recht, wenn sie unter anhaltender Belastung stehen.

Stressmodell

Die Bedingungen von panikartiger Angst sind im folgenden Panikmodell zusammengefaßt:

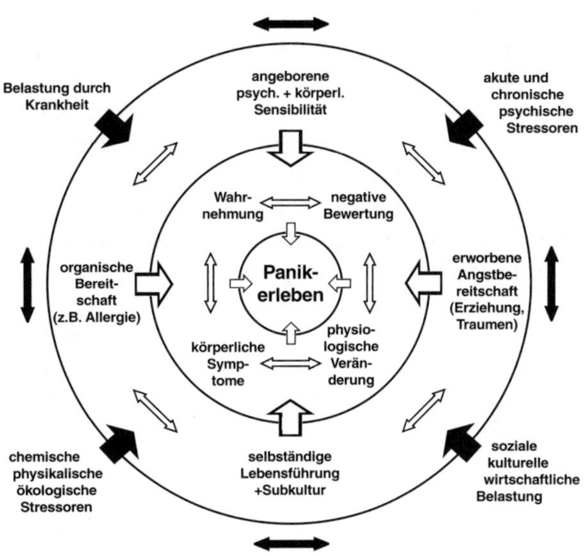

Erweitertes Modell der panikartigen Angst

Stress oder Stressoren können psychische, körperliche, soziale oder ökologische Belastungen sein. Sie rufen *Stressreaktionen* hervor, die Paniczuständen ähneln. Panikattacken sind nichts anderes als massive Stressreaktionen infolge akuter oder anhaltender Belastung. *Angstpatienten* leiden zwar nicht mehr unter Stress als die Normalbevölkerung: Sie *bewerten Stress* jedoch *als bedrohlicher*.

Kurzfristige oder *akute Stressoren* können Unfälle sein, Gewalttätigkeiten, plötzliche Todesfälle, bevorstehende Operationen oder Vorstellungsgespräche, Prüfungssituationen, Schlafmangel, Alkoholmißbrauch, Panikattacken oder Infektionskrankheiten. Selbst positive Erlebnisse, wie eine bevorstehende Hochzeit oder die Geburt eines Kindes, können für einige zur gefühlsmäßigen Belastung werden. *Chronischer Stress* über Monate und Jahre hinweg erschöpft die Lebensgeister und macht anfälliger für physiologische Übererregtheit und Kollapsneigung. Dazu gehören: Umzug in eine andere Stadt, Mobbing am Arbeitsplatz, Partnerprobleme, Trennung/Scheidung und ihre Folgen, die Versorgung eines behinderten Kindes oder eines kranken Angehörigen, komplizierte Schwangerschaft, chronische Erkrankung, Tod eines Nahestehenden, Trauerarbeit usw.

Der Mensch kann monate-, wenn nicht sogar jahrelang Stress ertragen, bevor er zusammenbricht. Jeder entwickelt Erschöpfungserscheinungen auf seine Weise: Beim einen kommt ein Virus oder ein Magengeschwür zum Ausbruch, ein anderer wird depressiv, der nächste reagiert mit Panik. Psychische und körperliche Faktoren beeinflussen sich wechselseitig: Umgekehrt stellen Panikattacken und Befürchtungen Stressoren dar, schwächen die Abwehrkräfte und führen zu hormonellen Veränderungen. Ängste werden wiederum von Hormonveränderungen beeinflußt, deutlich zu sehen an den Zyklusschwankungen bei Mädchen und Frauen. Menschen mit Schilddrüsenüberfunktion leiden ebenfalls häufiger unter panischer Angst.

Gerät das Zusammenspiel von Psyche, Hormonsystem und Immunsystem aus dem Gleichgewicht, ist die Gefahr von Beunruhigung und Panikneigung erhöht. Da Leib und Seele eine Einheit bilden, führt Stress zu Veränderungen in diesem psychischen, hormonellen und immunologischen Netzwerk.

Stresserleben an guten und an schlechten Tagen

Panikartige Angst ist eine Variante von Stresserleben. Mit der Stressreaktion werden Menschen auf besonders leistungsfähiges Handeln vorbereitet, selbst wenn keine Gefährdung vorliegt. Die Erregungsbereitschaft ist über die Woche betrachtet nicht immer gleich. Vielmehr gibt es Schwankungen im Panikerleben. Angstpatienten berichten durchgängig, daß sie an manchen Tagen schon vom Aufstehen an unruhig, erregt und angespannt sind. Die Mehrzahl tut sich morgens ohnehin besonders schwer. Gründe dafür sind nicht bekannt. Möglicherweise wurde schlecht geträumt. Oder es kam tags zuvor zu starker Belastung. Viele Angstpatienten sind an Werktagmorgen vermehrt alleine: Dann nimmt ihre negative Selbstbeobachtung leicht überhand. Bei desolater psychischer Verfassung entsteht bei Angstpatienten der Eindruck, sie hätten einen besonders *schlechten Tag* erwischt. Um einem Panikanfall vorzubeugen, schränken sie sich noch mehr ein und gehen weniger aus. An anderen Tagen hingegen fühlen sie sich innerlich ausgeglichener und haben weniger Angst. An solchen *guten Tagen* trauen sie sich mehr und riskieren einiges.

Die folgende Grafik veranschaulicht die unterschiedliche Angstbereitschaft:

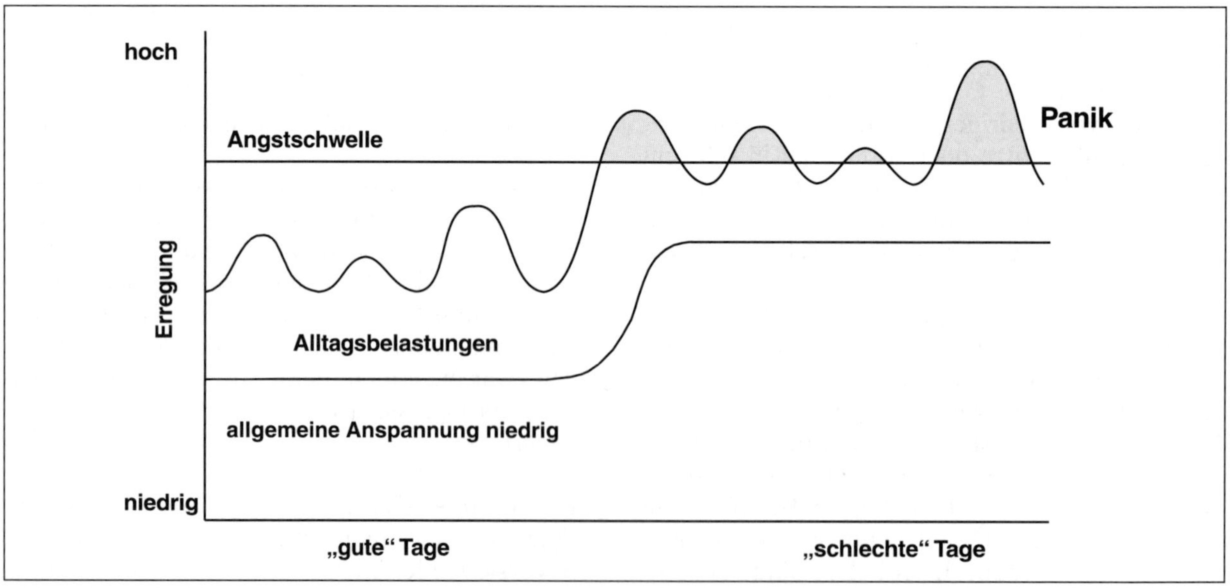

Modell für Stress- und Angstreaktionen im Alltag (vgl. Falloon, 1984; Margraf et al., 1990; Wittchen et al., 1993)

An guten Tagen ist das innere Erregungsniveau gering: Dann muß schon ein starkes Gefühl von Bedrohung aufkommen, um einen Panikanfall auszulösen. An schlechten Tagen ist die innere Anspannung hingegen hoch: Geringfügige Alltagsbelastungen können die Angstschwelle bereits überschreiten und den Angstpatienten in eine Panikattacke treiben.

Hyperventilation und Bauchatmung

Bei emotionaler oder körperlicher Belastung atmet der Mensch automatisch heftiger. Bei einigen ängstlichen Personen entsteht daraus die Vorstufe von Hyperventilation. *Hyperventilation* ist eine falsche Atemtechnik: Entweder wird zu heftig, zu flach oder zu hechelnd geatmet, zu tief oder zu intensiv, woraufhin es innerhalb von wenigen Minuten zu einem physiologischen Erregungszustand kommen kann, der als äußerst unangenehm erlebt wird, obgleich er ungefährlich ist.

Wie kommt es zu Hyperventilation? Die Atmung wird vom autonomen Nervensystem gesteuert und läuft reflexartig, automatisch, selbst während einer Ohnmacht oder im Koma. Ohne Training kann sie nur für kurze Zeit absichtlich beeinflußt werden, etwa 8 – 12 Atemzüge lang. Bei einem ausgewogenen Sauerstoff- und Kohlendioxyd-Spiegel haben wir eine rhythmische, ausgeglichene Atemtätigkeit. Bei hektischer, flacher Atmung wird zu viel Kohlendioxyd ausgestoßen. Dadurch kommt es zu einer empfindlichen Störung im Gleichgewicht zwischen Sauerstoff und Kohlendioxyd und zu einer Erhöhung des Säurespiegels in Blut und Hirnflüssigkeit. Wird über längere Zeit hyperventiliert, sinkt der Anteil von ionisiertem Kalzium im Blut. Eine Folge davon ist die Verengung von Gefäßen in Gehirn, Hirnstamm und Rückenmark. Dadurch werden Nervenzellen erregbarer und lösen physiologische Beschwerden aus, wie Schwindel, Kribbeln in Händen und Füßen, Herzrasen, Übelkeit, vorübergehende Sehstörungen, das Gefühl, neben sich zu stehen, oder gar Zittern und Muskelverkrampfungen, die im Extremfall zu einer sogenannten Pfötchenstellung der Hände und Füße führen können. Bewußt oder unbewußt bewerten manche Angstpatienten diese vegetative Erregung als bedrohlich und entwickeln Panik. Andere beginnen erst während eines Panikanfalls unbemerkt zu hyperventilieren und intensivieren damit das Panikerleben.

Damit Sie erfahren, wie harmlos Hyperventilieren ist, versuchen wir es am besten gemeinsam. Zusammen atmen wir absichtlich ½ Minute lang flach und hechelnd. Auf diese Weise erleben wir, wie schnell durch falsches Atmen vegetative Erregung aufkommen kann. Sobald wir wieder normal atmen, ebbt die Angst sofort wieder ab. Nach Abklingen dieses absichtlich hervorgerufenen Erregungszustandes werden Empfindungen verglichen. Überlegen Sie, ob Sie unter Angst vielleicht ein wenig hyperventilieren. Falls Sie während der Übung leichtes Unbehagen oder etwas Angst verspürten, können Sie sich dieser Angst in Zukunft stellen, indem Sie so oft willkürlich hyperventilieren, bis Sie sich daran gewöhnt haben und keinerlei Unbehagen mehr vor der damit verbundenen Erregung spüren. Nur Mut. Sie werden nicht lange dafür brauchen.

Der Erregungszustand bei Hyperventilation kann durch Atmen in eine Plastiktüte relativ schnell behoben werden, weil damit das ausgeatmete Kohlendioxyd wieder vermehrt eingeatmet wird. Noch eleganter können Sie sich mit der *Bauchatmung* behelfen, einer leicht erlernbaren, einfachen Atemtechnik. Das Grundprinzip besteht darin, locker und leicht mit dem Zwerchfell, das zwischen Brust und Bauch muskulös verankert ist, im Dreierrhythmus zu atmen: Einatmen, nach Möglichkeit durch die Nase, ausatmen durch den leicht geöffneten Mund und Atempause bei geschlossenem Mund. Wird überwiegend ruhig in den Bauch geatmet, bewegt sich das Zwerchfell beim Ein- und Ausatmen automatisch im selben Rhythmus mit, entfächert wie ein Blasebalg die unteren Rippen und bewegt die Lunge. Auch der Rumpf wird sanft mitbewegt. Bei dieser Atemtechnik kann es nicht zu Hyperventilation kommen.

Ihre Atemlenkung in den Bauch können Sie recht gut mit den Händen verfolgen: Eine Hand liegt auf dem Bauch und spürt das Ausdehnen der Bauchmuskulatur beim Einatmen und das Einziehen von Bauchmuskeln und Bauchnabel während des Ausatmens und der Atempause. Die andere Hand liegt auf der Brust und sollte sich bei der Bauchatmung im Idealfall kaum bewegen. Die meisten Angstpatienten atmen nach unseren Erfahrungen überwiegend in die Brust und haben damit eine viel zu flache Atmung. Diese unvorteilhafte Atemgewohnheit läßt sich mit einigem Üben korrigieren. Frauen, die Kinder zur Welt gebracht haben, sind für die Bewegung der Bauchmuskulatur sensibilisiert und lernen die Bauchatmung meist im Nu. Manche sportlich Aktiven tun sich auch nicht schwer damit. Bleiben Sie dran und üben Sie regelmäßig. Auch Sie werden es schaffen.

Um mit der Atmung lockerer und ruhiger zu werden, empfiehlt es sich mit der Yoga-Tradition in einem modifizierten Dreiertakt zu atmen:

> *Atmen Sie länger aus als ein*, vielleicht mit einem genüßlichen „aaaaaaaaaah", zählen Sie nach dem Ausatmen während der *Atempause* „21, 22, 23" *bis der Impuls zum* Einatmen *von ganz alleine wieder einsetzt.*

Beim Ausatmen lockern sich alle wichtigen Körpermuskeln und bleiben während der Atempause entspannt. Beim Einatmen hingegen geraten die Muskeln wieder unter Spannung.

Die bewußte Atemkontrolle im Dreiertakt erfordert viel Aufmerksamkeit. Aus diesem Grunde eignet sie sich sehr gut zum Einsatz bei beginnender Panik, denn Sie können – bei voller Konzentration darauf – nicht auch noch gleichzeitig über Ihre Befürchtungen grübeln. Je früher Sie auf die ersten Anzeichen einer beginnenden Panik achten und mit der Bauchatmung beginnen, desto besser können Sie *Kontrolle* auf Ihre *Angst* ausüben.

Möglichkeiten der Angstkontrolle

Grundsätzlich ist das *wichtigste Ziel* der Angstbehandlung, sich *nicht mehr von der Angst diktieren* zu *lassen, was Sie tun und lassen dürfen. Sie* bestimmen von nun, was getan und was gelassen wird. Sie gehen nach Möglichkeit auch alleine in die gefürchteten Angstsituationen – am besten in kleinen Schritten. Um die Konfrontation mit Ihren gefürchteten Situationen leichter zu bewältigen, könnten Sie Ihre Konzentration von den Angstgedanken weg auf etwas anderes richten. Damit nehmen Sie bereits Einfluß auf die beginnende Panik und hindern sich daran, vollends in den Teufelskreis der Angst zu geraten. Dieses Selbsthilfeverfahren gibt Ihnen das beruhigende Gefühl, nicht tatenlos Ihrer gefürchteten Katastrophe ausgeliefert zu sein.

Sie haben gehört, daß sich die Angst bei einem beginnenden Panikanfall innerhalb von 30 Sekunden bis 1 ½ oder 5 Minuten in Panik steigert (*Angstanstiegsphase*). Sie haben beim Aufkommen der ersten Paniksymptome demnach mindestens 30 Sekunden Zeit, um Ihre negativen Kognitionen, die ja Hauptmotor für das Hochschaukeln der Angst sind, zu unterbrechen. Das ist nicht leicht! Hängen Sie bloß nicht Ihren Katastrophengedanken nach, sondern konzentrieren Sie sich intensiv auf eine Beschäftigung, die mit Angst nichts zu tun hat. Dafür benötigen Sie zunächst viel Energie, bekommen aber allmählich das sichere Gefühl, die Angst beeinflussen zu können. Mit der Zeit lernen Sie wie von ganz alleine, der Angst auch ohne diese Konzentrationslenkung mit gutem Zureden den Boden zu entziehen. In der ersten Hälfte der Therapie sind Sie nach so einer Anstrengung allerdings erschöpft.

Die Bauchatmung ist eine körperbezogene Methode zur *Konzentrationslenkung*. Suchen Sie noch 2–3 weitere Möglichkeiten zur Angstkontrolle durch Aufmerksamkeitslenkung.

Als *kognitive Fertigkeiten* können Sie verschiedene Sinnes- und Gedächtnisübungen einsetzen, wie

- Lesen einer Zeitung, Zeitschrift oder eines spannenden Buches
- Beobachten von Leuten in der Bahn, Bäumen am Wegesrand, Auslagen in Geschäften
- Riechen an Obst oder Parfümfläschchen
- Schmecken eines scharfen Bonbons
- Betasten einer Tasche, eines Knopfes oder Reißverschlusses
- Revue passieren lassen von Auszügen aus einem Film oder einem Roman
- planen, was bei der Arbeit getan, zu Hause gekocht, eingekauft und erledigt werden muß
- vorwärts oder rückwärts zählen
- Rechenaufgaben oder Kreuzworträtsel lösen
- Gedichte aufsagen
- Singen, Pfeifen
- Musikhören usw.

An *körperbezogenen Fertigkeiten* kommen vielleicht in Frage:

- Progressive Muskelentspannung
- Bauchatmung
- Erledigung von Aufgaben, die Bewegung verlangen, Kraft kosten und deshalb gleichzeitig den Stresshormonspiegel rascher senken (Staubsaugen, Arbeitsregal ausräumen und sortieren)
- sportliche Betätigung, wie Joggen (notfalls auf der Stelle), Aerobik-, Gymnastikübungen oder ein Sprint auf dem Heimtrainer.

Medikamenteneinnahme

Wissenschaftlichen Studien zufolge setzen 25 – 45 % der Angstpatienten schon vor Beginn einer psychotherapeutischen Behandlung – meist auf wohlwollende Empfehlung ihres Arztes – Psychopharmaka ein. Darunter befinden sich vor allem Agoraphobiker, die besonders behindert sind.

Der Einsatz von angstdämpfenden Mitteln ist aber nichts anderes, als der unglückliche Versuch, die Angst unter Kontrolle zu halten. Medikamente beheben Angstsymptome nur auf Zeit, heilen aber nicht, denn an den ursächlichen und aufrechterhaltenden Bedingungen der Angst wird nicht gerüttelt. Im Gegenteil, zusätzlich werden noch unerwünschte Nebenwirkungen hervorgerufen. In jedem Fall ensteht eine psychologische Abhängigkeit. Bei der Einnahme von Beruhigungsmitteln oder Tranquilizern, wie sie auch genannt werden, entwickeln die meisten Patienten darüber hinaus sogar eine körperliche Abhängigkeit oder Sucht.

Im Grunde genommen ist die Medikamenteneinnahme nichts anderes als eine Flucht in die Betäubung: Dadurch wird Angst gemieden. Auch hier entsteht wieder die bekannte Bumerangwirkung: Meideverhalten hält die Angst nur aufrecht, wenn sie dadurch nicht sogar verstärkt wird. Außerdem werden Leber und Nieren auf Dauer belastet.

Was für Medikamente sind Beruhigungsmittel, Antidepressiva und Neuroleptika?

Beruhigungsmittel oder Tranquilizer, wie etwa die Benzodiazepine (mit dem Wirkstoff Alprazolam z. B.), wirken binnen 20 – 30 Minuten spürbar angstdämpfend und sind im allgemeinen gut verträglich. Sie machen jedoch die meisten Konsumenten süchtig; das heißt, nach dem Absetzen entstehen heftige Entzugserscheinungen. In einigen Fällen wurden nach der Einnahme entgegengesetze oder paradoxe Wirkungen beobachtet in Form einer Zunahme der Angst. Bei Dauereinnahme nimmt die Toleranz des Körpers zu und es muß nach und nach mehr eingenommen werden.

Eine Reihe von *Antidepressiva* – trizyklische (z. B. mit dem Wirkstoff Imipramin) oder selektive Serotonin-Wiederaufnahme-Hemmer – wirken nicht nur aufhellend und damit antidepressiv, sondern auch beruhigend und ermüdend. In den ersten 4–6 Wochen kontinuierlicher Einnahme können physiologische Nebenwirkungen auftreten, wie Schwindel, Benommenheit oder Übelkeit, die sich dann meist wieder legen. Neuere Antidepressiva haben kaum Nebenwirkungen und führen auch nur geringfügig zu Gewichtssteigerung und Schwächung der sexueller Lust. Aber sie sind in ihren Wirkungen noch nicht so gut erprobt und wissenschaftlich abgesichert wie die herkömmlichen Antidepressiva. Da sie *kein* Suchtpotential haben, werden sie in den letzten Jahren zunehmend in der Behandlung von Ängsten und Schlafstörungen eingesetzt. Anders als Beruhigungsmittel wirken sie nicht sofort, sondern erst nach einer regelmäßigen Einnahme von 2 – 3 Wochen Dauer. Sie können nicht eben mal zwischendurch, also punktuell, eingenommen werden. Also, falls medikamentöse Hilfe dringend erforderlich ist: Nur Antidepressiva einsetzen!

Antidepressiva der Gruppe *MAO-Hemmer* (Monoaminoxydasehemmer) wirken nicht sehr beruhigend und angsthemmend.

Neuroleptika werden Menschen mit psychotischen Störungen verabreicht. Sie sind kein angemessenes Medikament für die Behandlung von Panikerleben.

ß-Blocker wirken blutdrucksenkend und kreislaufstabilisierend. Damit bleibt der Stresshormonpegel niedriger und die körperliche Angstsymptomatik geringer. Nebenwirkungen können Durchblutungsstörungen sein. Bisweilen werden sie von Leuten genommen, die öffentliche Auftritte haben, z. B. Examenskandidaten, Schauspieler oder Sänger. Nach subjektiver Einschätzung vieler Angstpatienten soll die angstdämpfende Wirkung von Beruhigungsmitteln und Antidepressiva jedoch wesentlich höher sein.

Grundsätzlich wird eine *Angstbehandlung möglichst ohne Psychopharmaka* durchgeführt. Ausnahmen müssen in Absprache mit dem Therapeuten und dem behandelnden Arzt unter zwei mißlichen Umständen des öfteren gemacht werden:

1. Muß jemand in eine furchtbare Angstsituation, die er vorher zum Üben nicht aufsuchen konnte, wäre für den ersten Versuch ein dämpfendes Mittel vertretbar. Interkontinentale Flugreisen sind ein Beispiel dafür. Schon bei der bloßen Vorstellung, 8 – 10 Stunden fliegen zu müssen, fühlen sich Flugangstpatienten ausgeliefert und hilflos. Aufgrund ihrer starken Erwartungsangst meiden sie lieber das Fliegen. Für den Hinflug, der zu einer Überflutung von Angst führen kann und damit zu einer unfreiwilligen, massierten Angstübung wird, hilft am wirkungsvollsten eine Kombination von Angstbewältigungsschritten und einem angstdämpfendem Beruhigungsmittel, das aber vor der Reise der Verträglichkeit halber einmal ausprobiert werden sollte. Hilfreich dürfte außerdem Selbsthilfeliteratur speziell gegen Flugangst sein (z. B. „Mut zum Fliegen. Wie Sie Ihre Flugangst bewältigen." von H. Müller-Ortstein und H.-P. Baumeister. Berlin: Ullstein, 1997). Auf dem Rückflug sollte das Mittel nicht

mehr eingenommen werden, denn die Erfahrung, daß nichts Schreckliches passiert, wurde ja bereits gemacht.

2. Hat eine Person mit besonders schweren agoraphobischen Ängsten weder Kraft, noch Courage, Angstsituationen alleine aufzusuchen, und schafft sie es auch nicht in Begleitung einer Bezugsperson, dann wäre zu überlegen, ob sie nicht eher den Mut aufbringt mit Hilfe einer künstlichen Dämpfung. Sie könnte einige Monate ein Antidepressivum einnehmen, das für innere Ruhe sorgt und damit etwas Sicherheit vermittelt für die ersten Angstbewältigungsschritte. Sobald wie möglich sollte aus Gründen der psychologischen Abhängigkeit das Medikament jedoch wieder abgesetzt werden – am besten wiederum in kleinen Schritten.

Mit Psychopharmaka allein können Angststörungen nicht erfolgreich behandelt werden. Die Forschung zeigt, daß nach Absetzen von Beruhigungsmitteln und Antidepressiva die überwältigende Mehrheit, etwa 90 %, der Angstpatienten wieder panikartige und agoraphobische Ängste entwickeln.

3 Dritte Übungseinheit

Überblick über die dritte Übungseinheit

3a) Erfahrungsaustausch: Raum lassen für *Angstbewältigungserlebnisse* und besonders heftige Angstanfälle. Explorative Hilfe geben für die Einschätzung kognitiver Verzerrungen.

3b) Systematische Denkfehler: Untersuchung der *systematischen Denkfehler* (in Anlehnung an A.T. Beck, 1976) bei der Wahrnehmung, Bewertung und Befürchtung von Angstsituationen, der fehlerhaften Informationsverarbeitung und des Glaubens an negative Konzepte. Dazu gehören:

- Willkürliche Schlußfolgerungen
- selektive Verallgemeinerung
- Übergeneralisation
- dichotomes, Alles-oder-nichts-Denken ohne Abstufungen
- Personalisierung
- verabsolutiertes Denken mit überhöhten Anforderungen an die eigene Person
- („immer", „niemals", „ich muß").

3c) Negative automatisierte Gedanken: *Korrektur* und *Kontrolle* von *negativen automatisierten Gedanken* durch

- Entdecken der Angstthemen hinter dem Panikerleben (Angst vor Kollaps, Herz- oder Erstickungstod, Kontrollverlust, Verrücktwerden und dem negativen Urteil der Leute)
- Durchsprechen der schrecklichen Folgen, die befürchtet werden („Was würde eigentlich passieren, wenn ich tatsächlich umkippe?") als Konfrontationsübung
- Veränderung der fehlerhaften Informationsverarbeitung durch reattribuieren und neu bewerten zur Entkatastrophisierung
- Entwicklung von Selbstinstruktionen für optimistisch formulierte Kognitionen als Ersatz für negative automatisierte Gedanken
- Selbstverstärkung mit Hilfe positiver Selbstverbalisationen
- Autosuggestionen in Trancesprache („Ich bin ruhig", „Ich schaffe die Angst")

3d) Todesangst: Exkurs über das dominierende Angstthema *Todesangst*

3e) Bauchatmung: Wiederholung der *Bauchatmung*

3f) Hausaufgaben:

- Literatur über fehlerhafte Logik und Angst vor dem Tod lesen; auf falsche Logik bei Erwartungsangst, Panik und negativen Gedanken achten
- im Angsttagebuch festhalten, welche ersten körperlichen und kognitiven Kennzeichen von Panik hochkommen und mit welcher Art Konzentrationslenkung der Panikanfall aufgefangen werden kann
- PME und Bauchatmung üben.

3g) Progressive Muskelentspannung, Teil 3: Brust, Bauch, unterer Rücken.

3.1 Hinweise für Therapeuten

3a) Erfahrungsaustausch: Der Therapeut achtet darauf, daß auch zurückhaltende Klienten mit ihren Expositionserfahrungen zu Wort kommen und genügend Gelegenheit haben, um über Panikerlebnisse und Bewältigungsversuche zu sprechen. Unter Umständen muß er sie ein wenig aus der Reserve locken. Die Eintragungen in das Angsttagebuch bieten sich als Gesprächsstoff an. Zur Einstimmung auf die Hauptthematik der Sitzung, „negativ verzerrte Kognitionen", macht der Therapeut nun besonders auf Fehlinterpretationen aufmerksam.

3b) Systematische Denkfehler und **3c) Negative automatisierte Gedanken:** Emotionale Reaktionen, Motivationen und beobachtbares Verhalten werden durch kognitive Prozesse gesteuert (vgl. Patienteninformationen, S. 92). Bei Panik- und Agoraphobiepatienten haben sich unrealistische negative Denkmuster oder typische, idiosynkratische „automatisierte Gedanken" eingeschlichen, die in ängstlichen Personen Panikbereitschaft hochschaukeln. Negative *automatisierte Gedanken* (Beck et al., 1992a)

- treten reflexartig auf, ohne vorausgehendes Überlegen, und unterliegen nicht der willentlichen Steuerung
- perseverieren, dauern manchmal den ganzen Tag und sind schwer auszuhalten
- sind immer unvernünftig und dysfunktional
- obwohl bizarr, wirken sie dennoch plausibel und werden vom Angstpatienten kritiklos anerkannt
- selbst wenn sie in Wirklichkeit zu absolut, extrem, unzuverlässig und realitätsfremd sind.

Auch Ellis (1977) spricht von ungünstig wirkenden „internalisierten Mitteilungen" oder „Selbstmitteilungen", also von negativen Inhalten, die sich Patienten selbst sagen. Er konzentriert sich bei der von ihm entwickelten rational emotiven Therapie auf dazwischengeschaltete, dysfunktional wirkende negative Kognitionen, die sich oft aus dem Wertesystem des Patienten herleiten lassen. Beck (1976) zieht es jedoch vor, von automatisierten Gedanken zu sprechen, weil dieser Begriff auch die Erlebnisweise dieser negativen Kognitionen wiedergibt.

Mit seinem kognitiv-therapeutischen Ansatz will Beck dazu verhelfen, automatisierte Gedanken als selbstschädigend zu entlarven, abzustellen oder zu verändern, indem er sie wie den logischen Ablauf einer Hypothesenüberprüfung behandelt, der mehr auf konkrete Informationen als auf innere Prozesse abzielt. Nach längerer Beobachtung und Überprüfung der eigenen Gedanken gelingt es vielen Angstpatienten allmählich, diese negativen Kognitionen objektiver zu bewerten. Damit distanzieren sie sich von ihnen und sind nun eher in der Lage, zwischen ihrer Meinung, die einer Verifizierung bedarf („ich glaube"), und einer unwiderlegbaren Tatsache („ich weiß") zu unterscheiden (Beck, 1976). Auf diese Weise entfernen sie sich langsam von ihren katastrophisierenden Denkschemen, die immer auf die eigene Person bezogen sind (Personalisierung), und um die sich alles dreht.

Angstpatienten brauchen nach unseren Erfahrungen, im Gegensatz zu primär depressiven Klienten, nicht unbedingt schriftlich mit der Drei-Spaltentechnik (1. Ereignis, 2. subjektive Auslegung mit fehlerhafter Logik, 3. andere denkbare, wirklichkeitsnahe Interpretationen) von Beck et al. (1992a) zu arbeiten. Meist reicht es aus, die systematischen Fehlinterpretationen aus den Angstprotokollen im Gruppen- oder Einzelgespräch zu korrigieren. Nur in beharrlichen Fällen, wo irrationale Kognitionen sich keineswegs bewegen, müssen dysfunktionale Kognitionen systematisch und konzentriert umgestaltet werden.

Angstpatienten machen in der Regel Halt beim Panikerleben und hinterfragen nicht, wovor sie genau Angst haben, das heißt, sie denken ihre panikartige Angst nicht zu Ende. Sie lassen sich gewöhnlich mühelos auffordern, über ihre hypothetischen Angstthemen zu reden. Schwieriger wird es, mit ihnen darüber nachzudenken, *was schlimmstenfalls geschehen könnte*, z. B. was passiert, wenn der Klient im Theater oder Flugzeug die Kontrolle über sich verliert. Da die meisten Angstpatienten noch gar nicht in Ohnmacht gefallen sind oder irgend eine andere gefürchtete Katastrophe tatsächlich erlebt haben, wird im Grunde genommen damit eine wirklichkeitsnahe Zukunftsprogression gemacht. Detailliertes Ausmalen der mutmaßlichen Katastrophe ist somit gleichzeitig eine *Konfrontationsübung* für Angstpatienten auf der verbal-kognitiven Ebene. Diese Wirkfaktoren sollten transparent gemacht werden. Sie führen bei vielen Klienten in wirkungsvoller Weise zu einer Desensibilisierung gegenüber dem Panikerleben.

Entsprechend wird konvergent zu den automatisierten Gedanken gemeinsam überlegt, welche *wohlwollenden*, optimistisch gehaltenen *Formulierungen* für die Klienten angemessen wären. Diese werden in Form von Selbstinstruktionen bewußt gegen die spontan aufkommenden negativen Bewertungen eingesetzt, möglichst sogar gegen sie eingetauscht. Mit dieser Vorgehensweise können die meisten Klienten das Aufkommen von Befürchtungen besser unterbinden. Schließlich lernen sie noch, ihr Bemühen mit *positiven Selbstverbalisationen* zu honorieren und auf diese Weise zu verstärken. Sie müssen aber wissen, daß monatelanges Training notwendig ist, um die konstruktiven Kognitionen zu habituieren.

Schließlich lassen sich positiv formulierte kurze Sätze in Trancesprache (Erickson et al., 1993) bilden, die Angstpatienten sich in Momenten starker Erregung in autosuggestiver Absicht sagen, um ruhiger und gefaßter zu werden.

3d) Todesangst ist das kardinale Angstthema bei Panik- und Agoraphobiepatienten: In der von uns durchgeführten Untersuchung äußerten 91 % der befragten Angstpatienten Angst vor dem Sterbeprozeß oder Tod: 58 % fürchteten sich vor einem Herztod, 11 % vor einem Tod durch Ersticken und 22 % hatten Angst vor beiden Todesarten. Demgegenüber zeigten 78 % (Mehrfachnennungen) Angst vor schwerer Krankheit (Herzinfarkt, Krebs, AIDS usw.), 57 % hatten Angst, die Kontrolle über sich zu verlieren, und 30 % fürchteten sich vor dem negativen Urteil der Leute.

„Tod“ und „Sterben“ ist der Inbegriff von Angst (Strian, 1995). Besonders bei Angstpatienten scheint der Tod eine große Bedrohung ihrer menschlichen Existenz darzustellen. Aus diesem Grund wird auf das Thema eingegangen und den Gruppenteilnehmern eine kurze Abhandlung zum *Thema Tod* zur Lektüre mitgegeben. Der Therapeut achtet darauf, daß die Vorstellungen von schwerer Krankheit, Tod und Sterben möglichst konkret diskutiert und durch Erfahrungsberichte der Klienten aus ihrem mitmenschlichen Umfeld belebt werden. Das Gespräch über dieses Thema wird für viele Angstpatienten zu einer Konfrontationsübung, weil sie größtenteils gewohnt sind, Tod und Sterben zu verleugnen.

In den Gesprächen über Sterben und Tod zeigt sich, wieviele von ihnen in den Jahren vor Ausbruch der Angststörung letale Erkrankungen und Sterben von Nahestehenden miterlebt haben. Ob es mehr Todesfälle waren, als in der Normalbevölkerung erlebt werden, ist schwer zu sagen. Zumindest belasten sie diese Erlebnisse außerordentlich, denn sie wurden von diesen Ereignissen, wenn nicht bewußt, dann doch vorbewußt, in Angst und Schrecken versetzt. Wahrscheinlich haben diese Erfahrungen bei vielen nicht nur Todesangst ausgelöst, sondern auch die interozeptive Wahrnehmung verschärft und damit den Boden frei gemacht für die Entwicklung von Panik. Vermutlich hat zudem ein erheblicher Teil von ihnen im Kindesalter unter Trennungsangst gelitten. Ob sie sich heute noch immer davor fürchten, endgültig Abschied zu nehmen und alleine mit dem Leben fertig zu werden?

Im Falle einer ausufernden Diskussion faßt der Therapeut den Gesprächsgehalt zusammen und führt zum nächsten Punkt über.

3e) Bauchatmung: Manche Angstpatienten arbeiten erfolgreich mit der *Bauchatmung*, andere weniger. Haben einzelne Angstpatienten erst ein bis zwei wirkungsvolle Möglichkeiten zur Kontrolle der aufkommenden Angst entwickelt, lohnt sich die Arbeit an der Bauchatmung, denn sie ist eine besonders wirkungsvolle Hilfe bei der Kontrolle von flacher und hektischer Atmung. Das hat wiederum Auswirkungen auf die Intensität des Panikerlebens. Andere heftige Emotionen, wie Ärger und Hilflosigkeit, können ebenfalls mit ihr beschwichtigt werden. Der Vorteil dieser körperbezogenen Vorgehensweise liegt darin, daß die Klienten keinerlei Accessoires benötigen. Deshalb kann sie, ebenso wie die progressive Muskelentspannung, in nahezu jeder Lebenslage zur Selbstkontrolle eingesetzt werden.

3f) Hausaufgaben: Die Angstpatienten werden ermutigt, ganz gezielt auf negative Verzerrungen bei der Informationsverarbeitung ihrer panikbezogenen Kognitionen zu achten und bei falscher Logik sofort modifiziernd einzugreifen. Bei der Angstbeobachtung achten sie weiterhin auf die initialen körperlichen oder kognitiven Anzeichen eines beginnenden Erregungszustandes. Gleichzeitig experimentieren sie mit verschiedenen Möglichkeiten der Konzentrationslenkung.

3.2 Patienteninformationen

Systematische Denkfehler und ihre Korrektur

Kognitive Prozesse – Gedanken, Vorstellungen und Fantasien – rufen emotionale und körperliche Empfindungen hervor. Beim Teufelskreis der Angst klang bereits an, wie wichtig die Bewertung von physiologischen Beschwerden und Angstsituationen ist. Werden oft harmlose Reize als Gefahrensignale interpretiert und gleich das Schlimmste angenommen, gerät der Mensch leicht in Panik. *Angst* wird im wesentlichen kognitiv gesteuert und *entsteht im Kopf.* Bewertet eine Person mit agoraphobischer Angst ihre Angstsituationen als bedrohlich, bekommt sie schreckliche Angst und einen Drang nach Sicherheitsabstand, woraufhin sie höchst wahrscheinlich das Weite sucht.

Derartige negative Kognitionen entstehen durch fehlerhafte Informationsverarbeitung. Sie wird von falschen Denkmustern und von reflexartig aufkommenden, unrealistischen Gedanken aufrechterhalten. Es sind negative *„automatisierte Gedanken"*, die intensive Gefühle von Panik, aber auch depressive Verstimmungen hervorrufen können. Sie sind nicht nur unangenehm und schmerzhaft, sondern schränken auch das Wohlbefinden ein und behindern einen bei wichtigen Vorhaben. Auch Ihre automatisierten negativen Gedanken werden ausgesprochen selbstschädigend sein.

Folgende *systematische Denkfehler* kommen bei fehlerhafter Informationsverarbeitung von Angstreizen und Panikgedanken vor:

1. *Willkürliche Schlußfolgerungen* werden voreilig gezogen, ohne daß genügend Beweise vorliegen. „Ich bekomme einen Herzinfarkt", wurde bei Herzstolpern irrtümlicherweise geschlußfolgert, obwohl der Kardiologe beim Belastungs-EKG vor kurzem keinen krankhaften Befund feststellen konnte. Oft sprechen objektive Beweise sogar ausdrücklich gegen die vom Betroffenen gezogenen Schlußfolgerungen. Oder eine ängstliche Person wertet ein „Kloßgefühl im Hals", das ganz unterschiedliche Auslöser haben kann und im allgemeinen völlig harmlos ist, als sicheres Vorzeichen eines drohenden Erstickungstodes und gerät in heillose Panik.

2. Heftige Panik, die in einer bestimmte Angstsituation einmal aufkam und traumatisierend wirkte, wird künftig in ähnlichen Situationen durch *Übergeneralisieren* fast zwangsläufig erwartet. So befürchtet jemand, der im Bus Panik erlebt hat, nun auch im Zug oder beim Autofahren einen Angstanfall. Aufgrund dieser Erwartungsangst wird er diese Situationen meiden. Oder er sucht sie nur äußerst vorsichtig auf, immer bereit zur Flucht. Oder jemand erwartet dieselbe Blamage in Prüfungen, Vorstellungsgesprächen oder Gruppendiskussionen, die er als Oberstufenschüler während eines Referats erlebt hat.

3. Beim *Alles-oder-nichts-Denken* oder Schwarz-Weiß-Malen wird die Bedeutung eines Ereignisses völlig überschätzt oder erheblich unterschätzt. Das Herzrasen vom Treppenlaufen wird überzogen als Alarmzeichen für einen Herzanfall gewertet. Oder ein Panikpatient meint, er habe sich hoffnungslos blamiert, weil er aus Panik die Party fluchtartig verließ. Möglicherweise haben die anderen seinen Angstanfall nicht einmal zur Kenntnis genommen.

4. Mit *Personalisierung* ist die Bereitschaft des Angstpatienten gemeint, viele Ereignisse auf sich zu beziehen. Stirbt z. B. jemand im Bekanntenkreis an Darmkrebs, versetzt er sich derart intensiv in das Elend des Patienten hinein, daß er sich bald selbst von Krebs bedroht fühlt; wird von einem Flugzeugabsturz in den Medien berichtet, befürchtet er dasselbe für seinen bevorstehenden Flug; liest er den Beipackzettel eines Medikaments, verspürt er sofort einen Teil der Nebenwirkungen.

5. Mit *absolutem Denken* wird die Neigung von Menschen unter emotionalem Druck bezeichnet, viele Erfahrungen in eine von nur zwei entgegengesetzten Bewertungen einzuordnen, wie „gut oder schlecht", „sicher oder gefährlich", „immer oder niemals", „ich muß oder ich kann nicht", „ich bin perfekt oder ich versage". Bei derart extremistischem Denken sind Abstufungen, wie „manchmal" anstatt „niemals", überhaupt Zwischentöne, Relativierungen und abwägendes Urteil nicht mehr möglich. Nicht selten kommt es dadurch zu ziemlich grobstrukturiertem, undifferenziertem und häufig sogar vorurteilsgeladenem Denken. Damit wird die Vielschichtigkeit und Besonderheit des menschlichen Urteilsvermögens auf zwei entgegengesetzte Pole eingeengt und einseitig auf dem negativen Pol Platz genommen. Entsprechend elendig fühlt sich die betroffene Person dann auch.

Fehlerhafte Informationsverarbeitung muß nicht immer in gedankliche, sprachliche oder verbalisierte Form gekleidet sein: Auch einseitig negative Bilder oder kognitive Sinneserlebnisse, wie schlechte Gerüche oder düster melancholische Melodien, rufen negative Gefühle hervor, die extrem unangenehm sein können. Bilder und Imaginationen haben eine besonders starke Suggestivwirkung.

Vergessen Sie nicht: Solche kognitiven Verzerrungen rufen höchstens Angst und Panik in Ihnen hervor, nicht aber die gefürchteten Katastrophen herbei. Gedanken, wie „ich falle in Ohnmacht" oder „ich schnappe über" zünden Angst; sie sind aber nicht das Ergebnis von bestimmten äußeren Umständen, die zum Kollaps führen, sondern existieren nur als Horrorvorstellung in Ihrem Kopf. Oder sind Sie wirklich schon einmal durch Angstgedanken umgefallen oder psychisch krank geworden?

Korrekturmöglichkeiten

Ihre Kognitionen sind Ihrem eigenen Willen unterstellt und können bewußt, verändert werden. Zunächst müssen Sie Ihre automatisierten Gedanken erkennen und als systematische Denkfehler entlarven. Dazu dient die Spalte „negative Gedanken wortwörtlich" im Angsttagebuch. Ihre typischen negativen Kognitionen rasten bereits ein, sobald Sie sich eine Angstsituation nur vorstellen. Probieren Sie es. Anschließend können Sie die unerwünschten Kognitionen korrigieren oder abstellen. Es ist allerdings sehr mühsam, eine kognitive Gewohnheit, wie die „Angst vor der Angst", zu verändern. Zudem sind Sie sich dabei selbst überlassen, denn Ihre Gedanken sind frei und kein Außenstehender sieht Ihnen Ihre Kognitionen an. Folglich kann auch keiner behilflich sein bei der Kontrolle Ihrer negativen Gedanken. Sie können das nur in Selbsthilfe machen.

Halten Sie Ihre negativen Gedanken beim Panikgeschehen mit Hilfe von *Selbstbeobachtung* wortwörtlich im Angsttagebuch fest. Sie werden sehen, sobald physiologische Beschwerden oder negative Kognitionen in Ihnen hochkommen, schalten sich diese verheerenden Denkmuster gewohnheitsmäßig ein: „Herzstolpern kündigt Herztod an"; „bei der Atemnot ersticke ich gleich". Ihre Vernunft wird ausgeschaltet und Sie geraten in den teuflischen Strudel der Angst.

Anschließend suchen Sie nach dem hinter der Angst stehenden Thema – es können auch mehrere sein. Gleichzeitig erfahren Sie, wovor Sie Ihre panikartige Angst warnen will und welche Sicherheiten Ihnen fehlen. Als *Angstthemen* kommen infrage:

- Angst vor Kollaps, schwerer Krankheit, Herz- oder Erstickungstod
- Angst vor Kontrollverlust, entweder durch Ohnmacht in aller Öffentlichkeit oder durch Verrücktwerden
- Angst vor der Reaktion der Leute, wenn Sie zusammenbrechen; einmal vor ihrem negativen Urteil, z. B. könnten Sie für einen Alkoholiker gehalten werden, oder davor, daß man Sie einfach liegen (und sterben?) läßt.

Denken oder sprechen Sie die gefürchteten schrecklichen Folgen sachlich und konsequent durch. Erstaunlicherweise schrecken viele Angstpatienten davor zurück, obwohl dieses Durchsprechen alles andere als schädlich ist, sondern eher heilend wirkt. In der Therapie stellt sich oft erst heraus, wovor Sie genau panische Angst haben. Viele Leidensgenossen, die z. B. Angst vor Ohnmacht haben, wissen gar nicht, daß sich dahinter meist Todesangst verbirgt.

Dieses sachliche Durchsprechen der gefürchteten Folgen führt gleichzeitig zur Konfrontation mit der Angst. Erleichternde Wirkung ist die Folge, denn in dem Gespräch erleben Sie nochmals deutlich, daß Ihre Erwartungsangst keine gefährlichen Konsequenzen hat. Endlose *Problemgespräche* mit Vertrauten, in denen *nur* über die Angststörung *geklagt* wird, *belasten unnötig,* zumal systematische Denkfehler dabei hochaktiv sind. Sie werden dadurch ordentlich trainiert und immer mehr gefestigt. Genau das wollen Sie aber nicht.

Unterziehen Sie Ihre automatisierten negativen Gedanken einer *kritischen Realitätsprüfung*. Untersuchen Sie die angstverzerrten Kognitionen nach den 5 systematischen Denkfehlern. Entscheiden Sie, ob sie jeweils wirklichkeitsnah oder unlogisch sind. Z. B. könnte das automatisierte Gedankenschema „ich habe Herzrasen, mir droht ein Herzinfarkt" hinterfragt werden, indem sie sämtliche relevanten Umstände in Betracht ziehen; wie etwa „Es könnte von der Anstrengung beim hastigen Laufen zur Bushaltestelle herrühren" oder/und „...von dem Kaffee, den ich vorhin trank", „Außerdem habe ich heute nacht sehr wenig geschlafen", oder „Ich hatte die unangenehme Vorstellung, gleich in den überfüllten Bus steigen zu müssen".

Anstatt die extremistischen, überzogenen und katastrophisierenden wörtlichen Gedanken („jetzt geht es gleich zuende mit mir") einfach stehen und wirken zu lassen, werden für eine Neubewertung Ihrer Befürchtungen wirklichkeitsgerechte und optimistische Formulierungen gesucht, wie „ich bin gesund laut Arzt", „gleich geht's besser", um sie bereit zu haben für künftige kognitive Auslöser von Panikanfällen. Von nun an werden negative automatisierte Gedanken sofort ausgewechselt gegen ermutigende wohlwollende Formulierungen. Wenn Sie das ganz regelmäßig durchhalten, entsteht daraus nach einigen Monaten eine neue kognitive Gewohnheit.

Darüber hinaus können Sie *ermutigende* und *verstärkende Wendungen* suchen, wie „Ich schaffe es!" oder „Gut gemacht!", die Sie bei der Angstbewältigung einsetzen können. Erbauliche Selbstgespräche (Autosuggestion) wirken nämlich genauso wie ermunternde Worte von anderen (Fremdsuggestion). Sie sollten sich mehr Gutes sagen und bewußt auf sich hören lernen. Angenehme, kleine Formeln, wie „Ich bin ganz ruhig", „Die Angst geht vorüber", „Ich bin stark" usw. können Sie zu Beginn und im Verlauf eines Panikanfalls einmalig oder beliebig rhythmisch und ein wenig selbstbeschwörend wiederholen. Um eine selbstsuggestive oder *selbsthypnotische Wirkung* zu gewährleisten, dürfen diese Formeln jedoch weder umständlich, noch verneinend formuliert sein, wie z. B. „Es wird mir schon nichts geschehen", oder „Bis jetzt ist noch keiner an Angst gestorben", sondern der besseren Eingängigkeit wegen schlicht, melodisch und positiv.

Angst vor schwerer Krankheit und Tod

Angst vor Krankheit und Tod ist nicht neu. Lebewesen sind und bleiben einmalig und vergänglich, Krankheit und Tod unausweichlich. Wir haben keinen Einfluß darauf. Die offensichtliche Zunahme von Panikstörung und Agoraphobie, deren Themen hauptsächlich um schwere Krankheit und Sterben kreisen, sind möglicherweise Anzeichen eines Wertewandels in der Einstellung gegenüber Erkrankung, Behinderung und Tod.

Im Vergleich zur ersten Hälfte des 20. Jahrhunderts leben wir heute in Friedenszeiten: In jungen Jahren wird weniger gestorben. Trotzdem erscheint vielen die eigene Umwelt bedrohlich, vielleicht als Folge des täglichen Miterlebens von Katastrophen weltweit auf dem Bildschirm. (Hierbei kann beobachtet werden, wie systematische Denkfehler entstehen.) Und weil im medialen Zeitalter Wissen, Technik und Konsum unüberschaubar geworden sind, fühlen sich viele bedroht, trotz aller Sicherheitsvorkehrungen um uns herum. Dem Einzelnen wird viel Konsum und Entfaltung ermöglicht. Konsum steigert den Drang, bloß nichts zu verpassen, wodurch die Lebensführung der meisten immer hektischer wird. Auf diese Weise werden Menschen stressanfällig. Panik ist eine Variante von Stresserleben: Körperliche Höchsterregung und schrille Alarmreaktionen passen gut in die Hektik unserer Zeit.

Zudem ist der Anspruch an Gesundheit und ein langes Leben enorm gestiegen im Laufe des 20. Jahrhunderts. Ein Grund dürfte die Verbesserung der medizinischen Heilkunst und Technologie sein, die mittlerweile die meisten Krankheiten kontrolliert. Somit werden Epidemien und Sterben in jungen Jahren weitgehend verhindert. Aber obgleich der Tod besser, denn je, aufgehalten werden kann, erscheint er vielen Menschen umso aufdringlicher und bedrohlicher. Ihm begegnen sie täglich in den Nachrichten auf dem Fernsehschirm. In sensiblen Menschen wirkt er spürbar oder unterschwellig nach. An Straßenecken wird viel über schwere Erkrankungen geredet.

Folglich darf es nicht Wunder nehmen, wenn empfindsame oder ängstliche Personen sich zunehmend belauern aus Angst vor Krankheit, nachdem sie sich zutiefst erschrocken haben über den Tod von Nahestehenden, erst recht, wenn sie auch noch unter anderen Belastungen stehen, die sie in physiologische Erregung versetzt haben. Sie haben das Vertrauen in den eigenen Körper verloren und können die Angst vor dem Tod nicht mehr in Schach halten. Selbst religiös gebundenen Menschen kann es so ergehen. Oft wissen sie gar nicht, daß sie in Wirklichkeit den Tod fürchten, obwohl sie vieles tun, um sich davor zu schützen: Sie schonen sich übertrieben, riskieren zunehmend weniger, ziehen sich von ihren Freunden zurück, weil sie nicht mehr Schritt halten können mit deren Unternehmungen, laufen bei kleinsten Anzeichen von Krankheit zum Arzt usw.

Eine Folge der verbesserten gesundheitlichen Versorgung der Bevölkerung ist die stärkere Verlagerung von Epidemien und anderen körperlichen Erkrankungen auf psychosomatische und psychische Störungen. Aufgrund der gesellschaftlichen Arbeitsteilung wird Sterben und Tod aus der Familie ausgegrenzt: Schwere Krankheiten führen zur Krankenhausversorgung. Gestorben wird oft auf hochtechnisierten Intensivstationen, nicht selten ohne Anwesenheit von Angehörigen. Das Geschäft mit der Bestattung besorgen Beerdigungsinstitute. Kinder werden nicht mehr mit dem Sterben im Elternhaus konfrontiert; sie werden oft von Krankenhausbesuchen und Beerdigungen ferngehalten. Damit verlieren sie den Bezug zum Sterben. Sterben und Tod werden nicht nur unge-wohnt, sondern erscheinen auch ungeheuerlich. Für nicht wenige ist Sterben zur Katastrophe geraten.

In hochtechnologisch-naturwissenschaftlich orientiertenen, pluralistischen Gesellschaften geht der religiöse Glauben zurück und immer weniger Menschen glauben an ein Fortleben nach dem Tod. Umso ermutigender sind die geradezu unglaublichen Schilderungen der Nahtod-Erfahrungen von Menschen, die bei einem Unfall oder während einer Operation klinisch tot waren. Sie schildern in kulturübergreifend ähnlicher Weise und doch im Detail höchst individuelle Erfahrungen jenseits der Bewußtseinsgrenze, der irdischen Realität und des gewohnten Zeitablaufs. Sie verlassen ihren Körper, nehmen mit allen Sinnen wahr, wie sich das medizinische Team um ihre Rettung bemüht, schweben durch die Wand des Raumes, werden von einem Lichtwesen durch eine tunnelartige Übergangszone in eine wunderbare, strahlend weiße Lichtwelt geführt und erleben dort ein bislang unbekanntes, außerordentlich intensives Glücksgefühl. Manche sehen ihr Leben vor sich ablaufen wie in einem Film, andere begegnen verstorbenen Verwandten. Am Ende ist die plötzliche Rückkehr in den Körper nicht immer erwünscht. Diese transzendierende Tiefenerfahrung ist für Betroffene ungemein tröstlich und verändert ihr Leben entscheidend. Ab da haben sie keine Angst mehr vor dem Tod und glauben an ein Weiterleben.

Handelt es sich um Sinnestäuschungen bei den Betroffenen oder haben wir Probleme, uns so etwas vorzustellen, ohne mit vernunftbetonten Argumenten gegenzusteuern? Die meisten von ihnen trauen sich nicht, über ihre Erlebnisse zu berichten, weil viele sie für Spinner halten. Deshalb hat Elisabeth Kübler-Ross ihr Buch „Über den Tod und das Leben danach" (1994, Neuwied: Verlag Silberschnur), in dem sie viele dieser Fälle schildert, jahrelang vor einer Veröffentlichung zurückgehalten. Raymond A. Moody bringt zahlreiche Beispiele von Todesnähe-Erlebnissen in seinem Buch „Leben nach dem Tod" (1998, Augsburg: Weltbild) und der Mathematik- und Physikprofessor Günter Ewald untersucht in seinem Buch „Ich war tot" (1999, Augsburg: Pattloch) als Naturwissenschaftler – und nicht als Christ oder Esoteriker – solche Nahtod-Erfahrungen. Es sind Erlebnisse, die in ganz unterschiedlichen Kulturen, auch in Naturvölkern, berichtet werden. Deshalb wird davon ausgegangen, daß diese Erlebnisfähigkeit des Menschen genetisch vorprogrammiert ist.

Halten wir fest: Die Betroffenen waren eindeutig *nicht* tot. Folglich wissen wir nichts über den eigentlichen Tod. Dennoch sind die Nahtod-Erfahrungen dieser Menschen vielen ein Trost.

Noch ein tröstlicher Hinweis: In Krisen- und Notzeiten entfalten alle Menschen, auch solche, die unter einer Angststörung leiden, erstaunliche Fähigkeiten, von denen sie bis dahin selbst noch gar nichts wußten. Bekommt ein Krebsphobiker z. B. tatsächlich einmal Krebs, geht er höchst wahrscheinlich völlig normal damit um, indem er die ganzen Behandlungs- und Rehabilitationsprozesse durchläuft. Ist er schließlich geheilt, kommt die alte Angst vor Krebs mit hoher Wahrscheinlichkeit wieder zurück. Angsttherapeuten haben diese Erfahrung immer wieder mit Personen gemacht, die an einer phobischen Angst vor schwerer Krankheit, wie Krebs oder AIDS leiden. Übertragen auf die Angst vor dem Tod, würde dies bedeuten, daß angesichts des unmittelbar bevorstehenden Todes Menschen im Zustand echter Bedrohung sehr viel weniger oder gar keine Angst verspüren als zu Zeiten, in denen sie nicht in tödlicher Gefahr schwebten.

4 Vierte Übungseinheit

Überblick über die Übungseinheit

4a) Erfahrungsaustausch: Verständnis von Angstmodell, Verhaltensanalyse und kognitiven Verzerrungen bei den Gruppenmitgliedern einschätzen. Darauf achten, was die Angstpatienten tatsächlich tun und nicht nur darauf, was sie sagen. Über alle Panikanfälle und Bewältigungsversuche seit dem letzten Termin reden; Schwierigkeiten erörtern, Zuversicht und Optimismus verbreiten, Demoralisierung bekämpfen.

4b) Sukzessive Exposition in vivo im Alleingang ausführlich behandeln:
Hinweisen auf die Bedeutung von Regelmäßigkeit, Risikofreude und Selbstmanagement. Größe der Schritte, Geschwindigkeit des Vorangehens und Angstkontrolle werden vom Klienten selbst bestimmt.

4c) Edukation über Angst:

- Neuere Ergebnisse der *Panik- und Agoraphobieforschung*
- Auswirkungen von akutem und chronischem *Stress* auf die Panikbereitschaft
- *gefäßmotorische Hyperreagibilität*
- *Entstehung* von panikartiger Angst, einer Variante der Stressreaktion.

4d) Einflußgrößen auf Gefäßerweiterung, Ohnmachtsanfälle und Gefäßverengung: Emotionale Erregung; Temperatur- und Luftdruckschwankungen; stimulierende Substanzen (Koffein, Nikotin, Alkohol und Drogen); körperliche Anstrengung usw.

Auf die Erörterung von Gesundheitsverhalten in der 6. Sitzung (6.3) hinweisen.

4e) Imaginationsübung „Gefäßverengung bei Panik verhindert Ohnmacht"

4f) Selbsthypnoseübung: Erläuterung der Selbsthypnoseübung „Atmen im Rhythmus der Wellen".

4g) Hausaufgaben:

- Informationsmaterial lesen: Panikforschungstelegramm, psychoendokrinoimmunologisches Netzwerk, gefäßmotorische Veränderungen und Entstehung von panikartiger Angst
- über Stressoren vor Ausbruch der panikartigen Angst und während des weiteren Panikverlaufs nachdenken
- Expositionsbemühungen im Angsttagebuch protokollieren
- „Atmen im Rhythmus der Wellen" üben
- PME-Text austeilen. Angstpatienten lesen ihn auf Kassette und üben die gesamte Muskelentspannungsübung.

4h) Imaginationsübung: „Atmen im Rhythmus der Wellen".

Ohne Unterbrechung übergehen zur

4i) Progressiven Muskelentspannung, 4. und letzter Teil: Becken, Schenkel, Waden und Entspannung des gesamten Körpers.

4.1 Hinweise für Therapeuten

4a) Beim Rundlauf über Panikerlebnisse und Bewältigungsfortschritte der vergangenen 2 Wochen achtet der Therapeut auf Stimmigkeit der Verhaltensanalysen, auf das Vorhandensein von Fehlinformationen sowie auf das Verständnis des Angstmodells. Systematische Fehler bei der Interpretation von angstrelevanten Informationen werden aufgedeckt und Bewältigungsschritte ebenso wie Bewältigungsversuche der Klienten sozial verstärkt.

4b) Sukzessive Exposition in vivo: Allmählich wird deutlich, welche Angstpatienten sich besonders schwer tun mit der abgestuften Desensibilisierung in vivo. Therapeut und Gruppe bemühen sich konzentrierter und kreativer um die Behebung ihrer Schwierigkeiten. Schließlich lernen alle stellvertretend davon.

Die Grundlagen der Expositionsbehandlung (vgl. Kap. 5, 1d, S. 64) werden wiederholt und entsprechend den Bedürfnissen der Klienten differenziert behandelt. Die Angstpatienten bilden Angstreizhierarchien für ihre verbliebenen Angstsituationen. Mittlerweile erkennen sie bereits, wie sie die täglichen Angstbewältigungsübungen im Alleingang voranbringen. Die Größe der Schritte beim abgestuften Hineingehen in die Angstsituationen wählt jeder Klient selbst. Bei denjenigen, die besonders beharrliche agoraphobische Ängste haben, wird beratschlagt, ermutigt und freundlich gedrängt.

Den Klienten gelingt es inzwischen, bei den ersten Angstanzeichen umgehend auf coping skills zur Angstkontrolle zurück zu greifen. Sie haben vor allem solche Kontrolltechniken verstärkt geübt, die sie mühelos und wirkungsvoll auf ihre Angstsituationen übertragen können. Nun haben sie alle eine Reihe kognitiver, wie auch körperbezogener Möglichkeiten für die Konzentrationslenkung zur Hand. Sie sind auch schon in der Lage, einige Panikzustände damit aufzufangen und Einfluß auf deren Dauer und Intensität zu nehmen. Sie spüren, wie sie versierter werden und sind deutlich zuversichtlicher. Einige bekommen bereits keine Panikanfälle mehr, haben aber noch Angst vor neuen Attakken.

4c) Edukation über Angst: Die wesentlichen Erkenntnisse über panikartige Angst aus Kapitel 2, 2.3, 3. und den Patienteninformationen der vierten Übungseinheit (vgl. S. 101–104) werden den Angstpatienten in zusammengefaßter Form vorgetragen.

4d) Einflußgrößen auf Gefäßerweiterung, Ohnmachtsanfälle und Gefäßverengung: Viele Angstpatienten richten ihre Aufmerksamkeit besonders auf physiologische Reaktionen. Die negative Bewertung dieser Mißempfindungen und andere kognitive Faktoren führen zum Anschwellen der emotionalen Erregung. Die dabei freigesetzten Stresshormone veranlassen deutlich spürbare vasomotorische Veränderungen. In der Regel bewirkt panikartiges Erleben vasokonstriktive Reaktionen. Daneben gibt es aber noch eine Fülle anderer Einflußgrößen auf gefäßmotorische Prozesse, vor allem auf vasodilatorisches Geschehen. Diese werden unter Berücksichtigung der individuellen körperlichen Eigenarten des Einzelnen zusammengetragen und ausgiebig diskutiert (vgl. Patienteninformationen, S. 102).

Die Wahrscheinlichkeit für Kollaps und *Ohnmachtsanfälle* ist bei Angstpatienten außerordentlich gering. Die Mehrzahl der Panik- und Agoraphobiepatienten glauben aber an das mögliche Eintreten einer Ohnmacht und sind darauf fixiert. Aus diesem Grunde erscheint es sinnvoll, sich ausführlicher mit Kreislauf- und Gefäßveränderungen zu beschäftigen. Der Therapeut wird oft ängstlich besorgt gefragt, ob bei Panik eine Ohnmacht eintreten könne. Zu Beginn einer Angstbehandlung erscheint es sinnvoll, Ohnmacht bei Panik generell auszuschließen und erst im Verlaufe der Therapie auf wirklich seltene Ausnahmen einzugehen. Denn Angstpatienten werden entsetzlich beunruhigt, sobald sie nur einen kleinsten Hinweis auf das mögliche Einsetzen der befürchteten Katastrophe hören. Die Frage kann ohnehin mit gutem Gewissen für die sympathogene Reaktion Panik bei Panik- und Agoraphobiepatienten verneint werden, sofern sich die Klienten allgemein guter Gesundheit erfreuen und es kein Vorkommen von Kollapszuständen in der Vorgeschichte gibt.

Bei Patienten mit einer Blut- und Spritzenphobie ist jedoch Vorsicht geboten. Der Hinweis auf mögliche Ohnmachtsreaktionen bei Blutphobikern (Schneider, 1998) wurde nicht belegt. Machen wir einen kleinen Exkurs. Unbestritten ist, daß körperlich gesunde Personen unter emotionalem Stress, Angst, Schmerz, Vagusreizung (z. B. infolge mangelhafter Ernährung), Drogenkonsum oder Medikamenteneinwirkung (z. B. Diuretika oder Psychopharmaka) *neurokardiogene oder vasovagale Synkopen* bekommen, also ohnmächtig werden können (Herold, 1999; Uexküll, 1990). Manche erleben orthostatische Synkopen, die sie vom Aufstehen aus liegender Position oder bei längerem Stehen bekommen, oder pressorische Synkopen nach Stuhl- oder Harnpressen oder starkem Husten. An Symptomen einer aufkommenden Ohnmacht werden Muskelschwäche, Übelkeit, Schweißausbruch, Unruhe, Blässe, Seufzeratmung und Gähnen aufgeführt. Durch Hinlegen werden die Symptome unterbrochen und vollständig aufgefangen (Uexküll, 1990). Epidemiologisch gesehen handelt es sich um seltene oder einmalige Ereignisse (Uexküll, 1990). In den meisten Fällen (Herold, 1999) treten Synkopen während einer medizinischen Behandlung auf (Blutabnahme, Injektionen, oder Zahnarztbehandlung). Daneben kommen Synkopen in menschenüberfüllten Räumen vor, besonders bei Jugendlichen in der Kirche (Uexküll, 1990) oder in Diskotheken. Nur eine verschwindend kleine Zahl dieser Personengruppe entwickelt Panik.

In einer Untersuchung (Antony et al., 1997) von unterschiedlichen Phobikern – Agoraphobikern und spezifischen Phobikern, darunter auch Blut- und Spritzenphobiker – wurde darauf hingewiesen, daß nur die Blut- und Spritzenphobiker angegeben hatten, daß sie in phobischen Situationen ohnmächtig geworden wären. Die Kontrollpersonen in dieser Untersuchung waren übrigens Panikpatienten: Keiner von ihnen hatte zuvor Kollapserlebnisse gehabt. In einer Studie über die Anfälligkeit für Ohnmachtszustände bei Blut- und Spritzenphobikern (De Jongh et al., 1998) hatten 57 % der untersuchten Phobiker angegeben, in ihrer Vorgeschichte einmal oder mehrfach ohnmächtig geworden zu sein. *Keiner* von ihnen wurde jedoch während der wissenschaftlich kontrollierten Zahnarzt- und Spritzenbehandlung ohnmächtig.

Angstauslösende Bilder führen zu einer Zunahme sowohl von Angst als auch von (Kreislauf-) Schwächegefühlen, während Bilder, die Ekel auslösen, zwar das Schwächegefühl der untersuchten Personen steigern, nicht jedoch ihr Angsterleben. Diese Ergebnisse wurden in einer Studie an angstfreien, unauffälligen Personen erzielt, denen Blut- und Verletzungs-Bilder vorgelegt wurden (Hepburn et al., 1999).

Eine besonders sorgfältige Exploration von spezifischen Phobikern, die Angst vor Spritzen und/oder Blut haben, führt oftmals zu der Erkenntnis, daß sie ohnmächtig wurden, während sie eine Spritze gesetzt bekamen. Panikartige Angst hatte den Kollaps also nicht ausgelöst. Seither leiden sie aber unter der (respondenten) Angst, es könnte wieder passieren und meiden nach Möglichkeit Injektionen, Blutabnahme sowie Filme über blutige Operationen etc. Bei näherem Hinsehen zeigt sich, daß viele von ihnen während ihrer „Ohnmacht" keinen vollständigen Filmriß hatten. Vielmehr waren sie durchaus in der Lage, den ganzen Ablauf der Kreislaufschwäche zu schildern – wie ihnen schwindelig und übel wurde, wie sie matt und wackelig auf den Beinen waren und sich hinsetzen oder -legen mußten. Offensichtlich ist bei einer neurologisch-kardiologischen Disposition die entscheidende angstfördernde Bedingung wiederum ihre außerordentlich empfindsame interozeptive Wahrnehmung.

Die Autoren der genannten Studien ziehen aus ihren Ergebnissen den Schluß, daß die spezifische Blut- und Spritzenphobie als eine besondere Variante von Angsterleben betrachtet werden muß. Diese Phobiker fokussieren ihre Aufmerksamkeit sehr viel mehr intern auf Befürchtungen und weniger nach außen auf situationsbezogene Auslöser (De Jongh et al., 1998; Antony et al., 1997). Unsere Schlußfolgerung ist, daß *der Therapeut darauf achten sollte, ob bei einem Panik- oder Agoraphobiepatient zusätzlich eine Blut- und Spritzenphobie vorliegt.* Im Falle einer Komorbidität kann natürlich nicht damit argumentiert werden, daß Panikerleben eine Ohnmacht völlig ausschließt. Vielmehr müßte bei solchen Patienten die Konfrontation mit Blut und Injektionen in besonders kleinen Schritten vorgenommen werden, damit sie sich angesichts einer aufkommenden Ohnmacht noch rechtzeitig *in die horizontale Lage retten* können, *um so einer Ohnmacht vorzubeugen.*

Vorwiegend junge Männer sind von neurokardiogenen Synkopen betroffen (Uexküll, 1990). In meiner klinischen Tätigkeit war mir kein Blut- oder Spritzenphobiker begegnet, der *während einer Panikreaktion* kollabiert wäre, bis sich in jüngster Zeit ein Panikpatient mit Agoraphobie meldete, der während eines Panikanfalls tatsächlich ohnmächtig wurde. Er kollabierte immer schon bei der Blutabnahme. Heute hat er Angst, ihm könne gesundheitlich etwas zustoßen.

Fallbeispiel

Herr A. ist 29 Jahre, angelernter Mitarbeiter im Bankwesen, ohne feste Beziehung und lebt noch bei den Eltern. Die Panikattacken mit „Umkippen" hatten vor 10 Monaten begonnen, nachdem er sich jahrelang über seinen Chef geärgert hatte, der ihn bezüglich seines fröhlichen, kommunikationsfreudigen, mitunter übersteigert jovialen Auftretens laufend kritisierte. An H.A.s datenverarbeitendem Arbeitsverhalten hatte er dagegen nichts auszusetzen. Auslöser der Panikattacken war letztendlich die Ankündigung, sein Arbeitsplatz werde von Essen nach Dortmund verlegt. Er rastete völlig aus und schrie seinen Chef erstmals unkontrolliert an, woraufhin nicht der Chef, sondern H.A. einen „Nervenzusammenbruch" erlitt. Er reagierte mit einem Heulkrampf, weshalb er zum Psychiater gebracht wurde und seither krank geschrieben wird. Einige Tage später kippte er stehend in der überfüllten S-Bahn um. Seit *diesem* – für ihn traumatischen – Erlebnis meidet er abgeschlossene Räume, öffentliche Verkehrsmittel, den Frisör und Menschenansammlungen. Seine Flugangst war schon vorher da.

Als Kind wurde er „oft wegen Kreislaufschwäche ohnmächtig", wenn ihm Blut abgenommen wurde, er sich „gestoßen" oder „starke Schmerzen" hatte, oder einmal, als ihm der Gips nach 8 Wochen vom Bein geschnitten wurde und er das wesentlich dünnere Beinchen sah. Sobald Gefahr für seinen Körper besteht, „an mir etwas nicht stimmt" oder „an mir herumgefummelt wird", wenn z. B. nur ein EEG gelesen wird, reagiert er seit frühester Kindheit mit Kollapsnähe oder vollendeter Ohnmacht. Als Sanitäter lernte er, damit umzugehen, indem er „die Beine hochlegte". Blut kann er ohne weiteres bei anderen sehen, war auch bei der Geburt seiner heute 9 Jahre alten, nicht-ehelichen Tochter dabei. Blutet er aber selbst heftig, kippt er um. Herr A. fürchtet sich offensichtlich bei weitem mehr vor dem Panikerleben, das Angst vor Verletzung und schwerer Krankheit aktualisiert, als vor einer Ohnmacht, die er aufgrund seiner reichen Erfahrung damit als harmlos einschätzt. Bisweilen mokiert er sich sogar über seine Kollapsneigung.

Er ist ein wacher, recht differenzierter und zu allen Erlebnisqualitäten vollständig orientierter Panikpatient. Mehrere neurologische Untersuchungen und medikamentöse Versuche, insbesondere mit Antiepileptika, räumten den Verdacht auf Epilepsie und andere neurologische Erkrankungen aus. In einer neurologischen Klinik wurden mit einer Kipptischuntersuchung – als letztendlich differentialdiagnostisch entscheidender Untersuchungsmethode – die Diagnose „zentrale neurokardiogene Synkopen" diagnostiziert, die er unter heftigen Affekten unterschiedlichster Art erleidet. Unter anderem können sie auch durch Panikattacken ausgelöst werden. Tagonis® (Paroxetin) wurde sowohl gegen die Panik- als auch die Kollapsneigung verschrieben.

Herr A. wird seit 7 Monaten verhaltenstherapeutisch in Orientierung an dem vorliegenden Therapieleitfaden behandelt. Er hat während der Behandlung – wir konzentrierten uns zum Schutz gegen seine Synkopen von Anfang an besonders auf die Konzentrationslenkung und machten gute Fortschritte damit. Seit Therapiebeginn hat er keine Ohnmacht mehr erlebt, weil er Angstsituationen in kleinen Schritten aufsucht und sich bei aufkommender Panik mit Kreislaufschwäche schnell auf den Boden legt. Er meidet mittlerweile nichts mehr, hat eine belastende Beziehung zu einer unsteten Frau beendet, betrauert sie noch und strebt nun eine berufliche Selbständigkeit an, in der er seine vielseitigen Ressourcen besser nutzen kann.

In der Gruppe oder in den Einzelgesprächen könnte es bei dieser Gelegenheit sinnvoll sein, sich Gedanken darüber zu machen, ob nicht der eine oder andere Angstpatient noch eine ergänzende fachmedizinische Untersuchung vornehmen läßt. Infrage käme beispielsweise

- ein Allergologe, denn allergische Reaktionen kommen bei Angstpatienten besonders häufig vor (Schmidt-Traub et al., 1997). Sie werden in der Regel von Gefäßerweiterung begleitet,
- ein Internist: bei Verdacht auf Schilddrüsendysfunktion,
- ein Orthopäde zur diagnostischen Abklärung einer Störung im Cervikalbereich, die Schwindel begünstigen kann, oder einer anderen Störung im Rücken, die mit Verspannungen einhergeht und gegebenenfalls auf heraustretende Nerven drücken könnte.

Viele solcher geringfügiger Beschwerden, die häufig zu neurologischen oder gefäßmotorischen Reaktionen führen, werden in einer allgemeinmedizinischen Routineuntersuchung übersehen, sind dem interozeptiv hypersensiblen Patienten auch nicht bewußt, belasten ihn aber und sind mehr oder weniger assoziiert mit dem Auslösen und Erleben von Panik (körperliche O-Variable).

Herz-Kreislauf-Tätigkeit und andere autonome physiologische Funktionen können mit Hilfe von Gesundheitsverhalten gestärkt und stabilisiert werden. In diesem Zusammenhang wird für die 6. Sitzung eine Aussprache über Gesundheitsverhalten angekündigt.

4e) Imaginationsübung: Manchem Angstpatienten hilft die Vorstellung „Panik führt zu Gefäßverengung; Gefäßverengung schützt vor Ohnmacht“ in verbaler und/oder imaginativer Form (vgl. Patienteninformationen, S. 103). Alle Gruppenmitglieder versuchen während einer Imaginationsübung, sich dies bildlich vorzustellen.

4f) Selbsthypnoseübung: Mit Selbsthypnoseverfahren können Klienten selbständig Trancezustände herbeiführen (Bergermann, 1995; Erickson et al., 1993; Schütz, 1997). Sie basieren auf zum Teil vergleichbaren Prinzipien, wie die Relaxationsverfahren: Die Funktionen des autonom gesteuerten Nervensystems werden auf parasympathische Reaktionen, also Ruheverhalten, umgestellt; die Herzschlagrate wird verlangsamt, der Stresshormonpegel gesenkt, Vasodilatation begünstigt, der Hautwiderstand erniedrigt, die gastrointestinale Aktivität reduziert, usw.

In der Übung „Atmen im Rhythmus der Wellen“ wird die Aufmerksamkeit der Teilnehmer sowohl auf die physiologische, als auch auf die kognitive Ebene gelenkt: Einmal wird locker und leicht geatmet. Zum anderen stellen sie sich am Strand vor, wie sie dem Rhythmus des Wellenflusses folgen. Mit dem kognitiv erlebten Hochspülen des Wassers wird eingeatmet und mit dem Zurückfließen ausgeatmet. Die Gruppenmitglieder können ermutigt werden, sich nach Belieben in das Meeresbild zu vertiefen und ganz unterschiedliche Sinneserfahrungen zu machen. So können sie etwa das Kreischen der Möwen hören, die Sandkörner auf der Haut spüren, die Bewegungen des Windes im Schilf beobachten und den Geruch des Tangs riechen.

4g) Hausaufgaben: Der Therapeut teilt das vorliegende Informationsmaterial für den Angst-Reader und eine Kopie der progressiven Muskelentspannung für Übungen in Selbstorganisation (vgl. Anhang, S. 149) aus.

Zur Einstimmung auf die Themen „chronischer Stress“ und „angstbegünstigende Eigenschaften“ der 5. Sitzung kann sich jedes Gruppenmitglied Gedanken darüber machen, welchen Stressoren sie vor und nach Ausbruch der Angststörung ausgesetzt waren und es vielleicht noch sind, und welche ihrer persönlichen Eigenschaften ihrer Einschätzung nach die Angstbereitschaft gefördert haben.

Muskelentspannung ist ein erfolgversprechendes Angstkontrollmittel. Sie muß aber regelmäßig geübt werden. Nicht alle Patienten bringen genügend Ausdauer und Geduld dafür auf. Der Therapeut kann nochmals den lebenslangen Nutzen des körperbezogenen Verfahrens zur Dämpfung der physiologischen Erregung, Lockerung der motorischen Anspannung und Förderung des Schlafverhaltens erläutern. Für einige ist die Muskelentspannung bereits jetzt schon ein unersetzliches Hilfsmittel, um innere Ruhe herbeizuführen.

4h) Imaginationsübung und **4i) Progressive Muskelentspannung:** Nach den Übungen werden wieder kurz Erfahrungen ausgetauscht und ausgewertet. Die weitaus meisten Angstpatienten können sich gut auf die selbsthypnotische Übung einlassen. Allerdings arbeiten nur wenige im Alleingang damit weiter, wie die Erfahrung zeigt. Diese tun es dafür mit Freude und Genuß.

4.2 Patienteninformationen

Kurzmeldung von gesicherten Ergebnissen der Panikforschung

- International hat sich die lernpsychologisch untermauerte *kognitive Verhaltenstherapie* bei panikartigen und agoraphobischen Ängsten als die erfolgversprechendste therapeutische Richtung erwiesen.

- *Panik und Agoraphobie* treten *in einzelnen Familien gehäuft* auf. In solchen Familien kommen auch viele depressive Störungen vor. Dennoch weisen humangenetische Untersuchungen lediglich eine geringe Vererbbarkeit von Panikneigung nach, und nicht einmal die gilt als unumstritten. Daraus läßt sich schlußfolgern, daß Lernen am sozialen Modell eine wesentliche Vermittlerrolle spielt bei der Verbreitung von panikartiger Angst. Vererbbar dürfte schon eher eine allgemeine „Sensibilität für Angst" sein, die einen guten Nährboden bietet für das Erlernen von panikartiger Angst.

- 15 % der Bevölkerung haben irgendwann in ihrem Leben Panikattacken erlebt. *Panikstörung* als alleinige oder *„reine"* Störung kommt nur bei 30 % der Patienten mit Angststörungen vor. Wenn man genauer hinsieht, fällt auf, daß auch sie meist agoraphobische Ängste leichten Ausmaßes haben und sehr viele inzwischen auch unter Depressionen leiden. Über *50 % der Fälle* von Panikstörung gehen *mit Agoraphobie* einher, die spürbar in der Lebensführung behindert. Außerdem sind häufig depressive Verstimmungen und Selbstwertprobleme hinzugekommen, oder die Neigung, sich grundsätzlich Sorgen zu machen – um Familie, Gesundheit, Beruf. Solche Menschen haben einen erhöhten Erregungspegel, der zwar nicht so heftig ist wie bei einer Panikattacke, sich aber über Stunden und Tage halten kann. In der Fachsprache heißt diese Angststörung „generalisiertes Angstsyndrom".

- Viele Jugendliche hatten im Alter von 13 – 18 Jahren Panikanfälle. Kinder sind von ihrem Reifezustand her noch nicht imstande, physiologische Beschwerden mit inneren Gefühlen, wie Panikerleben, in Verbindung zu bringen. Sie leiden aber unter phobischen Ängsten, z. B. unter Trennungsangst, Angst vor Dunkelheit oder Tieren. Das *Risikoalter für Panikstörung mit und ohne Agoraphobie* liegt bei etwa 15 – 35 Jahren. In seltenen Fällen tritt sie auch mit Beginn der Pubertät auf. Sofern diese Angststörungen nicht behandelt werden, nehmen sie einen ungünstigen Verlauf.

- Im Vergleich zu Patienten mit anderen psychischen Störungen haben Personen mit Panik und Agoraphobie in der Regel *keine belastete Kindheit* hinter sich. Selten werden schwere Traumatisierungen aus der Kindheit berichtet. Etliche dürften aber als Kinder unter Trennungsangst gelitten haben.

- Panik- und Agoraphobiepatienten sind trotz ihrer Angst vor Krankheit oder Kontrollverlust und trotz ihres hohen Erregungs- und Spannungsniveaus *kaum gestört in den drei wichtigsten Grundbedürfnissen*: Die meisten schlafen erstaunlich gut und können fast, wie gewohnt, essen und trinken – nur ein kleiner Prozentsatz setzt Alkohol zur Angstdämpfung ein. Außerdem ist die Mehrheit noch in der Lage, eine befriedigende sexuelle Beziehung zu führen. Statistisch gesehen weisen Angstpatienten sogar ein kleines bißchen weniger Trennungen und Scheidungen auf als die Normalbevölkerung.

- *Agoraphobiker* meiden Angstsituationen, weil sie deren Gefährlichkeit überschätzen und die eigenen Rettungsmöglichkeiten bei weitem unterschätzen. Dadurch meiden sie zunehmend und werden *gehandikapt*. Ein Drittel von ihnen ist derart behindert, daß sie nicht mehr imstande sind, ihren beruflichen und familiären Pflichten ausreichend nachzukommen. Betroffen sind 2 – 3mal so viele Frauen wie Männer. Infolgedessen ist eine Panikstörung mit Agoraphobie die intensivere Störung – im Vergleich zu einer reinen Panikstörung: Sie beginnt früher, dauert länger, führt zu mehr Behinderung und reduziert damit beträchtlich die Lebensqualität der Betroffenen.

- Panik- und Agoraphobiepatienten sind hochgradig *empfänglich für das Registrieren von bedrohlichen körperlichen Empfindungen*, wesentlich mehr als andere Personen, selbst nach erfolgreicher Angstbehandlung. Sie bewerten ihre körperlichen Mißempfindungen auch wesentlich negativer und steigern sich mehr in Befürchtungen hinein als Kontrollpersonen.

- *Hyperventilation* ist keine entscheidende Voraussetzung für das Auslösen von Panikerleben, begünstigt es aber. Panik- und Agoraphobiepatienten neigen jedoch im Wachzustand und auch während des Schlafes vermehrt zu unregelmäßigen Atemmustern. Zum Teil fallen bei ihnen kleine Atempausen auf, die allerdings ungefährlich sind. Wahrscheinlich rühren sie von einer Überempfindlichkeit gegenüber Kohlendioxyd (CO_2) her. Inwieweit diese Unregelmäßigkeiten Einfluß nehmen auf die Entwicklung eines Angstanfalls, ist noch strittig. Zumindest dürften einige deshalb aus dem Schlaf, Halbschlaf oder Trancezustand im Alltag hochschrecken.

- Panik- und Agoraphobiepatienten bekommen aufgrund der Freisetzung von Stresshormonen und anderen Stoffen im Blut spürbare gefäßmotorische Reaktionen. Starke Veränderungen des Gefäßdurchmessers der Arterien und Venen werden oft von ihnen als dramatisch erlebt und als gefährlich bewertet, obgleich sie harmlos sind. Gefäßerweiterung führt zu Blutdruckabfall, Herzrasen und manchmal sogar zu dem unangenehmen Gefühl, gleich umzukippen. Auf die einseitig negative Bewertung hin, „Mensch, ich fall gleich um“, geraten sie schnell in den Teufelskreis der Angst. Angstpatienten haben wahrscheinlich eine nicht krankhafte, *teils angeborene gefäßmotorische Überempfindsamkeit.* Sie erleben

  - mehr Schwindel beim Aufstehen aus dem Sitzen oder Liegen im Vergleich zu angstfreien Menschen infolge einer stärkeren Veränderung des systolischen Ruheblutdrucks
  - mehr Gleichgewichtsschwankungen in Höhen und wahrscheinlich auch häufiger leichte Reisekrankheit (vielleicht bekommen sie deshalb bei Mikrobewegungen im fahrenden Auto oder beim Fliegen in kaum wahrnehmbarer Form Benommenheitsgefühle usw., die den Beginn einer Panikattacke markieren)
  - vermehrt Gefäßerweiterung aufgrund von niedrigem Blutdruck (sehr viel seltener infolge von Bluthochdruck).

Diese Gefäßveränderungen stellen offensichtlich nur deshalb *Risikofaktoren für Panikerleben* dar, weil Angstpatienten gelernt haben, physiologische und zum Teil auch motorische Veränderungen als Gefahr für Leib und/oder Seele zu interpretieren.

Gefäßveränderungen als physiologische Schlüsselbedingung beim Panikerleben

Wie hängen Panikerleben und gefäßmotorische Veränderungen zusammen? Bei Panik kommt es zu der erwähnten Hochleistungsreaktion des autonom gesteuerten Nervensystems (Sympathikus), bei der *Stresshormone*, wie z. B. Adrenalin und Kortisol, in großen Mengen ausgeschüttet werden. Sie veranlassen unter anderem eine starke *Verengung der großen Gefäße*, damit das Blut rascher bewegt und die Muskulatur kräftiger durchblutet wird, um den Körper auf Kampf- oder Fluchtverhalten vorzubereiten.

Umgekehrt führt extreme *Gefäßerweiterung* zu Blutdruckabnahme, Ohnmachtsnähe und im Extremfall zu Kollaps. Gefäßerweiterung entsteht aufgrund von ganz unterschiedlichen Bedingungen, wie

- Erschöpfung nach Überarbeitung,
- anhaltender emotionaler Stress, z. B. nach Hiobsbotschaften,
- körperliche Strapazen, starke Schmerzen, Menstruationsbeschwerden oder auszehrende Infektionskrankheiten,
- Schlafmangel,
- Unterzuckerung,
- überheizte, schlecht gelüftete Räume,
- schwüle oder extrem heiße Tage, nach Temperaturstürzen oder -anstiegen von 15 – 20 °C (Frühjahr, Herbst),
- bei Medikamenten-, Drogen- und Alkoholkonsum oder danach (Kater),
- Koffein- und Nikotinkonsum in seltenen Fällen: Normalerweise setzen diese Stoffe Stresshormone frei, verengen Gefäße und wirken anregend; manchmal wirken sie aber auch entgegengesetzt und rufen einen Zustand von physiologischer Übererregtheit mit Herzrasen, Schweißausbrüchen und Übelkeit hervor.
- heftige Hustenanfälle, starkes Stuhl- oder Harnpressen,
- Kollapsneigung im Verlaufe von Zivilisationskrankheiten, wie Diabetes, Allergien usw.

Schwindel kann zudem durch Gefäßveränderungen im Gleichgewichtsorgan des Ohres hervorgerufen und von Übelkeit gefolgt werden oder durch Probleme im Halswirbelbereich oder aber durch ungenau wahrgenommene räumliche Veränderungen (Nystagmus), z. B. wenn Sie in der ersten Reihe eines Kinos direkt vor der Leinwand sitzen. Oder Sie erliegen einer optischen Täuschung beim Autofahren; Bewegung kommt auf, aber man weiß im ersten Moment nicht, fährt der eigene Wagen oder bewegt sich das Auto nebenan. Die Folge ist in jedem Fall ein kurzes Stutzen, bei manchen aber auch Schwindelerleben. Schließlich weisen Hals-Nasen-Ohren-Ärzte darauf hin, daß eine kräftige Drehung des Kopfes bereits Schwindel hervorrufen kann.

Ganz wichtig für Sie: Panik- und Agoraphobiepatienten werden *während* eines Angstanfalls *nicht* ohnmächtig.

> Bei einer *Gefäßerweiterung* sackt der Blutdruck ab. Daraufhin beginnt das Herz zu rasen, um den Kreislauf wieder anzukurbeln. Physiologische Begleiterscheinungen sind Schwindel, Benommenheit, Schweißausbrüche, Taubheitsgefühle, Übelkeit usw. Kurz vor einem Kollaps tritt für einen Moment panikartige Angst auf. Mit unserem bisherigen Wissen erscheint diese panikartige Angst sinnvoll als Schutz gegen Kollaps, denn sie führt zu *Gefäßverengung* durch Stresshormonausschüttung, wodurch die schon so oft beschworene lebensrettende Kampf- oder Fluchtreaktion eingeleitet wird. Man könnte sagen, *Panik stelle* gewissermaßen *einen Schutz vor Ohnmacht dar*. Die meisten Angstpatienten befürchten jedoch genau das Gegenteil.

Warum nicht mit dieser Vorstellung arbeiten? Stellen Sie sich möglichst bildlich vor, wie Panik mit ihren heftigen physiologischen Begleiterscheinungen Gefäßverengung herbeiführt. Sie flößt Ihnen Kraft ein und verhindert Ohnmacht! Gelingt Ihnen diese *Imagination gegen Ohnmacht*, kann sie beim Aufkommen von Angst zur Angstkontrolle eingesetzt werden. Oder Sie stellen sich diese Imagination vor, während Sie progressive Muskelentspannung machen:

> Führen Sie sich vor Augen, wie sich Ihre Gefäße bei panischer Angst verengen. Die Gefäße transportieren das Blut in alle wichtigen Muskeln des Körpers und bereiten sie auf Höchstleistung vor. Diese enorme Leistungsbereitschaft erlaubt es Ihnen, ungeheure Energien zu mobilisieren. Sie sind vor Ohnmacht geschützt, fühlen sich stark und können Bäume ausreißen.

Wie Sie längst wissen, wird die Alarmreaktion Panik und Agoraphobie umsonst entfacht, denn in Wirklichkeit gibt es keine Gefährdung für Leib und Leben. Anstatt passiv abzuwarten, nutzen Sie doch in so einem Augenblick Ihre Energie zu sportlicher Bewegung. Intensive Körperbewegung senkt Ihren Stresshormonspiegel wesentlich rascher und wirkt entspannend. Probieren Sie es aus. Machen Sie Kniebeugen, Jogging (notfalls auf der Stelle) oder Seilchenspringen. Sie werden sich schneller wohl fühlen, als wenn Sie wegducken und nur ausharren.

Panik ist ein psychisches, hormonelles und immunologisches Geschehen

Panik und Agoraphobie sind bei über 80 % der Angstpatienten als Folge von psychischem oder körperlichem Stress aufgetreten, z. B. nach 1 – 2 Jahren andauernder beruflicher Überforderung oder nach schwerer Schwangerschaft und komplizierter Geburt. Selten sehen Angstpatienten vor der Behandlung einen Zusammenhang zwischen Stress und Panikerleben. Auch der weitere Verlauf der Angststörung wird von Stress und kritischen Lebensereignissen beeinflußt. Nach Stressoren befragt, nennen Betroffene am häufigsten Belastungen, die mit Krankheit und Sterben, mit Arbeitsdruck, oder mit Beziehungsproblemen und Trennungen zu tun haben.

Wie am Panikerleben deutlich wird, ist der Mensch eine leib-seelische Einheit. Genauer gesagt, Zentralnervensystem, Hormonsystem und Immunsystem kommunizieren miteinander über biochemische Botenstoffe. Erfreuliche und beschwerliche Erlebnisse, ebenso wie gesundheitsförderndes und krankmachendes Verhalten führen zu Bewegungen in allen drei Systemen und hinterlassen Spuren. *Gesundheit* hängt von der Ausgewogenheit im Wechselspiel dieser drei Systeme ab.

Die wichtigsten Stresshormone Adrenalin und Cortisol reagieren bereits auf leichte gefühlsmäßige Einflüsse, wie Neues oder Unvorhersehbares. Sie schäumen geradezu über bei Wahrnehmungen, die der Person bedrohlich erscheinen. Mit ihrer Hilfe werden Regelkreise zwischen verschiedenen Hirnregionen, dem Hormonsystem und dem Immunsystem gebildet. Dabei werden psychische Einflüsse auf hormonelle und immunologische Reaktionen abgestimmt.

Eine ganze Reihe depressiver und schizophrener Patienten sind immunologisch auffällig: Bei ihnen wird vermehrt das Stresshormon Kortisol ausgeschüttet und sie können auch anfälliger sein für Viruserkrankungen. Die genauen Wirkzusammenhänge sind aber noch unbekannt.

Hormonausschüttungen und Immunreaktionen werden durch die Einnahme von Psychopharmaka beeinflußt. So wirken Antidepressiva, die Fachärzte für Psychiatrie und Neurologie zur Abschwächung von Panikneigung neuerdings verschreiben, gleichzeitig antiallergisch: Sie wirken somit ähnlich wie ein Antihistaminikum, das Allergiker einnehmen. Allergien sind Überempfindlichkeitsreaktionen des Immunsystems. Ein weiteres

Beispiel: Etwa ein Drittel der Frauen sind vor oder während ihrer periodischen Blutungen anfällig für psychosomatische Symptome. Diese Hormon- und Medikamentenwirkungen stützen ebenfalls die Annahme eines psychohormonellenimmunologischen Netzwerks.

Aus der psychoimmunologischen Forschung wissen wir, daß auch immunologische Reaktionen zum Teil gelernt werden. So kann ein Allergiker, der unter anderem auf Rosen allergisch reagiert und Heuschnupfen bekommt, bereits beim Betrachten einer Fotografie von Rosen niesen und schniefen. Solche gelernten kognitiven Reaktionen können auch wieder verlernt werden. Deshalb ist es nicht nur sinnvoll, sondern auch notwendig, die Beteiligung des Immunsystems an psychischen Störungen zu berücksichtigen und immunstärkende Vorgehensweisen in Form von Gesundheitsverhalten in die Therapie mit einzubeziehen. Darauf kommen wir noch zu sprechen.

Zur Entstehung von panikartiger Angst

Viele unterschiedliche Einflußgrößen verursachen Angst- und Panikerleben, bereiten es vor und lösen es schließlich aus. Die Entstehung von Angstbereitschaft ist demnach ein langer Prozeß und recht vielschichtig. Leider wird Angst nicht allein durch Einsicht in ihre Entstehungsbedingungen behoben. Einsicht ermutigt jedoch, etwas dagegen zu unternehmen.

Nehmen wir an, eine Person stand einige Jahre unter starkem *Stress*, indem sie häufig den Wohnort oder aber den Arbeitsplatz wechseln mußte, oder viele Erkrankungen und Todesfälle bei Nahestehenden miterlebt hat. Ihre Energien haben nachgelassen, Erschöpfungsanzeichen häufen sich und sie ist empfänglicher geworden für Kreislaufreaktionen. Vielleicht kommt als körperliche Belastung noch eine leichte, bislang noch nicht diagnostizierte immunologische oder hormonelle Störung hinzu – Menstruationsprobleme, ein extrem niedriger Blutdruck oder eine Allergie. Damit wird sie noch empfänglicher für Stress.

Es gibt eine Fülle von denkbaren Stressreaktionen, z. B. Migräne, chronische Magenschleimhautentzündung in Verbindung mit Helikopacter-Bakterien, oder depressive Verstimmungen. Entwickelt die betreffende Person *Panik als Stressreaktion* (am ehesten noch im Erwachsenenalter), dann hat sie wahrscheinlich eine teils angeborene Sensibilität für Angst. Ein Elternteil dürfte ebenfalls eine erhöhte Angstbereitschaft haben. Sie erlebt (nach oder während einer Phase mit chronischem Stress) plötzlich einen dramatischen Kreislaufschwächezustand. Oft ist es ein Kollapsnäheerlebnis, das einschlägt wie der Blitz. Mit Blick auf Gesundheit und Kontrollvermögen bleibt die Person total verunsichert zurück.

Dieser *erste Panikanfall* ist belastend und wirkt *traumatisierend*. Von jetzt an belauert die verängstigte Person sich und ihren Körper regelrecht. Sie lebt vielleicht sogar in der ständigen Angst vor der Katastrophe: Das könnte Sterben sein, Verrücktwerden oder Abwertung durch andere. Der Betroffene denkt darüber anhaltend nach und glaubt, das Verhängnis nicht mehr aufhalten zu können. So gerät er zunehmend in den Strudel der Angst.

Mittlerweile hat die betroffene Person eine Verknüpfung gelernt von

- physiologischen und motorischen Symptomen (Herzrasen, Schwindel, Atemnot, Zittern usw.)
- panikartigen Angstgefühlen und
- Angstsituationen (Supermarkt, Autofahren, Theater, Alleinsein) oder Teilen davon (z. B. sich eingeschlossen sehen, Gerüche aus der ersten schrecklichen Angstsituation wahrnehmen usw.).

Die Angstanfälle und Angst-vor-der-Angst-Gedanken sind zu einer chronischen Belastung geworden. Bei vielen kommt es zur Generalisierung der ursprünglichen Angstsituation: Trat der erste Panikanfall im Bus auf, werden zunehmend fahrbare Räume gemieden und vielleicht auch noch mehr. Die Agoraphobie wird damit heftiger und die Person in der Lebensführung immer mehr eingeengt. Der Körper wird vorsorglich auf Schongang gebracht und dadurch die Kondition geschwächt. Ärzte werden aufgesucht, können aber nichts Organisches finden. Folglich verzweifelt die betreffende Person noch mehr und bezichtigt sich selbst womöglich der Hypochondrie. Aus lauter Nervosität raucht sie mehr und trinkt Kaffee und/oder Alkohol im Übermaß. Schließlich findet sie nicht mehr aus dem Dauerzustand der Alarmbereitschaft heraus. Die Angststörung, Personenabhängigkeit und freigewählte Isolation stimmen sie depressiv und belasten allmählich auch Partnerschaft und Familie. Im Extremfall kann sie nicht mehr arbeiten.

5 Fünfte Übungseinheit

Überblick über die fünfte Übungseinheit

5a) Erfahrungsaustausch: Angsterlebnisse besprechen. Fragen zu Patienteninformationen beantworten.

5b) Chronische Stressoren und **charakteristische Eigenschaften** (wie hohe soziale Sensibilität, Perfektionismusneigung, Personenabhängigkeit) von angstanfälligen Personen und deren Einfluß auf Entstehung und Aufrechterhaltung von panikartiger Angst herausarbeiten.

5c) Exposition als wichtiges Problemlöseverhalten in den Vordergrund stellen. Expositionsfortschritte, Panikerleben und Selbstkontrollversuche der Angstpatienten, ebenso wie verbleibendes Meideverhalten berichten lassen und vertiefend einer Problemanalyse unterziehen.
Immer wieder Motivation, Einsatz und Fortschritte würdigen. Verzagte aufbauen, insbesondere nach einem schweren Panikanfall, der entmutigt hat.

Systematischen Abbau des Meidens von lebenswichtigen Angstsituationen zum Schwerpunkt machen. Jeder Klient legt Ziele fest und entscheidet, welcher große Schritt nun in Angriff genommen wird.

Kognitiv-verhaltenstherapeutische Vorgehensweise bei der Exposition wiederholen:

- Realistische Perspektive einnehmen (Größe des Expositionsschrittes)
- Selbsthilfepotential stärken
- Angstkognitionen abbrechen und mit Panikkontrolle oder mit Realitätsprüfung begegnen (Korrektur systematischer Denkfehler)
- im Notfall die eigene Demoralisierung bekämpfen
- positive Selbstverbalisierungen auf eigene Motivation und Fortschritte hin.

5d) Positive Selbstverstärkung: Edukation in *positiver Selbstverbalisation.* Dabei eigenständigen Einsatz und Bemühen und nicht nur das Leistungsergebnis honorieren.

5e) Systematische Desensibilisierung in sensu: Edukation in Imagination (Wechsel von schönen Bildern und Angstsituationen) kombiniert mit progressiver Muskelentspannung anbieten in Abwandlung von *systematischer Desensitivierung in sensu* zur Vorbereitung auf die Bewältigung von Situationen mit intensiver Angst.

5f) Hausaufgaben:

- den Angstreader bis dato nochmals durchlesen
- täglich Exposition mit den besonders prekären Angstsituationen
- Protokolle im Angsttagebuch
- PME (mit Imaginationen) üben.

5g) Progressive Muskelentspannung mit schönem Bild und Angstbild im Wechsel.

5.1 Hinweise für Therapeuten

5a) Fragen und Kommentare zum edukativen Material der vorausgegangenen Sitzung sowie weitere Angstthemen werden nach Wunsch erörtert.

5b) Chronische Stressoren: Entsprechend dem erweiterten Angstmodell werden die *akuten* und *chronischen Stressoren* der einzelnen Angstpatienten im Hinblick auf panikverursachende sowie angstauslösende und panikaufrechterhaltende Bedingungen besprochen, seien es psychologische (z. B. Verlust eines Nahestehenden durch Tod oder Trennung, Beziehungsprobleme, Kündigungsdruck), körperliche (eigene Erkrankungen, Operationen, Geburten), sozio-kulturelle (Auswirkungen von Kriegen, Verbrechen, Naturkatastrophen) oder andere Belastungen.

Darüber hinaus werden unter Vorbehalt, das heißt ohne ausreichende wissenschaftliche Abklärung, einige *persönliche Eigenschaften* als vorläufiges Ergebnis einiger Untersuchungen aus der Panikforschung und unserer eigenen klinischen Erfahrung zur Diskussion gestellt, die wahrscheinlich die Entwicklung von panikartiger und agoraphobischer Angst begünstigen. Dazu gehören

- eine hochgradige (Angst-)Sensibilität, die als Risikofaktor für die Entwicklung von Panikstörung gilt (Watt et al., 1998),
- Genauigkeit, Gründlichkeit und Gewissenhaftigkeit bei der Bewältigung von kleineren und größeren Lebensaufgaben. Etwas mehr Sorge und Selbstzweifel, Fehler zu machen oder gemacht zu haben, konnte bei Panik- und Agoraphobiepatienten nachgewiesen werden im Vergleich zu Kontrollpersonen ohne Angsterleben, allerdings nicht in dem Ausmaß wie bei den Sozialphobikern derselben Untersuchungsgruppe (Antony et al., 1998). Dieser Hang zum Perfektionismus bringt Vorteile mit sich. Vermutlich hat er aber den Nachteil, daß er auch zum Zuge kommt bei Gedanken und Vorstellungen über panikartige und agoraphobische Ängste. Diese Kognitionen werden ebenso „gründlich" und perfektionistisch gehegt und münden infolgedessen öfters in den Teufelskreis der Angst,
- hohe Abhängigkeit von nahestehenden Personen. Nicht selten sind Panik- und Agoraphobiepatienten noch nicht (vollends) losgelöst von ihren Eltern, mit denen sie oft täglich bis zu drei- oder viermal telefonieren und die häufig gebeten werden, wichtige Rollen als Helfer bei der Angstbewältigung auszuüben, wodurch sie mit dazu beitragen, das Angstverhalten ihrer Schützlinge (operant) zu verstärken,
- sowie die Neigung, anderen gegenüber besonders freundlich und hilfsbereit zu sein. Ihren Nahestehenden zuliebe wollen sie möglichst Disharmonie vermeiden. Die meisten sind nicht willens, ausreichend Kritik zu üben oder „nein" zu sagen. Mit ihrem Harmoniestreben grenzen sie sich auch nicht genügend ab, weshalb sie nicht selten unter sozialen Druck geraten.

In den Gesprächen zeigt sich, daß einige Angstpatienten bereits selbst auf diese Eigenschaften oder Handlungsbereitschaften gekommen sind. Andere akklamieren sie, sobald sie mit dem Therapeuten ihren Umgang mit Bezugspersonen untersuchen. Im Gruppengespräch attestieren sie sich diese Eigenschaften gegenseitig. Sie sind auch hierbei überrascht, auf was für einen starken Gruppenkonsens sie stoßen. Die Klienten sind sich schnell darin einig, daß sie eine etwas übertrieben wohlwollende soziale Haltung gegenüber ihren Mitmenschen an den Tag legen: Sie erkennen sich insoweit als fremdbestimmt in ihrem Verhalten, als sie es „den andern recht machen" wollen.

Auf direkte Anfrage geben viele (verlegen) zu, in verschiedenen sozialen Gruppierungen recht beliebt zu sein. Die Mehrzahl bestätigt, daß sie wohl als tüchtige, gewissenhafte, ehrliche, umgängliche und tolerante Arbeitskräfte, Hauswirtschafterinnen, Väter und Mütter gelten. In der Diskussion werden sie ermutigt, zu diesen positiven Eigenschaften und kommunikativen Ressourcen auch zu stehen, um ihr Selbstwertgefühl zu stärken. Auf der anderen Seite müssen sie noch genauer einschätzen lernen, wann sie unter sozialen Druck geraten und wie sie sich gegen Fremdbestimmung schützen können. Darauf wird ausführlicher in der 7. Übungseinheit eingegangen.

5c) Expositionsbemühungen als wichtiges Problemverhalten: Die Angstpatienten werden nach einer Blitzrunde über den *momentanen Stand* ihrer *Expositionsbemühungen und -fortschritte* darum gebeten, das Augenmerk auf den Abbau ganz wesentlicher Meideverhaltensweisen zu richten, auf solche, die ganz oben in ihrer Angsthierarchie angesiedelt sind. Für manche sind Angstsituationen, wie Fahren auf der Autobahn, Benutzen öffentlicher Verkehrsmittel oder Einkäufe im Supermarkt und Kaufhaus, noch furchtbar. In dieser Phase der Therapie sind im allgemeinen alle Klienten einverstanden damit, einen deutlich größeren Konfrontationsschritt zu riskieren.

In der Therapie von Agoraphobikern ist die *situative Konfrontation in vivo* eine besonders bewährte Behandlungsmethode. Eine Untersuchung an weiblichen Agoraphobiepatienten ergab keine signifikanten Unterschiede bezüglich der therapeutischen Wirkungen entweder von Exposition oder aber von kognitiver Therapie im Follow-up nach 6 Monaten: Eine Gruppe war mit Exposition in vivo behandelt worden, die andere mit kognitiver Verhaltenstherapie. Die Autoren zogen daraus den Schluß, daß bei Konfrontation eine zusätzliche kognitive Therapie – als Schulung in Wahrnehmung und Bekämpfung dysfunktionaler Kognitionen – keine besseren Wirkungen garantiert (Burke et al., 1997). Da sich in der klinischen Praxis jedoch viele Patienten mit einer fast reinen Panikstörung zur Angstbehandlung melden und umgekehrt auch einige Agoraphobiker lieber mit kognitiver Verhaltenstherapie arbeiten, wurde für den Zweck einer optimalen Wahlmöglichkeit die kognitive Therapie als ein weiterer wesentlicher Behandlungsbaustein in das Angstbehandlungsprogramm integriert.

Nicht jeder Patient arbeitet jedoch gleich gut mit ein und derselben Expositionsmethode. Um dem einzelnen Klienten zum Experimentieren eine größere Auswahl an Konfrontationsmöglichkeiten (vgl. 1d, S. 64, und 2c, S. 74) zu bieten, werden zusätzlich noch *massierte Übung* (Reizüberflutung) und *Desensibilisierung in sensu* (vgl. 5e, S. 109) herangezogen. Beide Vorgehensweisen führen zu einer Reaktionsüberflutung (vgl. Fiegenbaum, 1990; Hand, 1993a; Morschitzky, 1998). Anstatt den Teilreaktionen des motorischen und kognitiven Vermeidens nachzugeben, führt die Konfrontation mit der Angstsituation zwar momentan zu einer Zunahme der Angstreaktion, auf längere Sicht jedoch zu einer Linderung des Angsterlebens. Nach vielen Wiederholungen kommt es allmählich zu einem Abbau der panikartigen Angst (Löschung).

Die Überlegenheit der einen oder anderen Konfrontationsmethode für sich in Anspruch zu nehmen, erscheint mir angesichts der widersprüchlichen Veröffentlichungen zum Thema „therapeutische Wirkungen" in der wissenschaftlichen Panik- und Agoraphobieliteratur verfrüht. Hier gibt es noch recht kontroverse, zum Teil angsttheoretisch idealisierte Sichtweisen: Jede wird mit katamnestischen und Follow-up-Studien empirisch gestützt! Rowe et al. (1998a) belegen z. B. in einer sorgfältig kontrollierten *experimentellen* Therapiestudie (Gruppenbehandlung von Spinnenphobikern) zunächst eine deutliche Überlegenheit der *zeitlich massierten Übung* (4 Konfrontationsübungen an einem Tag) mit Blick auf die therapeutische Wirkung „Habituierung" im Vergleich zu einer zweiten Experimentalgruppe. In dieser zweiten Gruppe wurden die 4 Expositionsübungen in größeren Abständen durchgeführt, nämlich auf eine Woche verteilt. Im follow-up nach einem Monat war in der Gruppe mit der zeitlich massierten Übung bereits wieder phobische Angst vor Spinnen aufgekommen, in der anderen hatte dagegen die Habituierung Kontinuität. Dasselbe Autorenteam konnte zudem in einem weiteren experimentellen design nachweisen, daß eine *Variation der Angstreize* während der Expositionsbehandlung bessere Therapieerfolge zeitigt, als die Konfrontation mit nur einem spezifischen situativen Reiz (Rowe et al., 1998b).

Anders als in der Christoph-Dornier-Stiftung, Münster (Fiegenbaum, 1990; Schneider et al., 1998), oder der Hamburger Gruppe in der psychiatrischen Universitätsambulanz Eppendorf (Hand, 1993a, 1993b), werden mit dem vorliegenden Therapieleitfaden die Klienten von anfang an dazu angeleitet, ihre Expositionsübungen in Selbstorganisation durchzuführen. In der klinischen Praxis setzt sich die Anleitung zur Selbsthilfe immer mehr durch. Vermutlich ist dies nicht nur das Ergebnis eines zunehmenden Individualismus- und Do-it-yourself-Strebens im heutigen sozial-kulturellen Umfeld, der sich auf therapeutisches Vorgehen generalisiert. Den Klienten leuchtet vielmehr mittlerweile ein: Wer die Strategien zur Angstreduktion nicht nur kennt, sondern auch beherrscht, kann sich selbst in künftigen Notsituationen besser helfen.

Überflutung ist nicht jedermans Sache. Nur ausgesprochen wenige Angstpatienten haben die Nervenkraft, sich selbst massiv mit Angst zu überfluten. Überflutungsbehandlungen unter Anleitung des Therapeuten sind unserer Einschätzung nach wenig ökonomisch, da sie sehr viel mehr Therapeutenstunden in Anspruch nehmen als die Anleitung zur Selbsthilfe. In einigen hartnäckigen Fällen wird auf massierte Übung jedoch nicht zu verzichten sein.

Fallbeispiel

Eine 39jährige Volkswirtin litt seit 5 Jahren an Agoraphobie mit vereinzelten Panikattacken. Sie hatte Angst vor dem Autofahren – vor allem wenn sie am Lenkrad saß –, vor Tunnel, Spazierengehen, Radfahren, Kino, AIDS, Spritzen, Narkosen usw. Sie befürchtete, die Kontrolle über sich zu verlieren und alleine nicht mehr klar zu kommen, wahrscheinlich aus Angst davor – ganz sicher war sie sich darin nicht –, ohnmächtig zu werden. Besonders heftig wurde ihre Agoraphobie allerdings erst nach einem schweren, unverschuldeten Autounfall an einer Baustelle auf der Autobahn vor 1 ½ Jahren, bei dem der Volvo aufgeschlitzt wurde und Mann und Sohn sich schwere, fast tödliche Verletzungen zuzogen. In der Unfallsituation verhielt sie sich „unheimlich gut“, „hatte alles im Griff“, obwohl sie selber Splitter im Kopf und schwere Halsbeschwerden durch ein später diagnostiziertes Schleudertrauma im Cervikalbereich hatte. Die Tochter erlitt einen Schock, blieb aber unverletzt. Der Sohn hatte eine Kopffraktur, „sein Schädellappen hing frei“. Ihr Mann, den sie aus den Autotrümmern mühsam befreien konnte und den sie instinktsicher mit engagiertem Zureden und Rütteln wach hielt, blutete schwer, hatte auch Blut in der Lunge, eine zertrümmerte Hüfte und ein Todesnäheerlebnis, wie sich später herausstellte. Sie hatte ihm das Leben gerettet. Das machte er ihr lange zum Vorwurf. Er mußte mehrfach operiert werden und war monatelang hospitalisiert. Der Unfall war ein traumatisierendes Erlebnis für die ganze Familie.

Bei der Vorstellung, alleine auf der Autobahn fahren zu müssen, weinte sie heftig und sah sich einfach nicht imstande dazu. Alle anderen Situationen suchte sie hingegen couragiert ganz systematisch in Selbstorganisation auf. 10 Monate nach Behandlungsbeginn vereinbarten wir schließlich auf ihren Wunsch hin eine gemeinsame massierte Übung auf einer nahegelegenen Autobahn. Sie fuhr. Die Konfrontationsübung dauerte 45 Minuten und war für sie „wie ein Wunder“, denn sie hatte lediglich Angst der Stufe 2–3 (auf einer Skala von 1 – 10), bis auf das Auffahren auf die Autobahn; da erlebte sie Angst der Stufe 4–5 ca. 20 Sekunden lang.

Einen Monat danach wollte sie die nächste, entscheidende Überflutungsübung machen: Wir fuhren bei schwierigsten Witterungsbedingungen, bei Schneeregen und leicht vereisten Straßen, die ihr immer schon Angst gemacht hatten, zum Unfallort auf die A2. Die Baustelle war immer noch da, sodaß sie die traumatisierende Situation unverändert vortraf. Dort weinte sie am Steuer etwa eine Minute, fuhr aber weiter. Auf der ganzen 2 ½ stündigen Fahrt hatte sie nur hin und wieder Angst der Stufe 2 – 4, an besagter Baustelle allerdings Stufe 6 für wenige Sekunden.

Seither übt sie Autobahnfahren alleine weiter, allerdings in kleinen Schritten. Diese sind noch immer anstrengend für sie. Aber seit den beiden massierten Übungen riskiert sie es immerhin und wird mit *ihrem* persönlichen Tempo künftig weiter kommen. Die Angstbewältigungsstrategien hatte sie nach der 17. Behandlungsstunde gut angenommen und setzt sie wie ein Routinier um. Sie ist sehr zuversichtlich und meint, sie hätte bereits mehr als 80 % ihrer Agoraphobie abgearbeitet.

In der praktischen Durchführung der Konfrontationsbehandlung ist für den Therapeuten nicht das Schwierigste, die Agoraphobiker zur Wahl der für sie richtigen konfrontativen Vorgehensweise zu führen, sondern sie überhaupt zur Konfrontation zu bewegen. Erst recht, sie *wieder zur Exposition* zu *motivieren*, nachdem sie – entgegen ihrer insgeheimen Erwartung und wider besseren Wissens – nach einem anfänglichem Ausbleiben der Panikanfälle eine ganze Weile lang erneut einen deftigen Panikanfall erlebt haben. Womöglich haben sie diesen irrtümlich als Rückfall definiert (systematischer Denkfehler) und meinen nun enttäuscht, die ganze Therapie hätte bislang nichts gebracht (systematischer Denkfehler!). Sie sind daraufhin sehr depressiv und flügellahm geworden und ungeheuer schwer zu bewegen, die Konfrontation fortzusetzen. Dieses Phänomen haben wir häufig bei Patienten mit schwerer Agoraphobie erlebt. Es ist ein sehr ernst zu nehmender *Risikofaktor für einen Therapieabbruch*.

Vorzubeugen wäre dem durch wiederholte Hinweise darauf, daß der Prozeß des Angstabbaus sich über 1 – 2 Jahre hinzieht und heftige Panikanfälle durchaus immer wieder auftreten können, allerdings wird dies zunehmend seltener der Fall. Schließlich dürfen die Angstpatienten das wesentliche Therapieziel nicht aus den Augen verlieren. Oft erliegen sie einem falschen Indikator für den Therapiemißerfolg: Erneute Panikattacken werden nämlich von den meisten mit Versagen leichgesetzt. Statt dessen sollten sie damit rechnen, daß Panik immer wieder unverhofft aufkommen kann. Am besten, sie stellen sich ihr und lernen, aktiv Einfluß auf sie auszuüben. Nur über diesen Weg können sie ihre Angst allmählich überwinden. Ob sie irgendwann einmal ganz weggeht, läßt sich nicht mit Sicherheit sagen. Aber panikartige Angst annehmen und mit ihr umgehen lernen können sie in jedem Fall. Genau dadurch würde sie erheblich abnehmen.

Einen derartigen Durchhänger entwickeln schwere Agoraphobiker eigentlich nur einmal im Verlaufe der Therapie, zumindest nur ein einziges Mal in dieser Heftigkeit. Der eine hat mehr Risikofreude oder lernt schneller, der andere traut sich nicht oder braucht mehr Zeit. Unter Beachtung der soeben genannten Hinweise benötigen nur wenige schwere Fälle von Agoraphobie eine Langzeittherapie. Die überwiegende Mehrheit kommt mit einer Kurzzeitbehandlung hin, vorausgesetzt, Agoraphobie ist die eindeutig primäre Achse-I-Störung. Konzentrationslenkung in der Angstanstiegsphase (zur Angstkontrolle) erweist sich gerade für schwer gestörte Agoraphobiker als geeignetes Hilfsmittel bei der Exposition: Mit ihr trauen sie sich schon eher, ihre Angstsituationen aufzusuchen.

Zum praktischen Vorgehen: Die Angstpatienten werden ermutigt, besonders schwierige Angstsituationen gestuft aufzusuchen. Sie können die Größe der jeweiligen Schritte entsprechend ihrer Angsterregungstoleranz selbst wählen. Gleichzeitig nähern sie sich damit immer mehr einer realistischen Sichtweise. Erfahrungsgemäß suchen sich Angstpatienten, die bereit sind, den radikalen Weg der Reizüberflutung zu wagen, eine Begleitperson aus dem engsten Umfeld aus. Nicht nur interindividuell, sondern auch intraindividuell werden unterschiedlich große Schritte gemacht in Abhängigkeit von der persönlichen Courage zum einen, zum anderen in Abhängigkeit davon, ob sie gerade einen guten oder einen schlechten Tag haben. Diejenigen, die noch nicht so gut vorangekommen sind oder Rückschläge erlitten haben, werden besonders empathisch und wohlwollend aufgebaut.

Zur besseren Einstimmung auf den größeren Konfrontationsschritt werden die kognitiven Prinzipien des Expositionsverhaltens nochmals wiederholt (vgl. 3b und 3c, S. 89–90).

Den Patienten wird klar gemacht, wie wichtig es ist, die Größe des Angstbewältigungsschrittes *vor* dem Hineingehen in die Situation festzulegen, um weniger Gefahr zu laufen, aus Angst abzubrechen: Wer abbricht und flüchtet, handelt unter dem Diktat der Angst und nicht aus freien Stücken.

5d) Positive Selbstverstärkung: Damit das angstbewältigende Verhalten künftig häufiger auftritt, ist die kontingente Darbietung eines positiven Verstärkers notwendig. Diesen kann sich die betreffende Person selbständig auf der kognitiven Ebene, also verdeckt, geben, indem sie sich in der Vorstellung auf die Schulter klopft und deutlich Anerkennung zeigt. Angstpatienten sind auch mit positiver Selbstverbalisation bescheiden und müssen häufiger auf die wirkungsvollen Möglichkeiten einer Selbstbekräftigung aufmerksam gemacht werden.

5e) Die systematische Desensibilisierung (SD) in sensu wird als Konfrontationsverfahren auf der Vorstellungsebene während der Entspannung vorgestellt. Hiermit kann ebenfalls eine Dissoziation von (isolierten) Angstreizen und Angstreaktion herbeigeführt werden (vgl. Linden, 1993). Zur Entspannung wird die progressive Muskelentspannung herangezogen. Einige Klienten nutzen tatsächlich diese weitere Möglichkeit, sich in Selbstorganisation den Angstabbau zu erleichtern, indem sie sich z. B. mit dieser Vorgehensweise auf bevorstehende Angstsituationen vorbereiten.

Für das Auffinden von schönen Imaginationen werden die Angstpatienten gebeten, sich zwei Situationen vorzustellen, in denen sie sich ausgesprochen wohl fühlen und die sie sich auch visualisieren können, etwa am Strand mit einem schönem Buch oder am offenen Kamin bei herrlicher Musik o. ä. Sie versuchen dann, sich diese Situationen vorzustellen. Wer es nicht schafft, sucht zunächst nach geeigneteren Bildern, bevor er aufgibt.

Anschließend haben die Klienten die Wahl zwischen einer dramatisch heftigen Angstsituation oder einer weniger angstevozierenden Situation, die sie sich zunächst auch probehalber vorstellen. In der Regel gelingt die Imagination von Angstbildern auf Anhieb. Angstpatienten sind oft imaginativ begabt und sprechen gut an auf hypnotherapeutisches Arbeiten. Die Konfrontation in sensu hat eine beunruhigende Wirkung, die sich aber schnell wieder legt. Die Kopplung dieser durch Imagination hervorgerufenen Erregung mit der entspannenden Wirkung der progressiven Muskelentspannung wird erläutert und für das Ende der Sitzung angekündigt.

5f) Hausaufgaben: Das konfrontative Verhaltenstraining in besonders gefürchteten Angstsituationen wird als eine sehr anstrengende, aber auch besonders wichtige Hausaufgabe definiert. Nicht selten setzt sie manchen Angstpatienten unter Druck. Deshalb sollte der Therapeut sorgfältig darauf achten, daß jeder Klient die Notwendigkeit dafür einsieht und hinreichend motiviert wird.

5g) Progressive Muskelentspannung und SD in sensu: Im Wechsel werden nun zur Relaxation mit Hilfe von PME und – nach Wunsch – von „Atmen im Rhythmus der Wellen" die vom Angstpatienten ausgesuchten schönen und beängstigenden Bilder dargeboten. In den imaginierten Angstsituationen wird in dieser ersten Übung besser nicht so lange verweilt im Vergleich zu den schönen Vorstellungsbildern. Der Therapeut stellt sich auf Möglichkeiten und Grenzen eines jeden Patienten ein. Gelegentlich wird einer derart unruhig, daß er abbricht. Am Ende einer Gruppensitzung wird auf diejenigen eingegangen, die sich unwohl gefühlt haben. Sie werden gefragt, ob sie nicht an der sytematischen Desensibilisierung in sensu als einer Variante von Konfrontationsübung arbeiten wollen. Die Erfahrung zeigt, daß Angstpatienten bereits nach wenigen Versuchen recht gut habituieren.

6 Sechste Übungseinheit

Überblick über die sechste Übungseinheit

6a) Erfahrungsaustausch: Im Rundlauf jeden Angstpatienten seine bis dato gemeisterten und noch nicht bewältigten Angstsituationen darstellen lassen und gemeinsam eine Verhaltensanalyse durchführen. Individuell gehaltene Problembewältigungsmöglichkeiten für schwere Angstsituationen fatansievoll überlegen.

6b) Edukation in Selbstinstruktion für das Expositionsverhalten.

Konfrontation in Selbstmodifikation mit *positiver Selbstverbalisation* bei glücklichem Ausgang wird als vorrangige Intervention bezeichnet.

6c) Vorstellung von Gesundheitsverhalten zur Stärkung von Psyche, Hormonsystem und Immunsystem:

- gesunde, ausgewogene Ernährung
- Reduktion der Kulturdrogen Alkohol, Koffein, Nikotin, Fabrikzucker und Psychopharmaka
- sportliche Betätigung nach Wahl (Joggen, Mannschaftssport, Yoga, Sauna usw.)
- ausreichend Schlaf und dennoch kein übertriebenes Ausruhen
- sich besonders angenehme, schöne Erlebnisse regelmäßig ermöglichen
- tagsüber Ruhe-Inseln mit Entspannungsmöglichkeiten zur Erholung aufsuchen
- sinnvolle Gestaltung des Tages, der Woche und der persönlichen Zukunftsperspektive.

Kontinuität ist von außerordentlicher Bedeutung für die Durchführung von Gesundheitsverhalten. Das kann wahrscheinlich nur mit Hilfe einer festen Integration der gesundheitsfördernden Verhaltensweisen in den regulären Tages- und Wochenablauf gelingen.

6d) Hausaufgaben:

- Informationsmaterial über Gesundheitsverhalten lesen
- einen Plan zur Einführung von mehr Gesundheitsverhalten entwickeln
- sich ernsthafte Gedanken machen über die eigene Zukunftsplanung
- systematische Desensibilisierung in sensu mit der schrecklichsten Angstsituation üben, sofern erwünscht
- bis zur nächsten Sitzung über das Ausmaß der eigenen Personenabhängigkeit und Durchsetzungsfähigkeit im Alltag nachdenken.

6e) Erneute Moderation der systematischen Desensibilisierung in sensu: Während der progressiven Muskelentspannung zwischen „schönem Bild" und „Angst-Imagination" hin- und herpendeln.

6.1 Hinweise für Therapeuten

6a) Erfahrungsaustausch: Mittlerweile dürften die Klienten wieder in Angstsituationen nahe der sicheren Wohnung gehen können: Sie laufen alleine um den Block, legen einige Kilometer mit dem Wagen zurück, gehen mit Partner oder Freunden ins Kino und bleiben wieder einige Stunden alleine zu Hause, wenn nicht sogar tagelang, sofern der Partner weg muß auf Dienstreise. Manche Angstsituation hat sich leichter bewältigen lassen, als angenommen, und andere, selbst solche, die weiter unten auf der Angsthierarchie angesiedelt wurden, haben sich als unerwartet schwer entpuppt. Eher gemieden werden noch Situationen, die Angstpatienten im Alleingang weiter von zu Hause wegbringen, so etwa der Gang in die City, längere Fahrten mit öffentlichen Verkehrsmitteln, oder ein Besuch in der Nachbarstadt. In Begleitung hingegen ist dies alles wieder zu meistern.

Für jeden Angstpatienten wird nach weiteren Lösungsmöglichkeiten für besonders schwere Angstsituationen gesucht. Dabei bleibt der Therapeut immer zurückhaltender und läßt den Klienten mehr und mehr aktiv nach Problemlösungen und Alternativen in Selbstmanagement Ausschau halten. Flüge und weite Reisen lassen sich technisch natürlich nicht in einem Zeitraum, wie dem einer Kurzzeit-Therapie, ausreichend umsetzen. Aber für viele andere Angstsituationen, vor allem solche, die den Klienten weiter von zu Hause wegführen, können Pläne für Unternehmungen aufgestellt und bis zur nächsten Sitzung in 3 Wochen umgesetzt werden.

6b) Edukation in Selbstinstruktion: Die Angstpatienten können sich ihre Angstbewältigungsschritte durch *Selbstinstruktionen* erleichtern. Gemeint ist eine Selbstkontrollmöglichkeit mit Hilfe verdeckter Selbstgespräche (Meichenbaum, 1979). Einmal umgehen sie damit ihre negativ verzerrten Selbstbewertungen und zum anderen konzentrieren sie sich in doppelter Weise auf die einzelnen Angstbewältigungsschritte. Mit jedem einzelnen Angstpatienten werden Selbstinstruktionen für verfügbare Handlungsmöglichkeiten und der Bewertung des Handlungserfolgs im Detail ausgefeilt.

6c) Edukation über Gesundheitsverhalten: Materialien in beliebiger Zahl werden zur Edukation über Gesundheitsverhalten herangezogen (vgl. auch Schmidt-Traub, 1995): Informationen über Ernährung, sportliche Bewegung, Abbau von Alkohol-, Nikotin- und exzessivem Koffeinmißbrauch sowie über regenerierende Betätigungen. Eine Verbesserung des Gesundheitsverhaltens hat gesundheitsfördernde Wirkungen. Dazu gibt es viele Forschungsbelege: Körperliche Anstrengung führt zu einer Ausschüttung der körpereigenen Endorphine und den Katecholaminen Adrenalin und Noradrenalin, wodurch die Stimmung verbessert wird (Bartmann, 1991). Sportliche Betätigung, wie Jogging oder Aerobik, hat allein schon dadurch therapeutische Wirkungen, daß sie zu einer länger anhaltenden Exposition gegenüber körperlich anstrengenden Situationen führt, die von Panikpatienten oft gemieden werden (Marks, 1999). Ein Koffeinkonsum von 3,3 mg/kg, das entspricht etwa 2 – 3 Tassen Kaffee, steigert vermehrt die Ausschüttung von Kortisol, insbesondere bei psychomotorischen und mentalen Tätigkeiten. Bei unruhigen Personen erfolgt dies bereits im Ruhezustand (Al' Absi et al., 1995).

6d) Hausaufgaben: Das edukative Material zum Themenkomplex „Gesundheitsverhalten“ wird für den Angst-Reader mitgegeben. Die Gruppenteilnehmer werden gebeten, bis zum nächsten Mal nicht nur eine realistische Planung von persönlichen Gesundheitsschritten vorzunehmen, sondern auch eine Zukunftsplanung, die sie aus der angstbedingten Isolation herausführt in Richtung Berufs-, Freizeit- oder Bildungsaktivität.

Die systematische Desensibilisierung in sensu wird von einem Teil der Angstpatienten abgelehnt. Einige entdecken darin jedoch eine für sie sehr gute Möglichkeit zum Abbau von Angst oder zur Vorbereitung auf eine gefürchtete Angstsituation, die ihnen bevorsteht.

Abschließend werden die Klienten darum gebeten, sich bis zur nächsten Sitzung Gedanken darüber zu machen, welche Bezugspersonen sie stark beeinflussen, auf welche sie besonders viel Rücksicht nehmen (müssen), wer ihnen regelmäßig zur Seite stehen muß, inwieweit sie auf andere Menschen angewiesen waren und es heute noch sind.

6.2 Patienteninformationen

Gesundheitsverhalten

Angst als eine Gangart von Stressreaktion ist in ein psychisches und immunologisches Netzwerk eingebettet. Deshalb wird sich Gesundheitsverhalten zwar nicht als alleiniges, aber doch als wirkungsvolles Mittel auf den Angstabbau förderlich auswirken. Das umsomehr, als Menschen mit einer Angststörung zunehmend ungesünder leben: Sie nehmen häufiger als vor Ausbruch der Angst schädliche Substanzen ein, wie Nikotin, Koffein und Zucker. Einige haben Alkohol- und/oder Medikamentenprobleme. Nahezu alle haben ihre sportlichen Betätigungen aufgegeben. Dabei sind Menschen, die zu panikartigen Ängsten neigen, meist besonders gerne sportlich tätig gewesen. Sie lassen sich auch relativ leicht zur Wiederaufnahme von Sport bewegen. Bedauerlicherweise haben Angstpatienten aufgehört, gezielt für ihr eigenes Wohlbefinden etwas zu tun. Vielleicht weil sie sich und den eigenen Körper unentwegt belauern. Die gesamte Person verharrt in Passivität, vernachlässigt gesundes Verhalten und beeinflußt sich dadurch ungünstig.

Aus diesem Grund wird Gesundheitsverhalten in die Therapie mit einbezogen. Eine gesunde Lebensführung trägt ordentlich zur Regeneration und Stärkung von Selbsthilfekräften bei. Im folgenden werden Meilensteine einer gesunden Lebensführung aufgeführt: Dazu gehören vitalstoffreiche Ernährung, vernünftiger Umgang mit Wohlstandsdrogen, lustbetonte Beschäftigungen und regelmäßige Entspannung.

Gesunde Ernährung: Eine ausgewogene, abwechslungsreiche Ernährung schmeckt nicht nur, sondern fördert auch entscheidend die Gesundheit. Ernährungsbewußtes Leben hat einen spürbaren Einfluß auf den Kreislauf und auf gesundheitliche Risikofaktoren, wie Übergewicht, erhöhte Blutfettwerte, Bluthochdruck, Diabetes usw. Zu einer gesunden Ernährung gehören Nahrungsmittel, die alle notwendigen Vitalstoffe enthalten.

Wichtig sind:
- die für den Stoffwechsel unentbehrlichen Vitamine; bedeutende Vitaminlieferanten sind Obst und Gemüse, insbesondere Kartoffeln, sowie Milch
- die für den Knochenbau und für die Erregbarkeit von Nerven und Muskeln unentbehrlichen Mineralien, wie Calcium, Natrium, Phosphor und Magnesium
- die für die Wirksamkeit von Hormonen und Enzymen, sowie für die Stärkung des Immunsystems unerläßlichen Spurenelemente, wie Eisen, Chrom, Kobalt, Fluor und Jod.

Bevorzugt gegessen werden sollten infolgedessen
- vitamin- und mineralstoffreiche Frischkost: Frisches oder tiefgefrorenes Obst und in etwas Butter gegartes Gemüse, oder frisch gepreßte Säfte anstatt stark gezuckertem Fruchtnektar, Cola, Limonade, oder zu lang gegartes Gemüse
- eiweißhaltige Milch und Milchprodukte, desgleichen Fleisch, Wurstwaren, Fisch und Eier, wenn auch nur in Maßen. Gemieden werden sollte sterile Milch, Schokolade, Innereien, fettreiches Fleisch, speckige Wurst und andere fetthaltige Speisen
- kohlenhydratreiches Körnerbrot und andere Getreideprodukte, Kartoffeln, Reis und Vollkornnudeln, nicht aber Weißmehlspeisen zuhauf und Chips
- wenig Pflanzenfette und -öle (als mehrfachgesättigte Fettsäuren), jedoch nicht Plattenfette, Schmalz oder Talg
- ganz wenig Fabrikzucker und Salz.

Kulturdrogen: Alkohol erweitert die Gefäße und entspannt die Person. In Mengen ist er schädlich, wie jeder weiß. Nikotin, Kaffee und Tee führen demgegenüber zu Gefäßverengung und Blutdrucksteigerung. Nur in geringen Mengen stärken diese Alltagsdrogen die Leistungsfähigkeit; in großen Mengen machen sie nervös. Sie greifen in Kreislaufvorgänge ein und rufen spürbare physiologische Veränderungen hervor, die zu Panik disponierte Personen beunruhigen, wenn nicht sogar ängstigen, weshalb sie besser maßvoll eingenommen, wenn nicht sogar gemieden werden. Das tut auch der Gesundheit gut.

Alkoholkonsum sollte auf ein Minimum von etwa einem Glas Wein pro Tag reduziert werden, denn mehr Alkohol ist auf Dauer unwiederbringlich schädlich für Gewebe und Organe, z. B. Leber und Gehirn. Manche Angstpatienten setzen Alkohol zur Selbstmedikamentierung ihrer Angst ein; über die Jahre kann daraus Suchtverhalten werden.

Die überwiegende Mehrzahl der Panik- und Agoraphobiepatienten rauchen – bei Unruhe und Nervosität umso mehr. In der Regel können sie nicht von heute auf morgen damit aufhören. Sie trinken auch viel mehr Kaffee, als ihnen gut tut. Fast alle wissen nicht, daß gelegentlich der Nikotin- und Koffein- bzw. Teeinkonsum paradox wirken und zu Kreislaufschwäche führen kann. Stimulanzen wie diese beruhigen nur subjektiv; in Wirklichkeit versetzen sie den Körper in physiologische Erregung und begünstigen somit den Ausbruch von panischer Angst.

Ernährungswissenschaftlich gesehen ist Fabrikzucker ebenfalls eine schädliche Substanz. Kurzfristig ruft Zucker ein Erregungs- oder „Gibber"-Gefühl hervor. Langfristig ist er ein Risikofaktor für Diabetes. Bisweilen führt Zuckergenuß ebenfalls zu dramatisch erlebten Kreislaufveränderungen: Sobald Zuckerhaltiges, wie Schokolade oder Kuchen, genascht wird – und viele naschen deutlich mehr bei Nervosität – steigt der Blutzuckerspiegel über den Normalwert hinaus. Daraufhin wird die Bauchspeicheldrüse zu einer gesteigerten Ausschüttung von Insulin angeregt, um den Blutzuckerspiegel wieder zu senken. In der Folge fällt der Zuckerspiegel unter den Normalwert und es entsteht ein Zustand von Unterzuckerung, der von Kreislaufbeschwerden begleitet wird und auf Angstpatienten sehr beunruhigend wirken kann. Die damit einhergehende Unruhe kann in einen teuflischen Kreislauf münden, in dem noch mehr genascht (oder geraucht, Kaffee oder Alkohol getrunken) wird. Damit steigt der Stresshormonpegel und begünstigt wiederum panikartige Angst.

Sportliche Betätigung: Leistungssport ist viel zu anstrengend und von daher keineswegs erstrebenswert. Aber regelmäßiger Sport ohne Überforderung kräftigt Körper und Seele und beugt gegen körperliche, geistige und emotionale Erschöpfung vor. Auf lange Sicht nehmen außerdem Zufriedenheit und Wohlbefinden zu.

Weil Angstpatienten sich unter dem Leidensdruck ihrer Angst besonders unwohl fühlen und über eine verfeinerte Selbstwahrnehmung verfügen, spüren gerade sie ganz deutlich die Entspannung und Ausgeglichenheit nach sportlicher Betätigung. Sie müssen jedoch erst ihre hohe Angstschwelle gegenüber körperlicher Anstrengung überwinden. Im Sport finden sie eine hervorragende Möglichkeit zur Selbststeuerung ihrer motorischen und physiologischen Reaktionen, speziell der Herz-Kreislauf- und Atem-Funktionen.

2–4 Stunden nach sportlicher Betätigung werden Sie sich wohlig müde und entspannt fühlen. Langfristig tragen Sie mit regelmäßiger sportlicher Betätigung zu einer größeren körperlichen und damit auch psychischen Belastbarkeit und Ausgeglichenheit bei. Der Internist kann schon nach wenigen Monaten sportlicher Betätigung anhand Ihres Belastungs-EKGs einwandfrei feststellen, daß Sie sich durch Sport fit halten, denn nach körperlicher Anstrengung nimmt Ihre durch das Training beschleunigte Herztätigkeit wieder wesentlich schneller das Ruhestadium ein.

Entscheidend bei Ihrem Entschluß, sich sportlich (wieder) zu betätigen, ist Ihre Bereitschaft, auf neue Weise Verantwortung für Ihre Gesundheit übernehmen zu wollen. Es ist nicht so wichtig, welche Sportart Sie ergreifen. Die Auswahl ist groß und reicht von tänzerischer Gymnastik über Joggen bis hin zu Schwimmen, Badminton oder Mannschaftssport. Viel wichtiger ist das *Regelmaß*, mit dem Sie Ihr Herz-Kreislaufsystem ordentlich belasten. Es wäre schön, wenn Sie mit regelmäßiger sportlicher Bewegung einmal die Woche beginnen und das möglichst Ihr Leben lang durchhalten. Auch sportliche Betätigung sollte langsam begonnen und stufenweise gesteigert werden. Wenn Sie sich mit Freunden dazu verabreden, macht Ihnen die Bewegung vielleicht mehr Spaß und wird auch eher verbindlich.

Durch sportliche Betätigung können Sie ein gutes Körpergefühl entwickeln, damit auch mehr psychisches Wohlbefinden erleben und *wieder schneller Vertrauen in Ihren Körper* gewinnen.

Rhythmus von Schlafen und Ausruhen: Die meisten Panik- und Agoraphobiepatienten geben an, gut schlafen zu können. Angstpatienten schonen sich jedoch zu sehr, indem sie tagsüber viel ruhen, um auf diese Weise ihre physiologische Reaktionsfähigkeit einzudämmen. Damit erreichen sie aber genau das Gegenteil: Der Körper reagiert physiologisch umso empfindlicher, je mehr Schongang eingelegt wird, wie die neuere Panikforschung zeigt. Außerdem kommt es nach zu viel Schonung zu Unterforderung und zu nächtlichen Schlafstörungen.

Legen Sie sich deshalb am Tage bloß nicht über Gebühr ins Bett oder auf die Couch, sondern gestalten Sie den Tag und bringen ordentlich Körpereinsatz. Dadurch beugen Sie gegen Schlaflosigkeit vor und stärken langfristig Ihre leib-seelische Belastbarkeit. Falls Sie sehr müde geworden sind, können Sie ja früher zu Bett gehen. Verbringen Sie möglichst die 4–5 Stunden nach Mitternacht im Bett, denn um diese Zeit ist die physiologische Uhr aller Menschen auf Schlaf eingestellt.

Angenehme Erlebnisse: Jeder entwickelt Vorfreude auf schöne und prickelnde Erlebnisse, erfreut sich an ihnen und denkt hernach noch eine ganze Weile gern daran. Menschen mit starker Angstneigung verhindern solche Freuden, indem sie ihren Erwartungsängsten zu sehr nachgeben und Beschäftigungen zu Hause oder Unternehmungen außerhalb immer stärker meiden. Sie unterlassen alles gründlich, was ihnen ihrer Meinung nach Schaden zufügen könnte, genauso, wie sie andere Dinge perfektionistisch machen. Viele kommen mit Mühe und Not gerade noch ihren Pflichten in Beruf und Haushalt nach. Für schöne Unternehmungen fehlt ihnen Kraft und Risikofreude. Im Endeffekt ziehen sie sich aus Freizeitaktivitäten vollständig zurück und halten sich bedeckt. Die damit einhergehende soziale Isolation ist ein Nährboden für Befürchtungen und *Grübeleien*. Mit der Zeit entsteht ein Defizit an angenehmen Erlebnissen, damit auch an Gefühlen der Freude und an schönem Stoff für Tag- und Nachtfantasien. Depressive Verstimmungen gehören dann zur Tagesordnung.

Aus diesem Grund wird Menschen mit panikartiger Angst dringend empfohlen, sich wieder *kleine Freuden im Alltag* zu gönnen. Manche können mit ihrer Lieblingsmusik zu Hause beginnen, interessanten Lesestoff und Materialien für stillgelegte Hobbies bereitlegen, wieder Verabredungen mit Freunden treffen, um sich über alles mögliche auszutauschen. Nur über die Angststörung sollte kurz und nicht endlos lange geklagt werden, denn einseitig negativierende, psychologisierende Gespräche stimmen genauso depressiv wie Grübeleien.

Natürlich sollten Sie vorsichtshalber weder viele Horrorfilme sehen, noch sämtliche Traueranzeigen in der Tageszeitung lesen. Machen Sie besser Spaziergänge, besuchen Sie Kulturveranstaltungen und gehen Sie in Restaurants. Falls agoraphobische Ängste es Ihnen noch verbieten, warum dann nicht erst recht das Meideverhalten abbauen? Nach Anstrengung zu Beginn werden Sie später wesentlich mehr Freude daran haben, als früher, denn Sie haben sich diese Bewegungsfreiheit mühsam erobert.

Sobald Ihre Tage wieder strukturiert sind durch eine bunte Mischung aus erfreulichen und verpflichtenden Unternehmungen, bleibt Ihnen sehr viel weniger Raum für negative Selbstbeobachtung, die Sie oftmals in den Teufelskreis der Angst hochschaukelt.

Entspannungsmöglichkeiten: Damit Sie bei Ihren Angstbewältigungsbemühungen nun nicht ins andere Extrem fallen und sich überfordern, sollten Sie in Ihre jetzt wieder aktiver gestaltete Lebensführung Ruhe-Inseln einbauen. In ihnen regenerieren Sie körperliche und psychische Kräfte. Den einen entspannt passives Musikhören, den anderen aktives Musizieren; der eine liest gern, der andere schaut lieber fern. Manch einer bearbeitet den Heimtrainer, der nächste entspannt sich mit progressiver Muskelentspannung. Schauen Sie, womit Sie sich besonders gerne entspannen.

Zukunftsplanung: Um aus der sozialen Isolation, dem Grübeln und Verharren in Unruhe gepaart mit viel Nichtstun herauszukommen, ist es sinnvoll, sich berufliche Aufgaben, Freizeitbeschäftigungen oder Kurse außer Haus zu suchen, die Sie herausfordern und möglichst täglich aus Ihrem schützenden Refugium herauslocken. Mit dem Gefühl, gebraucht zu werden, etwas zu lernen oder einer sinnvollen Betätigung nachzugehen, nehmen Zufriedenheit und Selbstwertgefühl enorm zu.

Viele Angstpatienten machen einen großen Fehler: Sie versteifen sich darauf, erst dann aktiv zu werden, wenn sie ihre Angst wieder im Griff haben. Es funktioniert aber nur anders herum: Gerade *mit der Konzentration auf* eine Aufgabe oder *einen neuen Einsatz*, der allerdings nicht über die eigenen Kräfte hinausgehen darf, *gelingt die Angstbewältigung erst richtig*. Durch Herausforderung und Einsatz entfaltet der Mensch seine Kräfte und entwickelt sich weiter. So gewinnt er auch wieder Achtung vor sich selber.

Die genannten Gesundheitsfaktoren sind Bausteine für eine umfassende Gesundheitsvorsorge. Wichtig ist der Einbau von Gesundheitsverhalten in den Wochenablauf und in die meist wenig verplanten Wochenenden. Angstpatienten sind besonders depressiv an weniger strukturierten Tagen. Das gilt vor allem für Sonntage. Gesundheitsverhalten trägt dazu bei, Ängste abzubauen, Ausgeglichenheit und Zufriedenheit herzustellen, aber nur, wenn es durchgängig praktiziert wird.

Im übrigen beugen Sie mit geregeltem Gesundheitsverhalten gleichzeitig gegen einen Rückfall vor.

7 Siebte Übungseinheit

Überblick über die siebte Übungseinheit

7a) **Erfahrungsaustausch:** Gründe für Fortschritte und Stagnationen bei der Angstbewältigung finden.

7b) **Gesundheitsverhalten:** Erste konkrete Schritte zur Umsetzung von Gesundheitsverhalten vereinbaren. Über bloße Absichtserklärungen hinaus zu tatsächlichem Handeln ermutigen.

7c) Pläne schmieden für Erweiterung oder Änderung der Lebensführung in *naher und ferner Zukunft*.

7d) **Abhängigkeit von Bezugspersonen** im Hinblick auf Zuwendung und fürsorgliches Verhalten beleuchten.
Die meist sehr lebhafte Aussprache läßt bei den Angstpatienten eine Tendenz zu übersteigerter Rücksichtnahme, Durchsetzungsschwierigkeiten und vereinzelt auch zu leichten sozialen Ängsten erkennen.

7e) **Fähigkeit zur Selbstabgrenzung** gegenüber dominanten Bezugspersonen als wichtige soziale Kompetenz unterstreichen. *Kommunikationshilfen* erläutern, insbesondere

- Kritik üben, aber auch hinnehmen
- Wünsche äußern
- Nein sagen.

7f) **Stressmanagement** erleichtern mit Hilfe von **Problembewältigungstraining**:

1. Problemanalyse
2. Zieldefinition
3. Brainstorming für die Sammlung von Lösungen, ohne Bewertungen
4. Diskussion von Pros und Contras der Lösungsvorschläge
5. Entscheidung für eine Vorgehensweise
6. Plan für die Umsetzung ausarbeiten, bevorzugt über den Weg der kleinen Schritte
7. Bewertung von Fortschritt und Vorgehensweise bei der Umsetzung

Auf die letzte Gruppensitzung in 4 Wochen einstellen.

7g) **Hausaufgaben**

- Papier über Kommunikationshilfen und Problembewältigung lesen
- weiterhin Konzentration auf Angstkonfrontation und Angstkontrolle
- sich ganz bewußt gegenüber Bezugspersonen im Alltag abgrenzen
- an den eigenen Zukunftsplänen weiter basteln
- Gesundheitsverhalten, insbesondere sportliche Betätigung, umsetzen
- chronische und akute Stressoren der Vergangenheit, Gegenwart und nahen Zukunft mit Problembewältigung durchgestalten
- Muskelentspannungsübungen machen.

7h) **Progressive Muskelentspannung** mit Imagination (vgl. 5g, S. 109).

7.1 Hinweise für Therapeuten

7a) Erfahrungsaustausch: Jeder Teilnehmer erhält die Chance, über seinen Entwicklungsstand beim Angstabbau so ausführlich zu reden, wie er möchte. Falls sich ein Klient festgefahren hat, wird er mit Hilfe einer gemeinsam vorgenommenen Bedingungsanalyse seiner Fehlschläge unter gleichzeitiger Würdigung seiner bislang erzielten Fortschritte moralisch wieder aufgebaut. In solchen therapeutischen Krisen ist gruppendynamischer Einfluß vorteilhaft.

Zu diesem Zeitpunkt kommen oft spontan Rückmeldungen über den bisherigen Verlauf der Therapie.

7b) Gesundheitsverhalten: Die individuell ausgearbeiteten *Gesundheitspläne* werden einer Realitätsprüfung unterzogen: Zu hohe oder zu niedrige Ansprüche werden auf ein ausgewogenes und umsetzbares Maß gebracht. Gibt ein Klient vor, von nun an keinerlei Kulturdrogen mehr zu nehmen und ab sofort nicht mehr zu rauchen, 3 – 4 mal die Woche ins Fitneß-Center zu gehen, zu Hause auch noch täglich Gymnastik und Entspannung zu machen, sich vitalstoffreich zu ernähren und schließlich auch noch auf die Einhaltung fester Schlafzeiten zu achten, nimmt er sich wohl zu viel des Guten vor. In dieser Rigorosität sind Änderungen des Gesundheitsverhaltens nicht durchzuhalten. Am besten wieder gestuft vorgehen.

Medial vermittelte überzogene Gesundheitsvorstellungen dürften der Bezugsrahmen sein für die übertriebenen Gesundheitsbemühungen mancher Angstpatienten. Sie werden meist nur kurzfristig durchgehalten. Erfahrungsgemäß schaffen Panikpatienten es zwar von heute auf morgen, koffeinhaltigen Kaffee gegen entkoffeinierten einzutauschen, aber keineswegs gleich mit dem Rauchen aufzuhören. Erfreulich viele werden allerdings gegen Therapieende oder im Jahr danach erfolgreich abstinent gegen Nikotin, denn die Gesundheitsleitlinien leuchten ihnen ein und sie haben oft gute Selbstkontrollfähigkeiten. Zudem sind, wie erwähnt, compliance und Perfektionismusstreben stark ausgeprägt. Ihre Selbstbeobachtung von Gesundheitsverhalten wird in der Therapie geschärft. Sie nehmen speziell beim Nikotin- und Koffeinabusus, ebenso wie bei sportlicher Betätigung, sehr viel bewußter physiologische Veränderungen und deren Konsequenzen wahr. Die durch Edukation gewonnenen Erkenntnisse über körperliche Folgeerscheinungen von ungesundem Verhalten führen zu einer kognitiven Umstrukturierung: Einmal werden die Klienten ruhiger und zum anderen steigt ihre Motivation zur Änderung ihrer ungesunden Lebensgewohnheiten.

7c) – 7e) Ausführungen zu den Themen Zukunftsplanung, Personenabhängigkeit und Kommunikationshilfen stehen in den Patienteninformationen, S. 119. Die Klienten werden gebeten, in den nächsten 4 Wochen gezielt auf ihre sozialen Kompetenzen zu achten. Sie sollen im Alltag in der ausgeführten Weise kommunizieren, auch wenn sie sich zunächst etwas eckig und unbeholfen dabei vorkommen. In der Regel können die meisten diese Vorgehensweisen ohne große Mühe umsetzen – vielleicht weil ihre sozialen Kompetenzen im allgemeinen recht hoch entwickelt und *oft nur gehemmt* sind. Meist spüren sie genau, was andere empfinden, und haben keinerlei nennenswerte Schwierigkeiten, sich in die Lage ihrer Sozialpartner hinein zu versetzen. Zudem können sie eigene Emotionen, abgesehen von ihren panikartigen Ängsten, erstaunlich gut kontrollieren. Die Diskussion über Personenabhängigkeit und Kommunikationsstrategien motiviert sie, sich künftig mehr zu schützen gegenüber dem *wichtigen Stressor: Sozialer Druck*.

7f) Stessmanagement und Problembewältigungstraining: Mit kognitiv-verhaltenstherapeutischer *Problemlösung* (D'Zurilla et al., 1971; Kanfer et al., 1996; Liebeck, 1993) können Angst- und andere Stress-Situationen leichter bewältigt werden. Wichtig ist die Beachtung von konkreten situativen und kontextgebundenen Bedingungen. Die Klienten haben bisher weitgehend eigenverantwortlich Teile des 7stufigen Problemlösemodells am Beispiel der Angstbewältigung gelernt. Damit haben sie sich die Bearbeitung von Problemen auf einer allgemeinen Ebene als grundlegendes Problemlöseverhalten in Form einer prozeduralen Struktur bereits angeeignet (vgl. Hinsch et al., 1998; Liebeck, 1993). Mit Hilfe des Problemlösetrainings (D'Zurilla et al., 1971) lassen sich wirkungsvolle Verhaltensregeln für Stressmanagement in Alltagssituationen finden. Wichtiger noch als der Erwerb von spezifischen skills zur Lösung individueller Stress-Situationen ist das Erlernen eines Fundus an allgemeinen Verhaltensstrategien, aus denen dann einzelne coping skills abgerufen werden können.

Den Angstpatienten wird das Konzept „Problemlösung" (in der Gruppe) erläutert. Die Umsetzung kann je nach Bedarf vertieft werden, sofern einzelne Angstpatienten das Problemlösen noch nicht im Vollzuge der Angstbewältigungsschritte gelernt haben. Mißglückte Lösungsschritte werden besprochen, abgewandelt und hinderliche motivationale Fragen geklärt, erfolgreiche Lösungswege auf die zugrundeliegende Struktur hin untersucht. Das gleiche Vorgehen wird für die Lösung von unterschiedlichen Problemen angewandt, um eine grundlegende Strategie der Problembewältigung heraus zu schälen, die sich auf die Lösung vieler Stress-Situationen im Alltag übertragen läßt.

7g) Hausaufgaben: Die Angstpatienten haben vier Wochen Zeit, um sich mit den aktuellen Aufgaben und Übungen zu beschäftigen. Neben der Fortsetzung von Exposition, Angstkontrolle, Entspannung, Gesundheitsverhalten und Abgrenzungsverhalten gegenüber Sozialpartnern ist die Gestaltung einer Zukunftsperspektive von großer Bedeutung.

Resümierend wird den Klienten klar gemacht, daß es unter Stress zwar immer zu spürbarer physiologischer Erregung kommt, damit aber nicht automatisch auch zum Gefühl panikartiger Angst. Vielmehr entsteht Panik erst „im Kopf", vermittelt durch katastrophisierende Kognitionen, wodurch der Betroffene in den Teufelskreis der Angst gerät. Der Therapeut weist daraufhin, wieviele Angstsituationen bereits bewältigt wurden. Die verbliebenen panikartigen Ängste werden sich im Endeffekt vollends auch noch von den physiologischen Reaktionen und situativen Angstreizen dissoziieren lassen.

7.2 Patienteninformationen

Zukunftsplanung und Kommunikationshilfen

Menschen mit Angststörungen, insbesondere solche mit Panik und Agoraphobie, waren längere Zeit vor Ausbruch der Angst erhöhten Belastungen ausgesetzt. Das Panikerleben läßt sie mehr und mehr vermeiden: Sie geben vieles auf, leben reizärmer und entwickeln sich im Endeffekt persönlich kaum mehr weiter. Oft schauen sie zurück, beklagen ihren eingeschränkten Zustand und lasten ihn sich irrtümlich als persönliches Versagen an.

Aus diesem Grund ist es sinnvoll, eine auf die Zukunft bezogene *angenehme Perspektive* zu entwickeln. Zukunftspläne werden Vorfreude in Ihnen wecken und ein gutes Gegengewicht zu negativen Erwartungen bilden. Sie können sich auf der Vorstellungsebene konkret ausmalen, was Sie sich für die nahe und ferne Zukunft vornehmen möchten. Es sollten umsetzbare Handlungen sein, die Ihnen während der Phase intensivster Angst völlig unmöglich waren, jetzt aber wieder durchaus zumutbar erscheinen. Oder Sie entscheiden sich für ganz neue Handlungsmöglichkeiten. Die Hinwendung auf die *Zukunft* und das *planerische Gestalten* wirken sich positiv auf Ihre jetzt noch subjektiv als überwiegend unangenehm empfundene Lebenslage aus.

Damit beschert Ihnen Ihre Angststörung zumindest den Vorteil, daß Sie aufs Neue Ausschau halten nach Vorhaben und Zielen, an denen Sie Ihr Leben künftig ausrichten wollen. Nach unseren Erfahrungen nehmen sich männliche Angstpatienten häufig vor, ihr Freizeitverhalten durch mehr Körpereinsatz auszufüllen, wodurch sie mehr Freude erleben und sich besser regenerieren. Frauen möchten öfters wieder einer außerhäuslichen Betätigung nachgehen, um aus ihren vier Wänden herauszukommen und um mehr soziale Anerkennung zu erhalten. Freilich möchte jeder seine Belastungen verringern und Stressbewältigung lernen, um einer Erschöpfung durch anhaltenden Stress oder gar einem Rückfall in die Angst besser vorzubeugen.

Die *Personenabhängigkeit* ist bei Angstpatienten sehr ausgeprägt. Vielleicht, weil sie einen Großteil ihrer Sicherheit dem eigenen Körper, dem Funktionieren der eigenen Person sowie dem selbständigen Unternehmen gegenüber verloren haben. Häufig sind sie noch nicht abgenabelt von ihrer Ursprungsfamilie. Oder sie haben sich nach Ausbrechen der Angststörung, die zum Verlust von Sicherheitsgefühl geführt hat, wieder in den Schoß der Familie eingenistet. Die meisten Frauen mit Angststörungen und einige Männer halten (wieder) sehr engen Kontakt zu Eltern und Partnern. Sie telefonieren sogar mehrfach am Tag mit ihnen. Damit haben sie sich nicht nur in deren Obhut begeben, sondern orientieren sich auch vermehrt mit Hilfe ihrer Empfehlungen.

Die meisten Angstpatienten nehmen gerne auf andere Rücksicht. Augenscheinlich sind sie ihren Mitmenschen gegenüber besonders tolerant und fürsorglich eingestellt. Im allgemeinen wollen sie weder im privaten Bereich, noch im Berufsleben anderen unangenehm nahe treten oder sie verletzen. Aus Gründen der Rücksichtnahme sind sie folglich nicht immer deckungsgleich in dem, was sie mit Worten und ohne Worte mitteilen, und dem, was sie an negativen Gefühlen tatsächlich empfinden. Möglicherweise fürchten sie sich vor ablehnenden Reaktionen oder Kritik. Nach Möglichkeit versuchen sie, eigene Wünsche zurückzuhalten und die von anderen nicht abzuschlagen, wenig Kritik zu üben und möglichst Nein sagen zu vermeiden. Mit diesem Harmoniestreben geraten sie häufiger unter persönlichen oder sozialen Druck und handeln bisweilen in Fremdbestimmung.

Zur Abhilfe gibt es *Kommunikationshilfen*. Auf folgende Art können Sie angemessen und ehrlich Kritik üben, ohne beim Gegenüber aggressive Reaktionen zu schüren:

1. Die Äußerung von Wünschen wird sehr gerne eingesetzt, um auf dezente Weise Kritik zu üben („Ich wäre froh, wenn du mich ausreden liessest", „Könntest du mir bitte beim nächsten Mal mein Buch mitbringen?"). Auf diese Weise können Sie elegant in indirekter Manier Kritik andeuten, denn mit Ihrem Wunsch zeigen Sie, was Ihnen fehlt. Noch wichtiger: Sie bieten damit eine konstruktive Lösung an, die dem Gegenüber genau zeigt, was Sie möchten. – Diese Kommunikationshilfe können Sie wahrscheinlich ohne Üben sofort umsetzen.

2. Eine anspruchsvollere Vorgehensweise ist, Ihre eigenen negativen Empfindungen und Gefühle auszudrücken („Ich bin enttäuscht, daß du so über mich denkst"; „Deine Weigerung hat mich unheimlich wütend gemacht" usw.). Vermeiden Sie möglichst eine Abwertung der gesamten Person Ihres Gegenübers oder auch nur einzelner Verhaltensweisen. Eine negative Bewertung würde nur Verärgerung und aggressive Reak-

tionen im Gesprächspartner auslösen. Demgegenüber ruft die Rückmeldung Ihrer eigenen negativen Gefühle Betroffenheit beim Gesprächspartner hervor. – Diese Rückmeldung der eigenen Gefühle ist allerdings übungsbedürftig.

3. Schließlich können Sie auf unzumutbare Forderungen hin freundlich, aber bestimmt „Nein" sagen, am besten ohne jegliche Rechtfertigung und Entschuldigung, höchstens mit einer knappen Begründung. Rechtfertigungen erniedrigen Ihr Selbstwertgefühl nur unnötig. Mit der Fähigkeit, auch einmal Nein zu sagen, lassen Sie sich weniger ausnutzen und grenzen sich besser ab. Langfristig rufen Sie damit sogar mehr Respekt hervor. – Für die Umsetzung dieser Kommunkationsmethode brauchen Sie eigentlich nur Zivilcourage.

Kommunikationsschritte, wie diese, lassen sich wesentlich leichter bei Kollegen und Bekannten umsetzen als bei nahestehenden Freunden und Angehörigen, insbesondere den Eltern. Bei Personen aus der Ursprungsfamilie fallen wir schnell in alte Verhaltensmuster zurück. Wer es aber schafft, sich gegenüber seinen Eltern besser zu behaupten, kann es dann höchst wahrscheinlich auch gegenüber allen anderen wichtigen Personen.

Problembewältigung oder Stressmanagement

Zur Bewältigung von Belastungssituationen im Alltag gibt es eine Reihe wirkungsvoller Verhaltensregeln. Sie werden diese jetzt unter dem Titel *„Problembewältigungstraining"* kennenlernen. Die Vorgehensweise läßt sich am Beispiel „Konfrontation mit Angstsituationen" schön veranschaulichen. Damit haben Sie mittlerweile reichlich Erfahrung gesammelt, denn Konfrontation erproben Sie bereits eine ganze Weile. Stellen Sie sich die Problemsituation „Angst vor dem Besuch eines Konzerts" vor. Gehen Sie anhand dieses Beispiels den Problemlöseweg in der folgenden Weise nochmals konzentriert durch:

1. Zunächst werden die Problembedingungen genau beobachtet. Die *Problemanalyse* zeigt, wie leicht die Faktoren
   - systematische Denkfehler („Ich bekomme *immer* Panik in abgeschlossenen, menschenüberfüllten Räumen", „Der Fluchtweg ist versperrt", „*Keiner* hilft mir, falls ich ohnmächtig werde")
   - und einseitige Aufmerksamkeitsprozesse in Form von negativer Selbstbeobachtung („Ich werde unruhig, meine Handinnenflächen sind schon naß, hoffentlich kommt nicht auch noch Schwindel hinzu")

   eine Problembewältigung (angstfrei das Konzert genießen, oder überhaupt hingehen) erschweren.

2. Realistische, überschaubare und zeitlich befristete *Ziele* und Teilziele werden definiert, die auch erreichbar sind („Ich möchte das Konzert von Anfang bis Ende miterleben").

3. *Suchen* Sie dann *nach Lösungswegen* mit Hilfe zahlreicher Ideen und Einfälle, ohne sie gleich zu bewerten („Ich nehme zwei Karten und suche mir eine Begleitperson", „Vielleicht nehme ich Plätze am Gang, damit ich mich weniger eingeengt fühle", „Ich wähle mir einen Komponisten aus, den ich ganz besonders schätze", „Ich versuche, ein Konzert am Wochenende zu bekommen, damit ich mich vorher ordentlich fit machen kann", „Ich halte mir verschiedene Möglichkeiten zur Konzentrationslenkung bereit").

4. Schätzen Sie Ihre einzelnen Ideen und Lösungsvorschläge kritisch ein, indem Sie nach *Pros und Contras Ausschau halten* („Alleine ins Konzert gehen, ist nur halb so schön; außerdem fühle ich mich in Begleitung sehr viel sicherer", „Wenn ich am Gang und womöglich noch in Türnähe sitze, meide ich teilweise meine Angstsituation; andererseits fällt es mir noch sehr schwer, überhaupt in eine Massenveranstaltung zu gehen", „Beethoven liebe ich und kann mich besonders von seiner Musik berauschen lassen", „Klassische Konzerte am Wochenende sind selten. Bekomme ich nur Karten für eine Veranstaltung unter der Woche, gehe ich in der Nacht vorher eben besonders früh schlafen. Eventuell schaffe ich es, noch vor dem Konzert zu joggen", „Bei aufkommender Angst vor Ort kann ich im Wechsel Bauchatmung und Muskelentspannungsübungen machen").

5. *Entscheiden* Sie sich für angemessene Vorgehensweisen.

6. Bei der *Umsetzungsplanung* Ihres Lösungsweges können Sie darauf achten,
   - welche guten Erfahrungen Sie bereits gemacht haben („Wenn ich weiter vorne im Konzertsaal sitze, kann ich neben dem Lauschen der Musik auch noch die Musiker mit ihren Instrumenten genießen") und

- welche Personen und Hilfsmittel Ihnen zur Verfügung stehen („Falls mein Mann nicht mit möchte, kann ich Ingrid fragen", „Vorher lese ich in meinem Konzertführer und besorge mir ein Programm; da kann ich zur Not reinschauen oder mich an ihm festhalten").
- Die *gestufte Bewältigung der Angstsituation „Konzertbesuch"* könnte im Endeffekt dann folgendermaßen aussehen: Ich suche mir ein Konzert mit meiner Lieblingsmusik aus, von der ich weiß, daß sie mich zum Schwelgen bringt. Ich lade meine Freundin Ingrid ein, da sie diese Musik genauso mag wie ich. Für den ersten Konzertbesuch lassen sich Plätze weiter vorne am Gang besorgen, auf denen ich mich nicht so eingeengt fühle. (Nachdem ich häufiger im Konzert war, wähle ich dann einen Sitzplatz in der Mitte einer Reihe.) Ich konzentriere mich vor dem Konzert auf die Unterhaltung mit der Freundin und im Konzertsaal auf die Musik und stelle mir nach Möglichkeit wunderschön angenehme Bilder dazu vor. Falls dennoch Panik aufkommt, mache ich Bauchatmung und Muskelentspannungsübungen und stelle mir mich auf der Vorstellungsebene völlig angstfrei vor. Wenn das nicht hilft, sage ich mir, die Angst hört irgendwann auf; steh sie durch, es passiert Dir ja nichts. Ich schaue konzentriert in das Konzertprogramm oder auf den Dirigenten, die Solisten und andere Musiker. In der Pause gehen wir hin und her, möglichst auch an die frische Luft. Zum Schluß stelle ich fest, wie souverän ich diese Situation gemeistert habe. Meine Erwartungsangst war wieder einmal sehr viel stärker gewesen als meine Panik in der Angstsituation. Hätte ich mich auf die Befürchtungen eingelassen, wäre ich wieder nicht ins Konzert gegangen.

7. Die Umsetzung Ihres Lösungsweges *beobachten* Sie genau. Achten Sie auch auf Ihre *Fortschritte*, damit Sie im Nachhinein genügend Informationen haben für eine *Bewertung der Problemlösung* („Eventuell muß ich vor dem nächsten Konzertbesuch meine Vorgehensweise nochmals überdenken und abwandeln").

Mit Hilfe der Problemlösung wird Ihnen der Umgang mit Belastungen erheblich erleichtert. Problemlöseübungen sind außerordentlich nützlich, denn Sie werden immer wieder in Stress-Situationen geraten. Nach einiger Übung werden Sie nicht nur zum Experten für die Lösung von Alltagsproblemen, sondern auch noch zum Routinier in Sachen Selbsthilfe.

8 Achte Übungseinheit

Überblick über die achte Übungseinheit

8a) Erfahrungsbericht: Letzte Bedingungsanalyse und Problemlöseübung der *verbliebenen Angstzustände* durchführen. Diskussion der individuellen Umstände, die noch zu körperlichen Reaktionen und katastrophisierenden Bewertungen Anlaß geben. Fast alle Angstpatienten sind inzwischen panikfrei.

8b) Gesundheitsverhalten der Angstpatienten diskutieren. Darauf hinweisen, sich möglichst lebenslänglich gesund zu verhalten zur Vorbeugung gegen Stress.

8c) Selbstbehauptungsversuche gegenüber wichtigen Sozialpartnern analysieren. Kommunikationshilfen nochmals als Mittel zur Förderung von sozialen Kompetenzen und Vorbeugung gegen sozialen Druck hervorheben.

8d) Krankheitsgewinn: Was war und ist der individuelle „*Krankheitsgewinn*" der Angststörung?

8e) Vertrauen in Körper und Psyche: Auf die Dauer der Entwicklung des Gefühls von *Vertrauen in Körper und Psyche* verweisen: 1 – 2 Jahre, eher 2 Jahre. Befürchtungen werden noch eine ganze Weile aufkommen, wenn auch in zunehmend abgeschwächter Form.

8f) Rückfallprophylaxe:

- Stressoren sind nicht vorhersehbar und Rückfälle können kommen
- erneut auftretende Panikzustände nicht gleich als persönliches Versagen werten, vielmehr
- Betonung auf zahlreiche Ressourcen zur Angstbewältigung legen (aktives coping, z. B. mit Konzentrationslenkung) und nicht auf Hilflosigkeit (Katastrophisieren, passives Verhalten)
- den Angst-Reader nochmals durcharbeiten, selbständig Verhaltensanalysen machen und Problembewältigungsmöglichkeiten suchen
- dabei Angstbewältigungsstrategien wieder aufgreifen, die sich schon einmal als hilfreich erwiesen haben; damit wird Angstkontrolle schneller gelernt
- negative Selbstbeobachtung beenden; niemals aufhören, gegen die verbliebenen irrationalen Befürchtungen z. B. bei bestimmten körperlichen Empfindungen zu argumentieren
- je nach Notwendigkeit das Expositionsverhalten weiter fortsetzen oder es erneut aufnehmen.

8g) Ausfüllen der post-Fragebögen

8h) Katamnesegespräch in einem Jahr vereinbaren.

8i) Progressive Muskelentspannung mit Imagination von Musik und schönem Bild.

8.1 Hinweise für Therapeuten

8a) Erfahrungsaustausch: Mittlerweile halten wahrscheinlich alle Klienten ihrer bestenfalls nur noch in leichter Form aufkommenden Panik stand und können sie kontrollieren. Viele erleben keinerlei Panikanfälle mehr. Desgleichen wird das Gros an Vermeidungsverhalten abgebaut sein, sodaß Behinderungen im Alltag nicht mehr vorliegen.

Nicht alle Angstpatienten werden jedoch schon in der Lage sein, sich hunderte Kilometer von zu Hause zu entfernen und eine große Reise zu unternehmen. Falls Fliegen angstbesetzt ist, könnte eine Städte-Tour mit dem Flieger konkret geplant werden. Sofern es die Klienten wünschen – die meisten wollen es zunächst überhaupt nicht, sehen die Notwendigkeit aber bald ein – sollte dieses weitreichende Ziel noch unbedingt vor Abschluß der Angstbehandlung umgesetzt werden. Sonst besteht die Gefahr, daß sie das Vorhaben vor sich herschieben und am Ende nicht in Angriff nehmen. Schlimmstenfalls könnten ihre Befürchtungen davor sogar wieder generalisieren! Wegen der Generalisierungsgefahr empfiehlt es sich, bei Panik- und Agoraphobiepatienten nach Möglichkeit *alle* agoraphobischen und panischen Ängste abzubauen.

Angst vor der Angst dürften wohl noch alle Panik- und Agoraphobiepatienten zu diesem Zeitpunkt haben, wenn auch bereits in wesentlich abgemildeter Form. Für verbliebene Angstreaktionen werden Bedingungsanalysen erstellt und Selbsthilfemöglichkeiten überlegt.

8b) Gesundheitsverhalten: Sämtliche Gruppenteilnehmer bemühen sich inzwischen bewußt um ein besseres Gesundheitsverhalten, wenn sie es auch noch nicht so umfassend umsetzen können, wie in der 6. Sitzung besprochen. Die meisten ernähren sich sehr viel gesundheitsbewußter. Sie trinken wenig oder gar keinen Alkohol. Viele nehmen nur noch entkoffeinierten Kaffee zu sich; zumindest haben sie ihren Kaffeekonsum stark reduziert. Die Motivation, weniger zu rauchen, ist ebenfalls deutlich erstarkt, vielleicht weil manche Gruppenteilnehmer eindrucksvoll berichten, wie sie in den letzten Wochen die kreislaufverändernde Wirkung des Nikotins bewußt an sich wahrgenommen haben. Viele rauchen bereits weniger. Alle gönnen sich wieder schöne Erlebnisse und bemühen sich um Ruhe-Inseln.

Sportliche Bewegung ohne Leistungsdruck ist ein ganz besonders wichtiges Gesundheitsverhalten und sollte zum festen Bestandteil der Lebensführung werden. Wichtig und hilfreich wäre es, wenn der Therapeut sich ebenfalls regelmäßig sportlich betätigt und somit aus voller Überzeugung begeistern könnte. (Dasselbe gilt für eine Anti-Raucher-Kampagne: Ein rauchender Therapeut ist niemals ein überzeugendes und mitreißendes soziales Modell.) Keine andere Vorgehensweise vermittelt Personen mit gesteigerter interozeptiver Wahrnehmung und Vertrauensschwund ihrem Körper gegenüber so wirkungsvoll ein Gefühl von zunehmender Kraft und Gesundheit, wie sportliche Betätigung. Mittlerweile machen fast alle (wieder) Sport. Diejenigen, die noch zaudern, trauen sich nicht ohne Begleitung einer vertrauten Person zum Squash, in die Sauna oder ins Fitneß-Center. Die geschilderte Freude an der wiederaufgenommenen sportlichen Betätigung und der damit verbundenen Überwindung von vorurteilsgeladenen Befürchtungen sind eindrucksvoll. Die Klienten genießen die entspannende Wirkung im Anschluß an ihre körperliche Betätigung.

Alle haben mittlerweile recht intensiv über berufliche und persönliche Lebenschancen nachgedacht. Im Rahmen einer Zukunftsprogression wurden einige konkrete Zielvorstellungen im Einzelgespräch oder eigenständig bereits imaginativ erprobt.

8c) Selbstbehauptungsversuche: Es ist immer wieder erstaunlich zu sehen, mit welchem Eifer Panik- und Agoraphobiepatienten nach einer Diskussion über Selbstabgrenzung bei sozialem Druck sich gegenüber bedrängenden oder dominanten Personen in ihrer natürlichen Umgebung zur Wehr setzen und dies auch schaffen. Augenscheinlich reichen den meisten Klienten ein bis zwei ausführliche Gespräche über Selbstbehauptungsmöglichkeiten, um ihre sozialen Kompetenzen für den Selbstschutz zu mobilisieren. Das gilt auch für Klienten mit leichten sozialen Ängsten, nicht aber für Klienten mit schwerer sozialer Phobie.

Daraus läßt sich mit Vorbehalt schlußfolgern, daß Panikpatienten und Agoraphobiker, anders als Personen mit ausgeprägten sozialen Ängsten oder/und sozialen Defiziten als primärer Diagnose (vgl. Wlazlo, 1995), im allgemeinen über *ausreichende soziale Kompetenzen* verfügen. Zum einen haben sie wahrscheinlich besonders sozial erwünschte Umgangsformen gut gelernt, zum anderen sind sie im mitmenschlichen Umgang eher zu rücksichtsvoll, harmonisierend und meist zu verhalten mit Kritik und Abwehr. Diese Zurückhaltung und Rücksichtnahme konnten viele Klienten erheblich abschwächen, nachdem sie Einsicht gewonnen hatten in die hohe Belastung von sozialem Druck. Die Erfahrung, wie wohltuend vernünftiges Abgrenzungsverhalten wirken kann, hat sie beflügelt, damit fortzufahren. Alle Angstpatienten berichten von Selbstbehauptungserfolgen, obwohl sich einige noch schwer damit tun.

8d) Krankheitsgewinn: Am Ende der Behandlung werden die Angstpatienten angeregt, über die funktionale Seite ihrer Angststörung nachzudenken. Sie reagieren zunächst zwar mit Verwunderung, sind aber durchaus in der Lage, über den vergangenen, gegenwärtigen und künftigen sogenannten *Krankheitsgewinn* zu diskutieren. Der Therapeut sagt einiges zur Einstimmung (vgl. Patienteninformationen, S. 126) und moderiert die Diskussion.

8e) Vertrauen in Körper und Psyche: Die Angstpatienten brauchen Geduld, bis sie wieder Vertrauen in ihren Körper und in ihre Fähigkeit gewonnen haben, die Angst vollständig zu kontrollieren. Emotionale Veränderungen, wie die Entwicklung von *Sicherheitsgefühlen*, benötigen Zeit. Möglicherweise hängt dies mit einer hypothetischen Selbstschutz- und Stabilisierungsfunktion des Organismus zusammen (Birchler, 1988).

8f) Rückfallprophylaxe: Obwohl panikartige und agoraphobische Ängste gut zu behandeln sind, kommen *Rückfälle* insbesondere

- unter extremen, nicht vorhersehbaren Belastungen vor
- oder nach nur unzulänglich gelernter Angstbewältigung.

In irrationaler Weise werden Rezidive von den Betroffenen häufig als persönliche Schwäche oder als Versagen erlebt. Stresserleben kann wieder auftreten und habituieren. Belastende Erlebnisse, egal, ob Krankheit, Tod, beruflicher Ärger oder ökonomische Rezession, gehören zur menschlichen Existenz, sind nicht vorhersehbar und führen bei jederman zu einer Reihe von physiologischen und motorischen Beschwerden in unterschiedlicher Ausprägung. Aber erst die übersteigerte kognitiv-emotionale Reaktion darauf ruft Erwartungsangst und Panikerleben (wieder) hervor. Patienten mit Panikstörung und Agoraphobie haben während der Therapie erfahren, daß ihre *Angst- und Panikgefühle dissoziiert* werden konnten *von* den weitgehend *autonom gesteuerten Reaktionen auf Belastungen*. Dieser Lernprozeß ist angesichts der außerordentlichen Beharrlichkeit von Angststörungen ein überwiegend emotionaler und sehr mühsamer dazu. Nicht selten wird zwar eine Sensibilisierung gegen die meisten, aber nicht gegen alle Angstsituationen erreicht. Nicht immer ist es zu einem gelungenen transfer gekommen. Es gibt viele Gründe, warum manche Klienten unter Stress einen Rückfall erleiden.

Zur Vorsorge müssen Angstpatienten deshalb unbedingt lernen, mit Rückfällen umzugehen. Die Fähigkeit zur Problemlösung und zur Exposition ist bei einer Rückfallprophylaxe von unschätzbarem Wert. Viele Langzeitstudien belegen erstaunlich stabile Besserungen bei Panik- und Agoraphobiepatienten, die mit unterschiedlichen Konfrontations-verfahren behandelt worden waren (4- bis 8-Jahres-Katamnesen, unter anderen von Marks, 1971; Hand et al., 1988; Fiegenbaum, 1988). Dennoch sind Mißerfolge bei der therapeutischen Arbeit unvermeidbar. Sie machen die Grenzen der Bemühungen des Therapeuten schmerzhaft deutlich.

Besonders unter Panikpatienten mit hoher Herzschlagrate bei psychophysiologischer Erregung, z. B. bei den früher als „Herzphobiker" bezeichneten Angstpatienten, soll es eher zu Rückfällen unterschiedlichen Ausmaßes kommen, auch wenn die bislang erhobenen Befunde hierzu noch uneinheitlich sind (vgl. Reinecker, 1993). Nach unseren Erfahrungen sind diese Herzangst-Patienten besonders mißtrauisch ihrer Herzfunktion gegenüber eingestellt. Der Herzschlag macht sich oft besonders deutlich bemerkbar im Vergleich zu vielen anderen vegetativen Reaktionen und dröhnt ganz aufdringlich. Außerdem steht Herztod an erster Stelle der Todesursachen laut WHO. Offensichtlich verunsichert er demnach besonders leicht.

Wie die Therapiewirkforschung zeigt, sind überdies Angstpatienten mit ausgeprägten komorbiden Störungen noch schwerer mit anhaltendem Erfolg zu behandeln (Wittchen et al., 1995). Das gilt vor allem für Panik- und Agoraphobiepatienten mit der Zusatzdiagnose Persönlichkeitsstörung. Nach unseren Erfahrungen wird bei schweren Agoraphobikern allerdings häufig zu Unrecht eine Persönlichkeitsstörung diagnostiziert. Wir halten diese Zusatzdiagnose deshalb für bedenklich, weil sie augenfällig die Motivation des Therapeuten dämpft und er sich daraufhin der Behandlung noch weniger gewachsen fühlt. Aus diesem Grund diagnostizieren wir eine Persönlichkeitsstörung in der Regel erst zum Zeitpunkt der Umwandlung einer Kurzzeit- in eine Langzeittherapie.

Die „Rückkehr von Angst“ stellt ein „echtes theoretisches Problem“ dar (Reinecker, 1993). Bei manchem wurde die Angst, wie erwähnt, wahrscheinlich nicht vollständig gelöscht, ebensowenig kam es zu einer Verfestigung von Gesundheits- und Lebensbewältigungsverhalten. Einige werden unter dem Ansturm massiver Belastungsbedingungen wieder Rückgriff nehmen auf alte, dysfunktionale Verhaltensmuster. Andere haben somatische Dispositionen, wie Allergien, Schilddrüsendysfunktionen, Diabetes und Hypo- oder Hypertonie, deren Symptome die Angst (als biologische O-Variablen) mit bedingen. Diese körperlichen Erkrankungen lassen sich oft nicht mit Erfolg therapieren, schwanken in Auftreten und Intensität, werden als interozeptive Reize mißdeutet und begünstigen Panik womöglich erneut.

Einem Teil der Rückfallpatienten kann schon mit einem längeren Telefonat oder einem einmaligen Krisen- und Remotivierungsgespräch (booster session) und dem Verweis auf die Lektüre des Angst-Readers zur Auffrischung erstaunlich gut geholfen werden. Manche benötigen darüber hinaus noch Unterstützung. Einige wenige arbeiten eventuell besser mit einem anderen Therapeuten oder Therapieverfahren.

Demnach kommt der *Rückfallprophylaxe* eine besonders *große Bedeutung* zu. Therapeuten können folgendes unternehmen, um einem Rückfall bzw. einer Verschlimmerung der Befindlichkeit vorzubeugen:

Rückfallprophylaxe

- Sie bauen wieder eine gute therapeutische Beziehung auf.
- Schon während der diagnostischen Phase wird darauf geachtet, ob bei komorbiden psychischen und körperlichen Störungen die panikartige und agoraphobische Angst eindeutig im Vordergrund steht. Andernfalls werden angemessenere therapeutische Interventionen herangezogen, als die hier im therapeutischen Leitfaden vorgestellten.
- Das Angstmodell und sein psychoendokrinoimmunologisches Netzwerk wird nochmals verständlich gemacht. Angstpatienten müssen begreifen, daß ihre unbegründete Angst eine heftige Stressreaktion ist und eine unausgewogene Lebensführung signalisiert.
- Mit dieser Edukation wird ihre Motivation gestärkt.
- Im Verlaufe der Therapie wird darauf geachtet, welche Übungen durchgängig vom Angstpatienten gemieden werden, denn gerade mit Hilfe dieses Meidens lassen sich individuelle Defizite aufdecken.
- Verbliebene und neu hinzugekommene kognitive Verzerrungen werden analysiert und verändert.
- Der Klient wird erneut zur Exposition ermutigt. Kann er sich nicht allein der Angst stellen, werden notfalls Bezugspersonen um gestufte Mithilfe gebeten. In extremen Fällen muß der Therapeut begleiten; dabei empfiehlt sich eine massierte Konfrontation (flooding) in Form von rascher, wenig gestufter Vorgehensweise.
- Gegebenenfalls kann noch das Stressimpfungstraining von Meichenbaum (1979) zum Problemlösen herangezogen werden, um die gegenwärtigen Stressoren besser zu bewältigen. Damit lernt der Angstpatient, sich auf Belastungen gut vorzubereiten und sie durchzustehen, ohne von diesen überwältigt zu werden.

In der Theorie ist die Behandlung von panikartigen und agoraphobischen Ängsten eigentlich kein Problem mehr. Aber die zugrundeliegenden lernpsychologisch fundierten Angsttheorien lassen sich weder direkt, noch vollständig in der Praxis umsetzten. Denn sie gehen von eher idealisierten Bedingungen aus. Außerdem gibt es therapeutische Hilfen, die sich als wirkungsvoll herausgestellt haben, auch wenn sie bislang noch nicht einer wissenschaftlich-empirischen Überprüfung standhalten, wie z. B. die Konzentrationslenkung in der Angstanstiegsphase.

Von außerordentlicher Bedeutung für den Erfolg einer Angsttherapie ist unserem Dafürhalten nach die *Orientierung des Therapeuten an theoretischen Grundannahmen und wissenschaftlich gesicherten Erkenntnissen* aus der Panikforschung. Ergänzt werden kann das Therapieangebot durch Vorgehensweisen, die sich in der praktischen Arbeit mit Angstpatienten bewährt haben, selbst wenn sie lediglich Plausibilitätswert besitzen. So wird beispielsweise medizinische Edukation in Ergänzung der Ätiologie von panikartiger Angst im allgemeinen von Angstpatienten dankbar angenommen. Oder sie machen mehr Fortschritte bei der Exposition, sobald sie in der Lage sind, Angstkontrolle auszuüben. In dieser Weise kann der Therapeut die wechselseitigen, therapieförderlichen Interaktionsprozesse zwischen Theorie und Praxis recht gut nutzen (Kanfer et al., 1996; Lazarus, 1997).

8.2 Patienteninformationen

Krankheitsgewinn

Jeder, der unter einer psychischen Störung leidet, wie Depressionen oder Ängste, hat auch Vorteile davon. Das mag für Sie ein wenig zynisch klingen, ist aber tatsächlich so.

Wer aufgrund von psychischen Störungen oder körperlicher Erkrankung in ein emotionales Tief gerät, benötigt Hilfe und klammert sich nicht selten an Nahestehende, ohne zu ahnen, daß dadurch seine Hilflosigkeit nur noch zunimmt. In der Not zeigt sich deutlich, wer Ihnen wirklich zugetan ist und durchgängig hilft. Damit gehen Sie aber auch eine sehr viel engere Bindung ein. Nicht gewinnbringend ist natürlich die Tatsache, daß diese Personenabhängigkeit bei Ihnen Selbsthilfefähigkeit und Autonomie unterdrückt.

Im Zuge der Bewältigung Ihrer Krise werden Selbstheilungskräfte freigesetzt, die zur Umstrukturierung Ihrer Lebensführung und zum Abbau Ihrer Angststörung beitragen. Die Angststörung mag Ihnen einen Anstoß geben zum Nachdenken über Ihre bisherige Lebensweise. Sie ziehen Bilanz und suchen für das weitere Leben eine klarer konturierte Perspektive. Möglicherweise erkennen Sie noch weitere Handlungsweisen, die Ihnen schaden, oder stellen manche in Frage, so z. B. Ihr Harmoniestreben und Ihre sehr ausgeprägte Sorge, anderen weh zu tun. Sie entdecken aber auch Ressourcen an sich, Begabungen, Fähigkeiten und ungeahnte Möglichkeiten, die Ihnen eine intensivere Entfaltung der eigenen Person erlauben.

Ihre panikartige und agoraphobische Angst ist eine besonders extreme Variante von Stressreaktion. Demnach ist die Angststörung nichts anderes als ein Warnsignal, auf das Sie hören sollten. Sie kann zum Auslöser dafür werden, daß Sie fortan gesünder leben, für Ihr weiteres Leben mehr tun, insbesondere langsamer treten, sich nicht allzusehr verausgaben und bewußt neben entlastenden auch gesundheitsfördernde Lebensbedingungen zulassen. Gesundheitsverhalten stärkt die eigenen Widerstandskräfte. Durch den Einbau von schönen und entspannenden Erlebnissen nutzen Sie Ihre schöpferischen Kräfte. Der Krankheitsgewinn bringt Sie letztendlich nicht nur zu einer besseren Lebensführung, sondern auch zu einer wohlwollenderen Selbsteinschätzung.

Vorbeugen gegen einen Rückfall

Bei manchen ist der Angstabbau vielleicht nicht gründlich abgeschlossen worden. Oder ehemalige Angstpatienten geraten erneut in unvorhersehbarer Weise unter enormen Stress. Besonders belastend dürften schwere Krankheiten, plötzliche Todesfälle oder Trennungen sein. Unter solchen Umständen sind Mißerfolge oder Rückfälle denkbar. Erstaunlicherweise bekommt jedoch die große Mehrheit der Angstpatienten nach Abschluß einer sorgfältig zuende geführten Verhaltenstherapie keinen Rückfall.

Falls es dennoch dazu kommt, darf Sie die Rückkehr der Angst nicht mutlos machen: In der Regel wird erneutes Panikerleben und Meideverhalten schnell aufgefangen, sofern Sie die richtigen Schritte unternehmen. Folgende Hinweise können dabei hilfreich sein:

Bei einem Rückfall

- Überlegen Sie erst einmal gründlich „Was kann ich tun?", anstatt sich nur negativ zu beobachten, denn dadurch riskieren Sie, wieder panisch und hilflos zu werden.
- Arbeiten Sie den Angst-Reader nochmals gründlich durch.
- Analysieren Sie Ihr Angstproblem sowie die auslösenden und aufrechterhaltenden Bedingungen und stecken Sie sich wieder konkrete Ziele.
- Versuchen Sie, eingeschlichene oder noch nicht ganz überwundene systematische Denkfehler und extreme Negativbewertungen wieder sorgfältig aufzudecken.
- Gehen Sie immer wieder mutig in Ihre Angstsituationen hinein.
- Greifen Sie dabei auf bewährte Angstkontrollmöglichkeiten zurück (Bauchatmung, Muskelentspannung, gedankliche Konzentrationslenkung).
- Falls notwendig, bringen Sie Ihr Gesundheitsverhalten wieder auf Vordermann, aber diesmal bitte auf Dauer, ein Leben lang!
- Verändern Sie belastende Lebensbedingungen mit Problembewältigung, so gut Sie können.

Falls es Ihnen nicht möglich ist, der Angst im Alleingang beizukommen:

- Bitten Sie eine Ihnen nahestehende Person um Mithilfe.
- Falls Sie in einer Angstgruppe waren, sprechen Sie doch ein ehemaliges Mitglied an, dem Sie vertrauen.
- Suchen Sie eine Selbsthilfegruppe für Menschen mit Angst auf (das Gesundheitsamt Ihrer Stadt kann Ihnen Auskunft geben).
- Oder Sie bitten Ihren Therapeuten um ein Krisengespräch.

Sie werden sich von Ihrer Angst nicht klein kriegen lassen!

Kapitel 6

Ausführliches Fallbeispiel einer Frau mit hartnäckiger Agoraphobie

Diagnostische Einschätzung: Auf Empfehlung des Hausarztes kommt Petra, 37 Jahre, gelernte Reno-Gehilfin, heute Hauptabteilungssekretärin, verheiratet, kinderlos, gepflegt und elegant, nervös, in leicht geduckter Körperhaltung, kontaktfreudig bei lebhafter, wenn auch häufig überhasteter Kommunikationsfähigkeit zur Behandlung einer 20 Jahre andauernden *Agoraphobie mit Panikstörung* (ICD-10: F41.01; DSM-IV: 300.21) *und Anpassungsstörung* (Angst und Depressionen) *im Hinblick auf einen chronischen, medizinischen Krankheitsfaktor im Bereich der Atemwege* (F43.22; 309.28).

Beschwerden: Seit dem 17. Lebensjahr hat Petra Angst vor einem „Atemnotfall mit Bronchialkrampf", der tödlich ausgehen könnte. „Ich horche stark in mich hinein". Weil sie allmorgendlich nach dem Aufstehen Panikanfälle mit Erstickungsangst, Hyperventilation und „Tetanien" bekommt, nimmt sie 1 – 2 mal 1 mg Normoc (Benzodiazepin, Wirkstoff Bromazepam) ein. Aus Angst vor weiteren Panikattacken kann sie nicht mehr alleine das Haus verlassen oder selbst Auto fahren. Sie meidet menschenüberfüllte Räume, Plätze, öffentliche Verkehrsmittel und Höhen. Arbeitsfähig ist sie, verausgabt sich aber regelmäßig als engagierte Sekretärin. Sobald ihr Mann sie nicht chauffieren kann, ruft sie ein Taxi. Von ihren Freundinnen hat sie sich zurückgezogen. Bewegungsradius und Lebensqualität sind erheblich eingeschränkt.

Makroanalyse der verursachenden, begünstigenden und auslösende Bedingungen, die vermutlich zur Angststörung geführt haben und sie aufrechterhalten: Alle drei Lernprinzipien waren ursächlich an der Entstehung ihrer Angst beteiligt, insbesondere klassisches Konditionieren, das zur Entwicklung von *Traumen* durch schwere Lungenerkrankungen und Todesfälle führte. Die Angstentwicklung wurde wahrscheinlich von einer *hohen Angst-Sensibilität* begünstigt, teils genetisch vorgegeben, teils vom Modell „sehr ängstliche" Mutter übernommen. Außerdem leidet Petra unter einem *höchst sensiblen Bronchialsystem* und einer asthmatischen Reagibilität. Als Einzelkind wurde Petra von den Eltern „vergöttert und beschützt". Sie fürchtete jedoch den Vater, der „Choleriker" und „herrschsüchtig" war, und das Kind von klein auf heftig kritisierte, anstatt es zu ermutigen. Sie mußte gehorsam sein und sich dominierenden Personen fügen. Demgegenüber lernte sie nur unzulänglich, sich selbständig und furchtlos angsterregenden Situationen zu stellen, andere um einen Gefallen zu bitten oder Forderungen von Sozialpartnern zu widersprechen.

Die ersten Panikanfälle (Atemnot, „Herzjagen, Bauchkrämpfe, Toilettendrang, meine Gedanken überschlagen sich", Angst vor Ersticken usw.) traten mit 17 Jahren auf, nachdem Petra unerwartet den tödlichen Zusammenbruch (vermutlich Herztod) der Großmutter auf offener Straße miterlebte. Etwa zeitgleich teilte ihr der frühere Hausarzt mit, sie hätte allergisch mitbedingtes Bronchialasthma und könne an einem Bronchialkrampf sterben. Diese beiden Erlebnisse wirkten traumatisierend. Kurze Zeit darauf starb auch noch die zweite Großmutter: „Das gab mir den Rest!" Petra mußte daraufhin über ein Jahr in ambulante psychiatrische Behandlung und täglich 1 mg Tranxilium (Benzodiazepin, Clorazepat) zur Angstdämpfung schlucken. Außerdem nimmt sie seither diverse Medikamente für den Bronchialbereich ein.

Vor 8 Jahren starb die krebskranke Mutter an einer *„befallenen Lunge"*, die mehrmals punktiert werden mußte und zum Schluß „überlief". Dabei hatte die Mutter in Petras Gegenwart den Mund weit aufgerissen und das Gesicht zur „Fratze" entstellt. Nach dem Tod der Mutter erkrankte Petra an *chronischer Bronchitis*, bei der sich zu allem Überdruß zwei Rippen schmerzhaft „verkeilten". Vater und Tochter fanden zu Petras Freude erstmals zusammen und hatten ein „inniges Verhältnis" bis zu seinem Tod 4 Jahre später. Nach zwei Herzinfarkten konnte er monatelang wegen *Atemnot* nur sitzend schlafen und starb an einer *Lungenentzündung*. Nach seinem Ableben lag sie lange völlig erschöpft im Bett, „wie ein Baum, dem man alle Wurzeln abgehackt hat".

1993 wurden ihr gutartige Myome, ein Eierstock und die Gebärmutter entfernt, wodurch sie ihre Gebärfähigkeit verlor. 1994 mußte sie nach einer „Sturzblutung" infolge eines „Rundherds" in der

Lunge, der sich als gutartige Geschwulst entpuppte, notoperiert werden. Diese Eingriffe nährten ihre Todesangst.

Seit dem Jugendalter hat sich Petra also immer stärker auf die Befürchtung von verhängnisvollen Störungen im Lungenbereich fixiert. Gleichzeitig wurde ihre interozeptive Wahrnehmung überempfindlich. Schließlich steigerte sich auch noch ihre Anfälligkeit für Bronchialerkrankungen (psychoimmunologische Wirkungen?).

Um sich zu schonen, gab sie den geliebten Sport auf und zog sich allmählich sozial zurück. Damit wurde sie stärker auf die meist einseitige Kommunikation mit ihrem spröden, wenig flexiblen Mann beschränkt, wodurch ihr langsam Störmomente in der Ehe auffielen. Auf seine Weise bemühte er sich zwar um Verständnis für ihre panikartige Angst, war aber nicht in der Lage, mit ihr darüber zu reden oder sie zu trösten. Bisweilen erteilte er allenfalls unwirsch Ratschläge. Außerdem trug er keinerlei Verantwortung für Petras Versorgung: Sie war der Hauptversorger während der gesamten 10 Jahre Ehe – während seines Studiums und in den Jahren danach, als er viermal vergeblich versuchte, die Steuerberaterprüfung zu bestehen. Irrationalerweise gab er Petra und ihrer Angst die Schuld für sein berufliches Versagen, woraufhin sie vor 3 Jahren aus lauter Enttäuschung überstürzt eine außereheliche Beziehung einging, diese aber bald wieder aufgab, um die Ehe zu retten. Da ihr Mann arbeitslos ist, *muß* sie arbeiten. Intellektuell differenziert und sozial-emotional außerordentlich sensibel hat sie sich bis zur Vorstufe zur Prokuristin hochgedient. An den Wochenenden muß sie obendrein den Haushalt verrichten, weil er es weder kann, noch will.

Nach den vielen Erkrankungen, Verlusten und hohen Arbeitserfordernissen war Petras Belastbarkeitsgrenze eindeutig überschritten und ihre psychoendokrinoimmunologischen Reserven verbraucht. In dem ungewöhnlich heißen Juli des Sommers 1995 nahmen ihre Panikattacken überhand und dominierten ihr Leben gnadenlos. Sie konnte nicht mehr anders, als in eine psychotherapeutische Behandlung einzuwilligen. Die Gespräche begannen im November, 1995.

Mikroanalyse (S-O-R-K-C) der Panikreaktionen: Zu Therapiebeginn bekam sie jeden Morgen beim Aufwachen (S) kontingent (K) panikartige *Angst vor einem tödlichen Bronchialkrampf*: Die „Nase" war „zu": Aufgrund ihrer Hausstaubmilben-Allergie traten im Milbenkot-kontaminierten Bett leicht Atemwegsbeschwerden (O – körperliche Disposition) auf. Sie hatte den festen *Glauben* entwickelt, daß ihr die Bronchialbeschwerden außer Kontrolle geraten und sie tödlich verendet (O – Erwartung). Katastrophisierende Kognitionen waren z. B.: „Du bekommst keine Luft", „Jetzt geht es zuende". Panik (R) begann mit Luftnot, Herzrasen usw. Sie gab sich 2 – 3 Hübe Nasen-Spray. Sie befürchtete dann (R – kognitiv): „Deine Atmung ist beklemmt" usw. Sie versuchte, sich mit Lesen abzulenken. Vergebens. Bauchkrämpfe kamen auf (R – physiologisch) und sie mußte zur Toilette eilen. Sie fühlte sich dort „gefangen", atmete noch hektischer und flacher, trieb vollends in die Teufelsspirale der Angst und wurde panisch – Atemnot, Herzrasen, Weinen, lautes Klagen, Zittern, Beben, „Tetanie" (R – motorisch). Die Angst erreichte Stufe 9 – 10 auf einer 10-Punkte-Skala. Sie raste durch die Wohnung, nahm Nasensalbe, etwas zum Schleimlösen und Abhusten, schließlich ein Kortison-Spray. Das Spray „putscht noch mehr auf", woraufhin sie zu Normoc griff: „Das hilft meistens", wenn nicht, dann noch eine. Trotzdem rief sie häufig nach dem Notarzt (1 – 2mal die Woche) oder bat ihren Mann, sie ins Krankenhaus zu fahren (C). Weitere Folgen: Sie kam sich zunehmend eingeengt, hilflos und elend vor, riskierte nichts mehr, klammerte sich an den Partner, zog sich sozial noch mehr zurück, wurde psychoimmunologisch anfälliger für Atemwegsbeschwerden, Panikerleben und Depressionen, verlor an Hoffnung, Zivilcourage und Selbstachtung.

Diesen morgendlichen Panikanfällen war sie hilflos ausgeliefert. Petra konnte sie überhaupt nicht mehr kontrollieren.

Therapieziele: Sie wollte den Alptraum Todesangst und die Fixierung auf die Atemwege überwinden, sich unabhängig und frei bewegen können, wieder selber Auto fahren und Freizeitbeschäftigungen nach Belieben ausüben. Ferner nahm sie sich vor, soziale Kontakte neu zu beleben und auszuweiten, spontaner und sozial kompetenter zu handeln und sich gesünder zu verhalten.

Therapieverlauf: Zunächst hatten wir gehofft, ihre Angstproblematik als Kurzzeitbehandlung beheben zu können. Sie war sehr einsichtig, ausgesprochen motiviert und konnte gut Bedingungs- und Verhaltensanalysen vornehmen. Aber die *Umsetzung* der Angstbewältigungsschritte, vor allem Expositionsversuche, situativ in vivo bzw. in sensu, oder mit willkürlichem Hyperventilieren, blieben äußerst zaghaft, *verhalten* und tastend, denn sie schaukelte sich sofort in Panik hoch und schreckte daraufhin zurück. Innerhalb von drei Monaten traute sie sich z. B. kein einziges Mal, die 3 Haltestellen mit dem Bus zur Firma zu fahren. Widrige Kontextveränderungen wirkten zusätzlich kontraproduktiv: Ihr Mann konnte plötzlich eine befristete Stelle in Köln antreten, weshalb er nach ihr von der Arbeit nach Hause kam und sie noch mehr alleine regeln mußte. Zudem konnte sie ihn nicht dazu bewegen, ihr im Haushalt etwas abzunehmen. Ferner mußten sie unvorhergesehenermaßen privat umziehen. Petras Firma bezog ebenfalls zeitgleich neue Räume, die weiter entfernt lagen. Zu allem Überdruß bekam sie einen Abszeß in der Nase und Mittelohrentzündung: Daraufhin nahmen ihre Befürchtungen zu, die Nasenverstopfung könne sich auf ihre Bronchien ausweiten. Schließlich war Petra ebenso reich an Vorsätzen wie an Ausflüchten, weshalb sie im Endeffekt praktisch auf der Stelle trat.

Der Wohnungsumzug in eine wesentlich schönere Wohnung (4. Behandlungsmonat) gab Petra kurzfristig Auftrieb. Sie wurde mutiger und überwand ihre Erwartungsangst. In dieser Zeit (6 Wochen) konnte sie mit dem Bus zur Firma fahren und 2 – 3 m / Woche einen halben Kilometer zum Einkaufen gehen. Die Panikbereitschaft sank und sie geriet in einen leicht euphorischen Zustand, bis sie erneut eine spastische Bronchitis heimsuchte. Da sie mittlerweile einen „schwierigen" Chef bekommen hatte, konnte sie nicht von der Arbeit fehlen, wie sie meinte. Durch die körperliche Überanstrengung bei der Arbeit stieg ihre Panikbereitschaft. Im 6. Therapiemonat erlebte sie hintereinander zwei besonders heftige Panikanfälle, die sie wieder völlig einschüchterten.

Seither brachte sie ihr Mann zur Firma und ein Freund holte sie ab. Der Druck am Arbeitsplatz nahm zu: Sie mußte 20 Überstunden pro Woche machen, mit dem streitbaren Vorgesetzten besonders diplomatisch umgehen und viel Ärger schlukken. Im Juni (8. Behandlungsmonat) bekam sie bei dem ersten Versuch, mit dem Bus zu fahren – es war ein sehr heißer Tag – einen entsetzlichen Mega-Panikanfall und erschien völlig aufgelöst notfallmäßig in meiner Praxis. Ab da entglitt ihr jegliche Kontrolle über panikartige Angst. Übelkeit und Erbrechen nahmen überhand. Sie griff vermehrt nach Normoc und mußte häufig zum Krankenhaus gebracht werden (maximales Meideverhalten).

Die Inkonsistenz bei der Exposition (intermittierende Verstärkung) verhinderte nennenswerte therapeutische Fortschritte. Petra konnte vor lauter innerer Unruhe und Angespanntheit auch nicht die notwendige Konzentration aufbringen, um progressive Muskelentspannung zu lernen. Desgleichen fehlte es ihr an Risikobereitschaft für die Wiederaufnahme von Sport oder zumindest von leichter Gymnastik. Zu sehr war sie von der negativen Überzeugung, die durch all ihre traumatischen Erlebnisse zementiert worden war, behext, es könnte fatal mit ihr enden. Immerhin lernte sie ein wenig in den Rumpf zu atmen, um ihr Angstsymptom, das Hyperventilieren, zu lindern. Sie hatte zwar verstandesmäßig begriffen, worauf es ankam bei der Angstbehandlung, war aber emotional noch nicht so weit und fühlte sich auch zu schwach, um sich der Angst zu stellen oder sie zu bekämpfen. Die Einnahme von Antidepressiva zur Unterstützung bei der Exposition im Austausch gegen ihren Tranquilizer lehnte sie ab. Regelmäßige Konfrontation in vivo war zu diesem Zeitpunkt für sie eine unmögliche Zumutung. Das Eingeständnis ihrer eigenen Ohnmacht bewertete sie als persönliches Scheitern.

Um sie nicht weiter unter Druck zu setzen und sie mit Versagenserlebnissen zu belasten, bot ich ihr an, solange zu pausieren, bis sie den Drang spüre und die Kraft hätte, mit dieser Vorgehensweise fortzusetzen. Da sie in Begleitung alles meistern konnte, war es nicht notwendig, mit ihr gemeinsam Angstsituationen aufzusuchen. Sie nahm das Angebot an. Vor der Unterbrechung der Therapie wurde ihr (im Juli, 1996, 9. Behandlungsmonat nach 15 Stunden Kurzzeittherapie plus 5 probatorischen Sitzungen) nochmals die Therapierationale erläutert und insbesondere die Bedeutung von Selbstorganisation vor Augen geführt.

Einen Monat später rief ich sie an, um ihr zu vergewissern, daß ich auf ein Zeichen von ihr warte. Petra schrieb einen außerordentlich warmherzigen Brief zu Weihnachten, 1996, und kündigte an, sich bald zu melden. Daraus wurde August, 1997. Erst zum veinbarten Termin erfuhr ich, daß sie mit widerstreitenden Gefühlen aus dem letzten Gespräch gegangen war: Neben Einsicht in die Notwendigkeit einer Pause hatte sie aber auch den Eindruck, ich wolle ihr „den Laufpaß geben". Nach dem Verlust beider Eltern mußte sie wohl besonders empfindlich auf Trennungen reagieren. 3 – 4 Tage lang war sie damals „in einem psychischen Notstand", malte sich „lebendig tot" und hatte grauenvolle Angst, „nicht atmen zu können". Sie resignierte erst einmal vollends im Hinblick auf den Angstabbau und lebte weiter wie bisher. Sie sah ein, wie wichtig es gewesen wäre, im letzten Gespräch oder bei unserem Telefonat nach 4 Wochen, das ihr sehr gut getan hatte, eine entsprechende Bitte zu äußern oder Kritik zu üben.

Den Winter über geriet sie langsam „in ein tiefes Loch", hatte aber keine Suizidgedanken. Im März, 1997, wurde sie ihrer dysphorischen Stimmung (und Trauerarbeit?) überdrüssig. Wut kam auf und sie nahm sich energisch vor, „so kann und will ich nicht weiter leben". Sie las die Patienteninformationen gründlich durch und fing nun *selbständig* an, alleine auszugehen, ihre Freundinnen zu treffen, Auto zu fahren und sich weiteren Angstsituationen zu stellen. Sie kam erstaunlich gut voran; jeder Fortschritt an Freiheitsgewinn motivierte sie zum nächst schwierigeren Eroberungszug.

Je besser ihr die Angstbewältigung gelang, desto unbefriedigender erlebte sie ihre Einschnürung in der Ehe. Ihr Mann hatte noch immer keine Dauerstelle, was sie erstmals als Flucht vor der Verantwortung für sie in ihrem angeschlagenen Zustand beklagte. Bekam sie Angst, sagte er nur: „Nimm Deine Tabletten, bevor Du hier durchdrehst!" Petra wechselte zu einem anderen Hausarzt, der ihr half, Normoc gegen ein Antidepressivum auszutauschen.

Sie suchte außerdem Kontakte über das Internet und lernte mehrere Männer kennen, unter anderen einen 7 Jahre jüngeren Mann, mit dem sie sich auf Anhieb fantastisch unterhalten konnte über jedwedes Thema, vor allem über „Gefühle". Das kannte sie nicht und die Gespräche faszinierten sie und spornten sie an. Sie wurde zunehmend selbständiger. Ihr wurde immer deutlicher, was sie in der Partnerschaft entbehrte und ging eine erotische Beziehung zu dem neuen Internet-Freund ein. Er wohnt einige Städte entfernt und es gelang ihr tatsächlich, mit der Bahn dorthin zu fahren.

Petra kam beflügelt zurück zur Therapie, mit unersättlichen Kommunikations- und Veränderungsbedürfnissen. Sie wollte ihr Leben völlig umkrempeln. Sie meinte, sie hätte die Gesprächspause unbedingt gebraucht, um zu ihrer Eigenverantwortlichkeit zu finden, auch wenn sie zunächst unter dem „Therapieabbruch" gelitten hatte. Die Krankenkasse bewilligte uns angesichts der verstrichenen Zeit kulant eine Umwandlung der Kurzzeit- in eine Langzeittherapie. Ihre neugewonnene Zuversicht und Risikofreude entpuppte sich als überwältigend. Wir konnten nun die Bedingungs- und Verhaltensanalysen aus größerer Distanz erörtern, Gedanken über Sterben und Verlust austauschen und ihr sozial kompetentes Verhalten für das Meistern wichtiger Lebenssituationen passend zuschneiden.

In 5 Gesprächen, die einmal im Monat stattfanden und zu denen sie zweimal den Freund mitbrachte, der in die Angstbewältigungsschritte eingeweiht werden wollte, erreichte sie ungeheurlich viel: Sie verließ ihren Mann, der mit allen Mitteln versuchte, sie festzuhalten, und ihr starke Schuldgefühle machte. Ihre Freundinnen konnten sie davon überzeugen, daß sie sich aus guten Gründen von ihrem Mann trennte, denn sie paßten nicht zusammen. In der Firma bewarb sie sich intern um einen Arbeitsplatz in der Geschäftsführung mit Erfolg, weg von dem unleidigen Chef. Endlich machte sie wieder regelmäßig Sport (Fitneßstudio) und ernährte sich gesundheitsbewußt. Normoc trug sie nur noch zum Schutz mit sich. Sie kaufte sich einen eigenen Wagen und vergrößerte damit in kürzester Zeit ihren Bewegungsradius noch mehr. Im September 1997 fuhr sie mit dem Freund zur Nordsee: Ganz weit draußen auf dem Watt bekam sie einen heftigen Panikanfall und rief entsetzt per Handy an. Sie ließ sich telefonisch beruhigen. Diesmal wurde sie nicht wieder von der Panik eingeschüchtert.

Sie hat nun emotional begriffen, wie wichtig es ist, nicht primär auf das Ausbleiben von Panik zu bestehen. Anstatt vor der Angst weiter zu kuschen, kontrolliert Petra sie aktiv. Sie verfügt über eine ganze Reihe von Angstkontrollstrategien, die sie kontingent umsetzt. Am besten kontrolliert sie ihre aufkommende Panik, indem sie einige Atemzüge in den Bauch atmet, in Gedanken ermutigend auf sich einredet (z. B. „Die Angst geht vorbei"), unverdrossen und konzentriert das fortsetzt, womit sie gerade beschäftigt war, und sich anschließend dafür lobt.

Auf ihren Wunsch sahen wir uns 1999 nur einmal im Quartal. Seit Frühjahr 1998 hat sie keine Bronchialerkrankung mehr gehabt und hält lediglich ein Dosier-Aerosol bereit für eine Asthma-Notmedikamentation. In absehbarer Zeit will sie zum Allergologen gehen und vorsorglich eine kausal wirkende Immuntherapie in Angriff nehmen. Im Jahr 2000 treffen wir uns noch ein, zwei Mal, blenden die Gespräche aus und vereinbaren eine katamnestische Sitzung in 12 Monaten. Dann haben wir voraussichtlich 40 + 5 Stunden in Anspruch genommen, verstreut über einen ungewöhnlich langen Zeitraum von 5 Jahren.

Kapitel 7

Erfahrungen mit dem therapeutischen Leitfaden und Evaluation

Der vorliegende therapeutische Leitfaden für die Behandlung von Panik- und Phobiepatienten ist mittlerweile über 150 mal im Einzelsetting und 15 mal im Gruppensetting (88 Patienten) erprobt worden. 1-Jahres-Katamnesen liegen vor, 2- und 4-Jahres-Katamnesen sind in Arbeit. Das halbstandardisierte Vorgehen des Manuals hat sich insgesamt sehr gut bewährt. Folgende Therapieerfahrungen und Behandlungsergebnisse wurden gewonnen:

1. *Therapeutische Wirkungen*: Etwa *90 %* der behandelten Angstpatienten hatten nach Abschluß der Therapie keine Panikanfälle und mieden auch fast nichts mehr. Dazu gehören die meisten Klienten mit schwerer Agoraphobie, selbst die drei berenteten. (Sie trauten sich aber nicht, wieder ganztags erwerbstätig zu werden und ihre Rente zurückzugeben!)

Viele beklagten allerdings noch ein erhöhtes physiologisches Erregungsniveau, das sie an manchen Tagen meist morgens vom Aufstehen an hatten (Angst vor der Angst). Manchmal befürchteten sie deswegen einen Rückfall. Beim post-Test kreuzten die Angstpatienten infolgedessen im Schnitt nur Stufe 2, *viel besser*, auf einer 7-Punkte-Skala (vgl. Ito et al., 1996; Margraf et al., 1990) an. In Zahlen drücken die meisten gebesserten Patienten das Kriterium „viel besser" mit 80 % aus. In den 1-Jahres-Katamnesen hielten sich demgegenüber weit mehr als die Hälfte, etwa 60 %, für „sehr viel gebessert" oder meinten sogar, sie wären geheilt. Die Entwicklung von Emotionen, wie Sicherheitsgefühl und Vertrauen gegenüber Körper und Psyche, dauert 1 – 2 Jahre, eher 2 Jahre.

2. Trotz beachtlicher Fortschritte *blieben 10 %* der Angstpatienten mehr oder weniger stark *behindert*. Alle konnten zwar wieder alleine von zu Hause weggehen, Einkäufe erledigen und Auto fahren, aber nicht ihren Bewegungsradius im Alleingang z. B. über ihren Wohnbezirk hinaus vergrößern. Folglich litten sie weiterhin unter Erwartungsängsten und waren häufiger depressiv verstimmt. Die meisten waren auch nicht in der Lage, ihren Tranquilizer- oder Antidepressiva-Konsum restlos abzubauen. Ihnen schien es an ausreichender Risikobereitschaft oder psychischer Kraft zu fehlen, um auf belastende Lebensbedingungen und Befürchtungen genügend Einfluß zu nehmen. In den wenigsten Fällen schien die Diagnose einer komorbiden oder dominierenden Persönlichkeitsstörung gerechtfertigt.

Selbstmorde sind zu keiner Zeit vorgekommen. Eine 21jährige schwere Agoraphobikerin aus einer der ersten Gruppen hatte jedoch unter Alkoholeinfluß einen Selbstmordversuch (mit knapp 10 Beruhigungstabletten, wie sie später angab) vorgenommen. Bei ihr lag eine anfangs von uns nicht richtig eingeschätzte Suchtgefährdung sowie eine teils histrionische, teils Borderline-ähnliche Persönlichkeitsstörung vor. Schon als Jugendliche war sie 1 Jahr lang in einer kinder- und jugendpsychiatrischen Klinik hospitalisiert gewesen.

3. Im Alltagsleben mieden die erfolgreich behandelten Patienten keinerlei Angstsituation mehr. Manche fürchteten sich noch vor solchen Situationen, in denen sie nicht oder nur unzureichend üben konnten, wie Fahren durch kilometerlange Tunnel, mehrstündige Flugreisen, Narkosen etc. Am Ende der Therapie wurden für die meisten *verbliebenen Ängste* noch Problemlösungen und Bewältigungspläne entwickelt. In der 1-Jahres-Katamnese konnten wir sehen, daß diese Vorhaben fast ausnahmslos und zuverlässig in die Tat umgesetzt worden waren. Knapp 80 % haben zudem gänzlich mit dem Rauchen aufgehört.

4. Die halb-standardisierten Gruppensitzungen zogen sich über einen Zeitraum von 5 Monaten hin. Je nach erforderlicher Zahl der zusätzlichen Einzelgespräche dauerte die kombinierte Gruppen- und Einzeltherapie in den meisten Fällen 5 – 9 Monate. Einige Patienten kamen noch bis zu 1 ½ Jahren zu Gesprächen, wenn auch in großen Abständen. Die Einzeltherapien beanspruchten zwischen 12 und 45 *Therapie*stunden, im Durchschnitt knapp 19 Sitzungen von 50 Minuten *Dauer*. Sie beliefen sich größtenteils auf ein Jahr. Patienten mit Panikstörung und Agoraphobie, die noch nicht länger als 1 Jahr darunter gelitten hatten, benötigten die wenigsten Einzelsitzungen. (Sie wurden deshalb auch nicht in die Gruppentherapie einbezogen.) Die größten Fortschritte, wie Abnahme der Häufigkeit von Panikanfällen um 60 – 80 % oder Reduktion der

Panikintensität auf Stufe 1 – 5, erzielten die Klienten bereits im ersten Drittel der Angstbehandlung. Diese Erfahrungen decken sich mit Berichten aus der Therapiewirkforschung, z. B. von Penava et al. (1998): Panikpatienten konnten von ihnen in 12 doppelstündigen gruppentherapeutischen Sitzungen erfolgreich mit kognitiver Verhaltenstherapie behandelt werden.

Nach unserer Einschätzung ist es sinnvoll, die Angstbehandlung nur zu Therapiebeginn niedrigfrequent durchzuführen und dann die Abstände zwischen den Sitzungen sukzessive zu strecken. Die meisten Angstpatienten bevorzugen eine längerfristige Begleitung, die aber keineswegs stundenintensiver sein muß.

Angstpatienten mit komorbiden Depressionen und/oder sozialen Ängsten benötigen doch einiges mehr an Therapiestunden: In vielen Fällen wird man bei ihnen nur mit einer Langzeittherapie (30 – 45 + 5 Stunden) zum Erfolg kommen.

5. In unserer Patientenpopulation beanspruchten einige Agoraphobiker*innen* mit *ausgeprägtem Meideverhalten* und komorbiden Depressionen die meisten Sitzungen. Nicht selten wollten sie vorschnell aufgeben (drop-out-Gefahr), nachdem sie im Anschluß an eine panikanfallfreie Phase im ersten Teil der Therapie wieder eine schlimme Angstattacke erlitten hatten, die sie völlig hoffnungslos stimmte und demotivierte wie in Petras Fall. Therapeuten sollten für einen derartigen Durchhänger mit Rückfallgefahr bei schweren Agoraphobikern gewappnet sein (vgl. Kap. 5, 5c, S. 106).

Unsere Einschätzung der Therapiefähigkeit von Patienten mit *schwerer Agoraphobie* ist ähnlich wie die von Williams und Falbo (1996). In ihrer Untersuchung der Therapiewirkungen bei Patienten mit Panikstörung und Agoraphobie waren 94 % der Agoraphobiker mit leichter Störung bereits nach 8 Sitzungen kognitiver Verhaltenstherapie panikfrei, aber nur 52 % der Patienten mit schwerer Agoraphobie. Die Schlußfolgerung der Autoren: Sobald schwere Fälle von Agoraphobie ausgeschlossen werden, und das geschehe routinemäßig in der internationalen Panikforschung, die meist an universitäre Forschungseinrichtungen angebunden ist, würden Panikforscher zu einer wesentlich optimistischeren Einschätzung ihrer erzielten therapeutischen Wirkungen kommen.

6. Die Hypothese zur vasomotorischen Hypersensibilität veranlaßte viele Angstpatienten, sich *nochmals fachmedizinisch untersuchen* zu lassen. Einige, bei denen die Exploration den Verdacht einer Atopie aufkommen ließ, suchten einen Allergologen auf: Über 80 % der von uns untersuchten Angstpatienten erwiesen sich als immunologisch auffällig, davon aber nur 1/3 in behandlungsbedürftigem Ausmaß (Schmidt-Traub et al., 1997). Am zweithäufigsten (unter 30 %) kam Schilddrüsenüberfunktion vor (vgl. auch Balada et al., 1992). Daneben wurden vereinzelt Autoimmunerkrankungen, Diabetes, Rheuma usw. in leichter Ausprägung sowie niedriger Blutdruck diagnostiziert.

Die Klienten setzten sich in der Folge engagiert mit den physiologischen Begleiterscheinungen der psychoimmunologischen oder psychoendokrinologischen Interaktion auseinander und zeigten sich sehr zufrieden damit, endlich genauer zu wissen, wie ihr Körper reagiert. Viele von ihnen hatten unter der Vorstellung gelitten, Simulanten zu sein. Diese Auseinandersetzung führte zu der Einsicht, es sei durchaus eine körperliche Reagibilität vorhanden, aber eine harmlose. Zudem wissen sie nun, daß es *unter Stress* zu stärkeren gefäßmotorischen Veränderungen kommen kann. Nach wie vor nehmen sie interozeptive Signale deutlich wahr, interpretierten sie mittlerweile jedoch in konstruktiver, gesundheitsförderlicher Weise. Sie werden nicht mehr als Hiobsbotschaften, sondern als Signale für Überforderung oder Unterforderung gedeutet. Fazit: Panik- und Agoraphobiepatienten, die interozeptiv besonders wachsam sind, reagieren leicht mit Panik auf die vegetativen Begleiterscheinungen von unerklärlichen somatischen Störungen.

Wie sich zeigen sollte, haben etwa 10 % der erfolgreich behandelten Patienten unter größerem Stress – meist in der Übergangszeit Frühjahr oder Herbst einige Monate oder wenige Jahre nach Therapieende – *wieder* sehr *verunsichert* auf ihre stärker gewordenen physiologischen Empfindungen reagiert. An erster Stelle beunruhigten sie vermehrt auftretende und intensivere Tachykardien und Schwindelgefühle. Meist reichte ein Telefonat, oder die erneute Lektüre des Angst-Readers, oder aber eine therapeutische Sitzung (booster session) aus, um sie zu re-motivieren, selbständig rückfallpräventive Maßnahmen zu ergreifen.

7. Über den Abbau einer *Katastrophenerwartung* hinaus haben die Klienten (diskriminierend) gelernt, genauer und realitätsnäher zu unterscheiden, welche externalen und internalen Alltagsereignisse spürbare physiologische und motorische Veränderungen zur Folge haben (z. B. Alkohol-, Nikotin-

und Kaffeekonsum, extreme Temperaturveränderungen, niedriger Blutdruck, körperliche Anstrengungen, emotionale Erregung etc.). Sie erkannten auch, wie die Selbstsuggestion von irrationalen Ideen als chronische, interne Stressoren wirken und Wohlbefinden oder gar Gesundheit einschränken können. Diese Erkenntnisse motivierten sie vermutlich zu einer größeren Konsequenz beim Aufbau von Gesundheitsverhalten.

8. Nach Aussagen vieler Klienten haben es ihnen die Angstkontrollmethoden erleichtert, aus ihrer passiven Angst-Opferrolle herauszufinden. Damit gewappnet gingen sie mutiger an die Expositionsarbeit und fühlten sich weniger ausgeliefert. Etwa die Hälfte der Klienten setzten sowohl körperbezogene, als auch kognitive Angstkontrollmethoden ein. Der Rest bevorzugte entweder nur körperliche oder ausschließlich kognitive Kontrollmöglichkeiten.

9. Die meisten Angstpatienten lernten die *progressive Muskelentspannung* recht leicht im Gruppensetting. Im Alleingang zu Hause unterziehen sich deutlich weniger Klienten dieser Mühe. Diejenigen, die sich jedoch mit PME abgeben, lernen sie sehr gut und setzen sie besonders gerne zur Angstkontrolle ein. In den ersten 10 Gruppen wurden einige Klienten (12 %) infolge ihrer ängstlichen interozeptiven Wahrnehmung daran gehindert, sich auf die Muskelübungen zu konzentrieren. Die meisten konnten aber ab der 3.–4. Gruppensitzung zunächst mit geöffneten Augen und später sogar mit geschlossenen angstfrei mitmachen.

10. Gegenüber *sozialem Druck* grenzen sich die Panik- und Agoraphobiepatienten mittlerweile bewußt ab, indem sie sich gegen Bevormundungen und Zumutungen freundlich, aber bestimmt zur Wehr setzen, sich besser schützen gegen überzogene Forderungen und vermehrt persönliche Wünsche äußern. Zunächst waren sie irritiert und verunsichert, weil ihr selbstbestimmteres Auftreten bei Nahestehenden auf Verwunderung, wenn nicht sogar auf Unmut stieß. Vorübergehend brachte es manchen sogar auf emotionale Distanz zu Sozialpartnern und die Befürchtung kam auf, durch zu selbstbewußtes Auftreten in ernsthafte Konflikte zu geraten. Die Gespräche über Autonomie, selbstbestimmendes Handeln und Stressreduktion hätten sie aber überzeugt, das Notwendigste zu versuchen, um sich besser gegen andere zu schützen und um autonomer im Handeln zu werden. Sie äußerten sich recht zuversichtlich im Hinblick auf die Bewältigung künftiger sozialer Stress-Situationen.

11. Alle Klienten hatten eine oder mehrere *Nah- und Fernzielplanungen* in Angriff genommen, entweder im Berufs-, Familien- oder Freizeitleben. Ihrer Selbsteinschätzung nach in der 1-Jahres-Katamnese haben sie einen spürbar höheren Grad an Autonomie in der Lebensführung erlangt und fühlen sich entsprechend selbstbewußter.

12. In den abschließenden Interviews (post-Test) und der gemeinsamen Evaluation der realisierten Therapieziele gaben die Klienten übereinstimmend an, nicht nur die Ängste weitgehend kontrollieren zu können, sondern auch endlich wieder *Lebensfreude* zu haben. Sie arbeiten entspannter, nehmen wieder alte und neue Freizeitaktivitäten auf, pflegen soziale Kontakte kontinuierlicher, kommen ohne angstdämpfende Medikamente aus, genießen mehr und verhalten sich wesentlich gesünder als vormals. Die meisten Frauen, die während der Angststörung nicht arbeiten konnten, haben eine (Kurzzeit-) Beschäftigung aufgenommen, um ihr Leben abwechslungsreicher zu gestalten.

13. *Gruppentherapie* garantiert Panikpatienten eine sinnvolle Erweiterung ihrer Lernmöglichkeiten. Vielleicht ist der gruppendynamische Einfluß bei ihnen auch deshalb so durchschlagend, weil sie oftmals die Gewohnheit haben, sich an anderen zu orientieren. (Das personenabhängige Verhalten wurde in der 7. Übungseinheit kritisch beleuchtet.) Klienten, die besonders ängstlich, hilflos und personenabhängig sind, können aktiveres und risikofreudigeres Verhalten bei anderen Gruppenteilnehmern beobachten. Patienten, die Psychopharmaka nehmen, sehen, wie andere der Angst ohne dämpfende Mittel standhalten. Mit Hilfe des Ideenreichtums der Gruppe und des stellvertretenden Lernens können die Gruppenmitglieder mehr Ressourcen mobilisieren. Die soziale Rückkopplung der Gruppe bildet zudem eine wichtige verstärkende Bedingung für das Angstbewältigungsverhalten jedes Einzelnen. Einsatzbereitschaft und Selbstbewußtsein werden bei einigen auch dadurch gestärkt, daß sie ein deprimiertes Gruppenmitglied mit gutem Zureden und Empathie aufhellen und zum Weitermachen ermutigen. Im Endeffekt werden compliance und Risikoverhalten der einzelnen Teilnehmer durch die soziale Unterstützung der Gruppe in wirkungsvoller Weise gesteigert.

Als besonders kohäsiv und arbeitsfähig hat sich eine Gruppengröße von 4 erwiesen. Das zeigte sich nicht nur daran, daß die Teilnehmer ganz regelmäßig kamen und besonders erfolgreich waren beim Angstabbau. Vielmehr trafen sie sich auch eher nach Abschluß der Behandlung über einen gewissen Zeitraum hinweg als informelle Selbsthilfegruppen (in 6wöchigem oder vierteljährigem Turnus).

14. Demgegenüber ist der Therapeut in der *Einzeltherapie* wesentlich besser imstande, die Bausteine des therapeutischen Leitfadens flexibel und fantasievoll auf die momentanen Bedürfnisse und Lernmöglichkeiten des einzelnen Angstpatienten einzustellen.

Literaturverzeichnis

Ader, R. & Cohen, N. (1975). Behaviorally conditioned immune suppression. *Psychosomatic Medicine, 37, 333 – 340.*

Ader, R., Felten, D.L. & Cohen, N. (eds.) (1991). Psychoneuroimmunology. 2. Auflage. New York: Academic Press.

Ader, R., Cohen, N. & Felten, D.L. (1995). Psychoimmunology: Interactions between the nervous system and the immune system. *The Lancet, 345, 99 – 103.*

Al' Absi, M., Lovallo, W.R., Pincomb, G.A., Sung, B.H. & Wilson, M.F. (1995). Adrenocortical effects of caffeine at rest and during mental stress in borderline hypersensitive men. *International Journal of Behavioral Medicine, 2, 263 – 275.*

Alkind, T. (1999). Near-drowning experiences and panic disorder. *American Journal of Psychiatry, 156, 667.*

Alnaes, R. & Torgersen, S. (1990). Basic character inventory personality traits among patients with major depression, anxiety disorders and mixed conditions. *European Archives of Psychiatry and Clinical Neuroscience, 239, 303 – 308.*

Amin, N., Foa, E.B. & Coles, M.E. (1998). Negative interpretation bias in social phobia. *Behaviour Research & Therapy, 36, 945 – 957.*

Amir, N., McNally, R.J., Riemann, B.C. & Clements, C. (1996). Implicit memory bias for threat in panic disorder: Application of the „white noise" paradigm. *Behaviour Research and Therapy, 34, 157 – 162.*

Andreoli, A., Keller, S.E., Rabaeus, M., Zaugg, L., Garronne, G. & Taban, C. (1992). Immunity, major depression, and panic disorder comorbidity. *Biological Psychiatry, 31, 896 – 908.*

Angenendt, J., Frommberger, U. & Berger, M. (1998). Zum Stellenwert psychotherapeutisch-pharmakologischer Kombinationstherapien bei Angststörungen. *Verhaltenstherapie, 8, 160 – 169.*

Antony, M.M., Brown, T.A. & Barlow, D.H. (1997). Heterogenity among specific phobia types in DSM-IV. *Behaviour Research & Therapy, 35, 1089 – 1100.*

Antony, M.M., Purdon, C.L., Huta, V. & Swinson, R.P. (1998). Dimensions of perfectionism across the anxiety disorders. *Behaviour Research & Therapy, 36, 1143 – 1154.*

Argyle, N., Solyom, C. & Solyom., L. (1991). The structure of phobias in panic disorder. *British Journal of Psychiatry, 159, 378 – 382.*

Arnarson, E.Ö., Gudmundsdóttir, A. & Boyle, G.J. (1998). Six-months prevalence of phobic symptoms in Iceland: An epidemiological postal survey. *Journal of Clinical Psychology, 54, 257 – 265.*

Arntz, A. & van den Hout, M. (1996). Psychological treatments of panic disorder without agoraphobia: Cognitive therapy versus applied relaxation. *Behaviour Research & Therapy, 34, 113 – 121.*

Balada, F., Torrubia, R. & Arque, J.M. (1992). Thyroid hormone correlates of sensation seeking and anxiety in healthy human females. *Biological Psychiatry, 31, 208 – 213.*

Ball, S. & Shekhar, A. (1997). Basilar artery response to hyperventilation in panic disorder. *American Journal of Psychiatry, 154, 1603 – 1604.*

Bandelow, B., Sievert, K., Röthemeyer, M., Hajak, G. & Rüther, E. (1995). What treatments do patients with panic disorder and agoraphobia get? *European Archives of Psychiatry and Clinical Neuroscience, 245, 165 – 171.*

Bandura, A. (1956). Psychotherapist's anxiety level, self-insight, and psychotherapeutic competence. *Journal of Abnormal and Social Psychology, 52, 333 – 337.*

Bandura, A. (1979). Sozialkognitive Lerntheorie. Stuttgart: KlettCotta.

Barloon, T.J. & Noyes, R. (1997). Charles Darwin and panic disorder. *JAMA – Journal of the American Medical Association, 277, 130 – 141.*

Barlow, D.H. (1988). Anxiety and its disorders. New York: Guildford Press.

Barlow, D.H., Craske, M.G., Cerny, J.A. & Klosko, J.S. (1989). Behavioral treatment of panic disorder. *Behaviour Therapy, 20, 261 – 282.*

Barrios, B.A. & Shigetomi, C.C. (1979). Coping-skills training for the management of anxiety: A critical review. *Behaviour Therapy, 10, 491 – 522.*

Barsky, A.J., Cleary, P.D., Sarnie, M.K. & Ruskin, J.N. (1994). Panic disorder, palpitations, and the awareness of cardiac activity. *Journal of Nervous and Mental Disease, 182, 63 – 71.*

Bartmann, U. (1991). Laufen und Jogging und seine positiven Auswirkungen auf die Psyche. Stuttgart: Trias.

Basoglu, M., Marks, I. M. & Sengün, S. (1992). A prospective study of panic and anxiety in agoraphobia with panic disorder. *British Journal of Psychiatry, 160, 378 – 382.*

Basoglu, M., Marks, I.M., Kilic, C., Swinson, R.P., Noshirvani, H., Kuch, K. & O'Sullivan, G. (1994). Relationship of panic, anticipatory anxiety, agoraphobia and global improvement in panic disorder with agoraphobia treated with alprazolam and exposure. *British Journal of Psychiatry, 164, 647 – 652.*

Beck, A.T. (1976). Cognitive Therapy and the emotional disorders. New York: International Universities Press.

Beck, A.T. (1993). Beck Anxiety Inventory (BAI). Beck Angstinventar Deutsche Version (BAI) von J. Margraf & A. Ehlers. Göttingen: Beltz Test Gesellschaft.

Beck, A.T., Steer, R.A., Sanderson, W.C. & Skeie, T.M. (1991). Panic disorder and suicidal ideation and behavior: Discrepant findings in psychiatric outpatients. *American Journal of Psychiatry, 148, 1195 – 1199.*

Beck, A.T., Rush, A.J., Shaw, B.F. & Emery, G. (1992a). Kognitive Therapie der Depression. 3. Auflage. Weinheim: Psychologie Verlags Union.

Beck, A.T., Sokol, L., Clark, D.A., Berchick, R. & Wright, F. (1992b). A crossover study of focused cognitive therapy for panic disorder. *American Journal of Psychiatry, 149, 778 – 783.*

Beck, A.T. & Clark, D.A. (1997). An information processing model of anxiety: Automatic and strategic processes. *Behaviour Research & Therapy, 35, 49 – 58.*

Beck, J.G., Ohtake, P.J. & Shipherd, J.C. (1999). Exaggerated anxiety is not unique to CO_2 in panic disorder: A comparison of hypercapnic and hypoxic challenges, *Journal of Abnormal Psychology, 108, 473 – 482.*

Beck, R. (1995). Der Tod. Ein Lesebuch von den letzten Dingen. München: Beck.

Becker, E.S., Roth, W.T., Andrich, M. & Margraf, J. (1999). Explicit memory in anxiety disorders. *Journal of Abnormal Psychology, 108, 153 – 163.*

Bell, I.R. (1994). Somatization disorder: Health care costs in the decade of the brain. *Biological Psychiatry, 35, 81 – 83.*

Benkert, O. (1995). Psychopharmaka. Medikamente, Wirkungen, Risiken. München: Beck.

Bergermann, W. (1995). Focusing: Selbsthilfe durch Körpererfahrung. München: Humboldt.

Bernstein, G.A. & Borchardt, C.M. (1991). Anxiety disorders of childhood and adolescence: A critical review. *Journal of American Academic Child and Adolescent Psychiatry, 30, 519 – 532.*

Biederman, J., Rosenbaum, J.F., Bolduc, E.A., Faraone, S.V. & Hirschfeld, D.R. (1991). A high risk study of young children of parents with panic disorder and agoraphobia with and without comorbid major depression. *Psychiatric Research, 37, 333–348.*

Birbaumer, N. (1977). Psychophysiologie der Angst. München: Urban & Schwarzenberg.

Birchler, G.R. (1988). Handling resistance to change. In I.R.H. Falloon (ed.). Handbook of behavioral family therapy. New York: Guilford.

Bisaga, A., Katz, J.L., Antonini, A., & Wright, C. (1998). Cerebral glucose metabolism in women with panic disorder. *American Journal of Psychiatry, 155, 1178–1183.*

Blalock, J.E. (1984). The immune system as a sensory organ. *Journal of Immunology, 132, 1067–1070.*

Bouchard, S., Gauthier, J., Laberge, B., French, D., Pelletier, M.H. & Godbout, C. (1996). Exposure versus cognitive restructuring in the treatment of panic disorder with agoraphobia. *Behaviour Research and Therapy, 34, 33–39.*

Boulenger, J.P., Jerabek, I., Jlicoeur, F.B., Lavallee, Y.J., Leduc, R. & Cadieux, A. (1996). Elevated plasma levels of neuropeptide Y in patients with panic disorder. *American Journal of Psychiatry, 153, 114–116.*

Bouwer, C. & Stein, D.J. (1997). Association of panic disorder with a history of traumatic suffocation. *American Journal of Psychiatry, 154, 1566–1570.*

Bower, J.E., Kemeny, M.E., Taylor, S. E. & Fahey, J.L. (1998). Cognitive processing associated with physical wellbeing. *Journal of Consulting and Clinical Psychology, 66, 979–986.*

Breitholtz, E., Johansson, B. & Öst, L.-G. (1999). Cognitions in generalized anxiety disorder and panic disorder patients. A prospective approach. *Behaviour Research & Therapy, 37, 533–544.*

Brown, E.J., Heimberg, R.G. & Juster, H.R. (1995). Social phobia subtype and avoidant personality disorder: Effect on severity of social phobia, impairment, and outcome of cognitive behavioral treatment. *Behaviour Therapy, 26, 467–486.*

Bründel, H. & Hurrelmann, K. (1999). Konkurrenz, Karriere, Kollaps. Männerforschung und der Abschied vom Mythos Mann. Stuttgart: Kohlhammer.

Buller, R., Maier, W., Goldenberg, I.M., Lavori, P.W. & Benkert, O. (1991). Chronology of panic avoidance, age of onset in panic disorder, and prediction of treatment response. *European Archives of Psychiatry and Clinical Neuroscience, 240, 163–168.*

Burke, M., Drummond, L.M. & Johnston, D.W. (1997). Treatment of choice for agoraphobic women: Exposure or cognitive-behaviour therapy. *British Journal of Clinical Psychology, 36, 409–420.*

Burns, D.D. (1993). Analyse der Kooperation und compliance. In M. Linden & M. Hautzinger, Verhaltenstherapie. Berlin: Springer.

Butollo, W., Rosner, R. & Wentzel, A. (1999). Integrative Psychotherapie bei Angststörungen. Bern: Huber.

Cacioppo, J.T., Malarkey, W.B. & Kiecolt-Glaser (1995). Heterogeneity in neuroendocrine and immune responses to brief psychological stressors as a function of autonomic cardiac activation. *Psychosomatic Medicine, 57, 154–164.*

Cabdilis, P.J., McLean, R.Y.S., Otto, M.W. & Manfro, G.G. (1999). Quality of life in patients with panic disorder, *Journal of Nervous and Mental Disease, 187, 429–434.*

Cannon, W.B. & de la Paz, D. (1911). Emotional stimulation of adrenal secretion. *American Journal of Physiology, 28, 64–70.*

Clark, D.M. (1988). A cognitive model of panic attacks. In S.J. Rachman & J.D. Maser (eds.), Panic: Psychological perspectives. Hillsdale, N.J.: Erlbaum.

Clark, D.M. (1999). Anxiety disorders: Why they persist and how to treat them. *Behaviour Research & Therapy, 37, S5–S27.*

Clark, D.M., Salkovskis, P.M. & Hackman, A. (1994). Comparison of cognitive therapy, applied relaxation and imipramine in panic disorder. *British Journal of Psychiatry, 164, 759–769.*

Clark, D.M., Salkovskis, P.M., Öst, L.G. & Breitholtz, E. (1997). Misinterpretation of body sensations in panic disorder. *Journal of Consulting and Clinical Psychology, 65, 203–213.*

Cole, D.A., Peeke, L.G., Martin, J.M. & Truglio, R. (1998). A longitudinal look at the relation between depression and anxiety in children and adolescents. *Journal of Consulting and Clinical Psychology, 66, 451–460.*

Coryell, W. (1988). Panic disorder and mortality. *Psychiatry for Clinicians in North America, 12, 433–440.*

Cox, B.J., Endler, N.S. & Swinson, R.P. (1995). An examination of levels of agoraphobic severity in panic disorder. *Behaviour Research & Therapy, 33, 57–62.*

Crowe, R.R., Wang, Z., Noyes, R. & Albrecht, B.E. (1997). Candidate study of eight GABA A receptor subunits in panic disorder. *American Journal of Psychiatry, 154, 1096–1100.*

Davey, G.C.L. & Levy, S. (1998). Catastrophic worrying: Personal inadequacy and a perseverative iterative style as features of the catastrophizing process. *Journal of Abnormal Psychology, 107, 576–586.*

Davison, G.C. & Neale, J.M. (1984). Klinische Psychologie. München: Urban & Schwarzenberg.

de Beurs, E. Lange, A., van Dyck, R. & Koele, P. (1995). Respiratory training prior to exposure in vivo in the treatment of panic disorder with agoraphobia: Efficacy and predictors of outcome. *Australian and New Zealand Journal of Psychiatry, 29, 104–113.*

Deiner, E., Suh, E.M., Lucas, R.E. & Smith, H.L. (1999). Subjective wellbeing: Three decades of progress. *Psychological Bulletin, 125, 276–302.*

De Jongh, A., Bongaarts, G., Vermeule, I. & Visser, K. (1998). Blood-injury-injection phobia and dental phobia. Behaviour Research & Therapy, 36, 971–982.

Diagnostisches und Statistisches Manual Psychischer Störungen III, revidierte Fassung, der American Psychiatric Association, APA (DSM-III-R) (1987). Deutsche Bearbeitung (1989), herausgegeben von H.U. Wittchen, M. Zaudig, K. Köhler & H. Sass. Weinheim: Beltz Test Gesellschaft.

Diagnostisches und Statistisches Manual Psychischer Störungen (DSM – IV). Deutsche Bearbeitung (1998), herausgegeben von H. Saß, H.U. Wittchen & M. Zaudig. 2. Auflage. Göttingen: Hogrefe.

Dick, C.L., Bland, R.C. & Newman, S.C. (1994). Panic disorder. *Acta Psychiatrica Scandinavica, Supplement 376, 45–53.*

DiNardo, P.A., Moras, K., Barlow, D.H., Rapee, R.M. & Brown, T.A. (1993). Reliability of DSM-III-R anxiety disorder categories. *Archives of General Psychiatry, 50, 251–256.*

Dollard, J. & Miller, N.E. (1950). Personality and psychotherapy: An analysis in terms of learning, thinking, and culture. New York: McGraw Hill.

Dowd, E.T. & Trutt, S.D. (1988). Paradoxal interventions in behavior modification. In M. Hersen, R.M. Eisler & P.M. Miller (eds.), Progress in behavior modification. Beverly Hills: Sage.

Dreesen, L. & Arntz, A. (1998). The impact of personality disorders on treatment outcome of anxiety-disorders: Best-evidence synthesis. *Behaviour Research & Therapy, 36, 483–504.*

Dunn, A.J. (1995). Psychoneuroimmunology: Introduction and general perspectives. In E. Leonard & K. Miller (eds.),

Stress, the immune system and psychiatry. Chichester: Wiley.
D'Zurilla, T.J. & Goldfried, M.R. (1971). Problem solving and behavior modification. *Journal of Abnormal Psychology, 78, 107 – 126.*
Eaton, W.W., Kessler, R.C., Wittchen, H.U. & Magee, W.J. (1994). Panic and panic disorder in the United States. *American Journal of Psychiatry, 151, 413 – 420.*
Eckhardt-Henn, A. (1999). Psychosomatische Aspekte des Schwindels. Vortrag auf dem Kongreß der deutschen Gesellschaft für Verhaltensmedizin und Verhaltensmodifikation „Verhaltensmedizin an der Schwelle zum neuen Jahrtausend", 10.13.3.99 in Prien am Chiemsee.
Ehlers, A., Margraf, J. & Chambless, D. (1993). Fragebogen zu körperbezogenen Ängsten, Kognitionen und Vermeidung (AKV). Weinheim: Beltz Test Gesellschaft.
Ehlers, A. & Margraf, J. (1994). Agoraphobien und Panikanfälle. In H. Reinecker (Hrsg.), Lehrbuch der Klinischen Psychologie. 2. Auflage. Göttingen: Hogrefe.
Ehntholt, K.A., Salkovskis, P.M. & Rimes, K.A. (1999). Obsessive-compulsive disorder, anxiety disorders, and self-esteem: An exploratory study. *Behaviour Research & Therapy, 37, 771 – 781.*
Eisen, A.R., Kearney, C.A. & Schaefer, C.E. (eds.)(1995). Clinical handbook of anxiety disorders in children and adolescents. Dunmore: Aranson.
Eke, M. & McNally, R.J. (1996). Anxiety sensitivity, suffocation fear, trait anxiety, and breathholding duration as predictors of response to carbon dioxide challenge. *Behaviour Research & Therapy, 34, 603 – 607.*
Ellis, A. (1977). Die rational-emotive Therapie. München: Pfeiffer.
Erickson, M.H. & Rossi, E.L. (1993). Hypnotherapie. Aufbau, Beispiele, Forschungen. 3. Auflage. München: Pfeiffer.
Essau, C.A., Karpinski, N.A., Petermann, F. & Conrath, J. (1998). Häufigkeit und Komorbidität von Angststörungen bei Jugendlichen: Ergebnisse der Bremer Jugendstudie. *Verhaltenstherapie, 8, 180 – 187.*
Ettigi, P., Meyerhoff, A.S., Chirban, J.T. & Jacobs, R.J. (1997). The quality of life and employment in panic disorder. *Journal of Nervous & Mental Disease, 185, 368 – 372.*
Ewald, G. (1999). „Ich war tot". Ein Naturwissenschaftler untersucht Nahtod-Erfahrungen. Augsburg: Pattloch.
Falloon, I.R., Boyd, J.L. & McGill, C.W. (1984). Family care of schizophrenia. New York: Guilford.
Faravelli, C. & Albanesi, G. (1987). Agoraphobia with panic attacks: One-year prospective followup. *Comprehensive Psychiatry, 28, 481 – 487.*
Faust, V. (1994). Psychopharmaka. Arzneimittel mit Wirkung auf das Seelenleben. Stuttgart: Trias.
Felten, S.Y. & Felten, D.L. (1991). Innervation of lymphoid tissue. In R. Ader, D.L. Felten & N. Cohen (eds.), Psychoneuroimmunology. San Diego: Academic Press.
Fiegenbaum, W. (1990). Langzeiteffektivität von nichtgraduierter versus graduierter massierter Konfrontation bei Agoraphobikern. In W.Fiegenbaum & J.C. Brengelmann (Hrsg.), Angststörungen. Diagnose und Therapie. München: Röttger.
Forsyth, J.P., Palav, A. & Duff, K. (1998). The absence of relation between anxiety sensitivity and fear conditioning using 20 % versus 13 % CO^2-enriched air as unconditioned stimuli. *Behaviour Research & Therapy, 37, 143 – 153.*
Fredrikson, M., Annas, P., Fischer, H. & Wik, G. (1996). Gender and age differences in the prevalence of specific fears and phobias. *Behaviour Research & Therapy, 34, 33 – 39.*
Free, N.K., Winget, C.N. & Whitman, R.M. (1993). Separation anxiety in panic disorder. *American Journal of Psychiatry, 150, 595 – 599.*
Gater, R., Tansella, M., Korten, A. & Tiemens, B.G. (1998). Sex differences in the prevalence and detection of depressive and anxiety disorders in general health care settings: Report from the World Health Oganization collaborative study on psychological problems in general health care. *Archives of General Psychology, 55, 405 – 413.*
Goisman, R.M., Warshaw, M.G., Peterson, L.G., Rogers, M.P., Cuneo, P., Hunt, M.F., Tomlin-Albanese, J.M., Kazim, A., Gollan, J.K., Epstein-Kaye, T., Reich, J.H. & Keller, M.B. (1994). Panic, agorapbobia, and panic disorder with agoraphobia. Data from a multicenter anxiety disorders study. *The Journal of Nervous and Mental Disease, 182, 72 – 79.*
Goldfried, M. (1971). Systematic desensitization as training in selfcontrol. *Journal of Consulting and Clinical Psychology, 37, 228 – 234.*
Goldstein, A.J. & Chambless, D.L. (1987). A reanalysis of agoraphobia. *Behaviour Therapy, 9, 47 – 59.*
Goldstein, R.B., Wickramaratne, P.J., Horwath, E. & Weissman, M.M. (1997). Familial aggregation and phenomenology of „early" onset (at or before age 20 years) panic disorder. *Archives of General Psychiatry, 54, 271 – 278.*
Grawe, K. (1994). Psychotherapie im Wandel. Von der Konfession zur Profession. Göttingen: Hogrefe.
Grawe, K. (1998). Psychologische Therapie. Göttingen: Hogrefe.
Gray, J.A. (1971). The psychology of fear and stress. New York: McGraw Hill.
Hand, I. (1991). Verhaltenstherapie bei der Zwangsstörung. Therapieverlauf und Ergebnisse. Wissenschaftliches Symposium „Zwangsstörung" der psychiatrischen und Nervenklinik der Universität Hamburg, 19.10.91.
Hand, I. (1993a). Verhaltenstherapie bei Angsterkrankungen. In H.J. Möller (Hrsg.), Therapie psychiatrischer Erkrankungen. Stuttgart: Enke.
Hand, I. (1993b). Expositionsbehandlung. In M. Linden & M. Hautzinger (Hrsg.), Verhaltenstherapie. 2. Auflage. Berlin: Springer.
Hand, I., Angenendt, J., Fischer, M. & Wilke, C. (1988). Exposure in vivo with panic-management for agoraphobia: Treatment rationale and longterm followup. In I. Hand & H.U. Wittchen (eds.), Panic and phobias. 2. Auflage. Berlin: Springer.
Hautzinger, M. (1997). Kognitive Verhaltenstherapie bei Depressionen. Weinheim: Beltz.
Hellhammer, D.H. & Ehlert, U. (1991). Psychoneurobiologie der Angst. In D.H. Hellhammer & U. Ehlert (Hrsg.), Verhaltensmedizin. Ergebnisse und Anwendung. Bern: Huber.
Hepburn, T. & Page, A.C. (1999). Effects of images about fear and disgust upon responses to blood-injury phobic stimuli. *Behaviour Therapy, 30, 63 – 77.*
Herold, G. und Mitarbeiter (1999). Innere Medizin. Eine vorlesungsorientierte Darstellung. Köln: Gerd Herold.
Hilgers, A. & Hofmann, I. (1995). Gesund oder krank. Das Immunsystem entscheidet. Berlin: Springer.
Hoffmann, N. (1994). Verhaltenstherapie bei Zwangsstörungen. *Psychotherapeut, 39, 43 – 52.*
Hoffmann, N. (1999). Zwangshandlungen erkennen, verstehen und überwinden. Zürich: Kreuz.
Höfler, H. (1995). Atemtherapie und Atemgymnastik. Stuttgart: Trias.
Hollifield, M., Katon, W., Skipper, B. & Chapman, T. (1997). Panic disorder and quality of life: Variables predictive of functional impairment. *American Journal of Psychiatry, 154, 766 – 772.*
Holsboer, F. (1999) in einem Interview mit Wartmann, T. , Süddeutsche Zeitung v. 8.10.1999.
Hopper, J.L., Judd, F.K., Derrick. P.L., Macaskill, G.T. & Burrows, G.D. (1990). A family study of panic disorder: Reanalysis using a regressive logistic model that incorporates a sibship environment. *Genetic Epidemiology, 7, 151 – 161.*

Horwath, E., Wolk, S.I., Goldstein, R.B., Wickramaratne, P., Sobin, C., Adams, P., Lish, J.D. & Weissman, M.M. (1995). Is the comorbidity between social phobia and panic disorder due to familial co-transmission or other factors? *Archives of General Psychiatry, 52, 574 – 582.*

Howard, L.M. & Wessely, S. (1995). Psychiatry in the allergy clinic: The nature and management of patients with non-allergic symptoms. *Clinical and Experimental Allergy, 25, 503 – 514.*

Hüther, G. (1997). Biologie der Angst. Wie aus Stress Gefühle werden. Göttingen: Vandenhoeck.

ICD-10 (Internationale Klassifikation psychischer Störungen) (1991), herausgegeben von der WHO (Weltgesundheits-organisation). 2. Auflage. Bern: Huber.

Ito, L.M., Noshirvani, H., Basoglu, M. & Marks, I.M. (1996). Does exposure to internal cues enhance exposure to external cues in agoraphobia with panic? A pilot controlled study of selfexposure. *Psychotherapy and Psychosomatics, 65, 24 – 28.*

Jacob, R.G., Furman, J.M., Durrant, J.D. & Turner, S.M. (1996). Panic, agoraphobia, and vestibular dysfunction. *American Journal of Psychiatry, 153, 503 – 512.*

Jacobson, E. (1938). Progressive relaxation. Chicago: University of Chicago Press.

Johnson, M.R. & Lydiard, R.B. (1998). Comorbidity of major depression and panic disorder. *Journal of Clinical Psychology, 54, 201 – 210.*

Kanfer, F.H. (1961). Comments on learning in psychotherapy. *Biological Reports, 9, 681 – 699.*

Kanfer, F.H. (1977). Selbstregulierung und Selbstkontrolle. In H. Zeier (Hrsg.), Die Psychologie des 20. Jahrhunderts, Band 4. Zürich: Kindler.

Kanfer, F.H. & Saslow, G. (1974). Verhaltenstheoretische Diagnostik. In D. Schulte (Hrsg.), Diagnostik in der Verhaltenstherapie. München: Urban & Schwarzenberg.

Kanfer, F.H., Reinecker, H. & Schmelzer, D. (1996). Selbstmanagement-Therapie. Ein Lehrbuch für die klinische Praxis. 2. Auflage. Berlin: Springer.

Kapfhammer, H.P., Mayer, C., Hock, U., Huppert, D., Dieterich, M. & Brandt, T. (1995). Phobischer Schwankschwindel. Eine Panikstörung oder? *Nervenarzt, 66, 308 – 310.*

Kenardy, J., Fried, L., Kraemer, H.C. & Taylor, C.B. (1992). Psychological precursors of panic attacks. *British Journal of Psychiatry, 160, 668 – 673.*

Kendall, P.C., Flannery-Schroeder, E., Panichelli-Mindel, S.M. & Southam-Gerow, M. (1997). Therapy for youths with anxiety disorders: A second randomized clinical trial. *Journal of Consulting and Clinical Psychology, 65, 366 – 380.*

Kendler, K.S., Neale, M.C., Kessler, R.C., Heath, A.C. & Eaves, L.J. (1992). Generalized anxiety disorder in women. A population based twin study. *Archives of General Psychiatry, 49, 267 – 272.*

Kendler, K.S., Neale, M.C., Kessler, R.C., Heath, A.C. & Eaves, L.J. (1993). Panic disorder in women: A population based twin study. *Psychological Medicine, 23, 397 – 406.*

Kendler, K.S., Walters, E.E., Neale, M.C., Kessler, R.C., Heath, A.C. & Eaves, L.J. (1995). The structure of genetic and environmental risk factors for six major psychiatric disorders in women. *Archives of General Psychiatry, 52, 374 – 383.*

Kiecolt-Glaser, J.K., Cacioppo, J.T. & Malarkey, W.B. (1992). Acute psychological stressors and shortterm immune changes: What, why, for whom, and to what extent? *Psychosomatic Medicine, 54, 680 – 685.*

Kiecolt-Glaser, J.K. & Glaser, R. (1995). Psychoneuroimmunology and health consequences: Data and shared mechanisms. *Psychosomatic Medicine, 57, 269 – 274.*

Kindt, M. & Brosschot, J.F. (1997). Phobia-related cognitive bias for pictorial and linguistic stimuli. *Journal of Abnormal Psychology, 106, 644 – 648.*

Klein, D.F. (1964). Delineation of two drug-responsive anxiety syndromes. *Psychopharmacologia, 5, 397 – 408.*

Klein, D.F. (1993). False suffocation alarms, spontaneous panics, and related conditions: An integrative hypothesis. *Archives of General Psychiatry, 50, 306 – 317.*

Klein, D.F., Ross, D.C. & Cohen, P. (1987). Panic and avoidance in agoraphobia. *Archives of General Psychiatry, 44, 377 – 385.*

Klosterhalfen, W. & Klosterhalfen, S. (1990). Psychoimmunologie. In: T. von Uexküll, R. Adler, J.M. Herrmann, K.Köhle, O.W. Schonecke & W. Wesiack (Hrsg.), Psychosomatische Medizin. 4. Auflage. München: Urban & Schwarzenberg.

Krieg, J.C., Bronischt, T., Wittchen, H.U. & von Zerssen, D. (1987). Anxiety Disorders: A longterm prospective and retrospective followup study of former inpatients suffering from an anxiety neurosis or phobia. *Acta Psychiatrica Scandinavica, 76, 36 – 47.*

Krystal, J.H., Leaf, P.J., Bruce, M.L. & Charney, D.S. (1992). Effects of age and alcoholism on the prevalence of panic disorder. *Acta Psychiatrica Scandinavica, 85, 77 – 82.*

Kübler-Ross, E. (1994). Über den Tod und das Leben danach. Neuwied: Silberschnur.

Kushner, M.G., Sher, K.J. & Erickson, D.J. (1999). Prospective analysis of the relation between DSM-III anxiety disorders and alcohol use disorders, *American Journal of Psychiatry, 156, 723 – 732.*

Lakatos, A. & Reinecker, H. (1999). Kognitive Verhaltenstherapie bei Zwangsstörungen. Göttingen: Hogrefe.

Lazarus, A.A. (1997). Brief but comprehensive psychotherapy. New York: Springer.

Lazarus, R.S. (1981). Stress und Stressbewältigung – ein Paradigma. In S.H. Filipp (Hrsg.), Kritische Lebensereignisse. München: Urban & Schwarzenberg.

Lazarus, R.S. (1982). Stress and coping as factors in health and illness. In J. Cohen, J. Callen & R. Martin (eds.), Psychological aspects of cancer. New York: Raven Press.

Lazarus, R.S. & Folkman, S. (1984). Stress, appraisal, and coping. New York: Springer.

Leidig, S. (1994). Nur keine Panik! So lernen Sie, mit Ihren Ängsten umzugehen. Ein Psychologie heute Buch. München: Heyne.

Leimkühler, A.M. (1993). Weil ich ja wieder die Leidtragende bin. Zur Funktionalität der Agoraphobie bei Frauen. *Verhaltenstherapie und psychosoziale Praxis, 25, 177 – 191.*

Lelliot, P., McNamee, G. & Marks, I.M. (1991). Features of agora, social, and related phobias and validation of the diagnoses. *Journal of Anxiety Disorders, 5, 313 – 322.*

Leonard, B.E. & Miller, K. (eds.) (1995). Stress, the immune system and psychiatry. Chichester: Wiley.

Ley, R. (1989). Dyspneic-fear and catastrophic cognitions in hyperventilatory panic attacks. *Behaviour Research & Therapy, 27, 549 – 554.*

Ley, R. (1996). Panic attacks: Klein's false suffocation alarm, Taylor and Rachman's data, and Ley's dyspneic-fear theory. *Archives of General Psychiatry, 53, 83.*

Liebeck, H. (1993). Problemlösetraining. In M. Linden & M. Hautzinger (Hrsg.), Verhaltenstherapie. Berlin: Springer.

Lilienfeld, S.O. (1997). The relation of anxiety sensitivity to higher and lower order personality dimensions: Implications for the etiology of panic attacks. *Journal of Abnormal Psychology, 106, 539 – 544.*

Linden, M. (1993). Systematische Desensibilisierung. In M. Linden & M. Hautzinger (Hrsg.), Verhaltenstherapie. Berlin: Springer.

Lteif, G.N. & Mavissakalian, M.R. (1995). Life events and panic disorder/agoraphobia. *Comprehensive Psychiatry, 36, 118 – 122.*

Lubin, B., van Whitlock, R. & Zuckerman, M. (1998). Social phobia: Effects of external attention on anxiety, negative beliefs, and perspective taking. *Assessment, 5, 309 – 319.*

Lundh, L.-G., Wikström, J., Westerland, J. & Öst, L.-G. (1999). Preattentive bias for emotional information in panic disorder with agoraphobia. *Journal of Abnormal Psychology, 108, 211 – 221.*

MacKennon, D.F., Xu, J., McMahon, F.J. & Simpson, S.G. (1998). Bipolar disorder and panic disorder in families: An analysis of chromosome 18 data. *American Journal of Psychiatry, 155, 829 – 831.*

Maddock, R.J. & Carter, C.S. (1991). Hyperventilation-induced panic attacks in panic disorder with agoraphobia. *Biological Psychiatry, 30, 843 – 854.*

Maddock, R.J., Carter, C.S., Blacker, K.H., Beitman, B.D., Krishnan, R.R., Jefferson, J.W., Lewis, C.P. & Liebowitz, M.R. (1993). Relationship of past depressive episodes to symptom severity and treatment response in panic disorder with agoraphobia. *Journal of Clinical Psychiatry, 54, 88–95.*

Magee, W.J., Eaton, W.W., Wittchen, H.U., McGonagle, K.A. & Kessler, R.C. (1996). Agoraphobia, simple phobia, and social phobia in the National Comorbidity Survey. *Archives of General Psychiatry, 53, 159 – 168.*

Maier, S.F. & Watkins, L.R. (1998). Cytokines for psychologists: Implications of bidirectional immune-to-brain communication for understanding behavior, mood, and cognition. *Psychological Review, 105, 83 – 107.*

Malizia, A.L., Cunningham, V.J., Bell, C. & Liddle, P.F. (1998). Decreased brain GABA-A-benzodiazepine receptor binding in panic disorder: Preliminary results from a quantitative PET study. *Archives of General Psychiatry, 55, 715 – 720.*

Mansell, W. & Clark, D.M. (1999). How do I appear to others? Social anxiety and processing of the observable self. *Behaviour Research & Therapy, 37, 419 – 434.*

Manuck, S.B., Cohen, S. & Rabin, B.S. (1991). Individual differences in cellular immune response to stress. *Psychological Science, 2, 111 – 115.*

Margraf, J. & Schneider, S. (1990). Panik. Angstanfälle und ihre Behandlung. 2. Auflage. Berlin: Springer.

Margraf, J. & Brengelmann, J.C. (Hrsg.) (1992). Die Therapeut-Patient-Beziehung in der Verhaltenstherapie. München: Röttger.

Marks, I.M. (1971). Phobic disorders four years after treatment: A prospective followup. British *Journal of Psychiatry, 118, 683 – 686.*

Marks, I. (1987). Fears, phobias, and rituals. Panic, anxiety, and their disorders. New York: Oxford University Press.

Marks, I. (1999). Treatment of panic disorder. *American Journal of Psychiatry, 156, 1129.*

Maschewsky-Schneider, U. (1996). Frauen das kranke Geschlecht – Mythos und Wirklichkeit. In: U. Maschewsky-Schneider (Hrsg.). Frauen das kranke Geschlecht – Mythos und Wirklichkeit. Opladen: Leske und Budrich.

Mathews, A., Gelder, M. & Johntson, D. (1997). Platzangst. Eine Anleitung zur Durchführung einer Exposition in vivo unter Einsatz eines Selbsthilfemanuals. Deutsche Bearbeitung von C. Wilke & I. Hand. Berlin: Springer.

Mattick, R.P., Andrews, G., Hadzi-Pavlovic, D. & Christensen, H. (1990). Treatment of panic and agoraphobia. An integrative review. *Journal of Nervous and Mental Disease, 178, 567 – 576.*

Mavissakalian, M. (1988). The relationship between panic, phobia, and anticipatory anxiety in agoraphobia. *Behaviour Research & Therapy, 26, 235 – 240.*

McLeod, J. (1994). Anxiety disorders and marital quality. *Journal of Abnormal Psychology, 103, 767 – 776.*

McNally, R.J. (1990). Psychological approaches to panic disorder: A review. *Psychological Bulletin, 108, 403 – 419.*

McNally, R.J. (1992). Anxiety sensitivity distinguishes panic disorder from generalized anxiety disorder. *Journal of Nervous and Mental Disorders, 180, 737 – 738.*

McNally, R.J. (1995). Automaticity and the anxiety disorders. *Behaviour Research & Therapy, 33, 747 – 754.*

McNally, R.J. (1998). Information-processing abnormalities in anxiety disorders. *Cogniton & Emotion, 12, 479 – 495.*

McNally, R.J., Hornig, C.D., Hoffman, E.C. & Han, E.M. (1999). Anxiety sensitivity and cognitive biases for threat. *Behaviour Research & Therapy, 30, 51 – 61.*

Meichenbaum, D.W. (1979). Kognitive Verhaltensmodifikation. Die Bedeutung des „inneren Dialogs" für menschliches Erleben und Verhalten. München: Urban & Schwarzenberg.

Mersch, P.P.A. (1995). The treatment of social phobia: The differential effectiveness of exposure in vivo and an integration of exposure in vivo, rational emotive therapy and social skills training. *Behaviour Research & Therapy, 33,. 259 – 269.*

Michelson, L.K., Bellanti, C.J., Testa, S.M. & Marchione, N. (1997). The relationship of attributional style to agoraphobic severity, depression, and treatment outcome. *Behaviour Research & Therapy, 35, 1061 – 1073.*

Michelson, L., June, K., Vives, A. & Testa, S. (1998). The role of trauma and dissociation in cognitive behavioral psychotherapy outcome and maintenance for panic disorder with agoraphobia. *Behaviour Research & Therapy, 36, 1011 – 1050.*

Middendorf, I. (1995). Der erfahrbare Atem. Eine Atemlehre. Paderborn: Junfermann.

Middleton, H.C. & Ashby, M. (1995). Clinical recovery from panic disorder is associated with evidence of changes in cardiovascular regulation. *Acta Psychiatrica Scandinavica, 91, 108 – 113.*

Middleton, H.C. (1990). Cardiovascular dystonia in recovered panic patients. *Journal of Affective Disorders, 19, 229 – 236.*

Miketta, G. (1994). Netzwerk Mensch. Psychoneuroimmunologie. 2. Auflage. Stuttgart: Trias.

Mineka, S. (1986). The frightful complexity of the origins of fear. In J.B. Overmier & F.R. Brush (eds.), Affect, conditioning and cognition: Essays on the determinants of behavior. Hillsdale, N.J.: Erlbaum.

Mogg, K. & Bradley, B.P. (1998). A cognitive-emotivational analysis of anxiety. *Behaviour Research & Therapy, 36, 809 – 848.*

Möller, H.J. (1994). Probleme der Klassifikation und Diagnostik. In H. Reinecker (Hrsg.), Lehrbuch der klinischen Psychologie. Göttingen: Hogrefe.

Moody, R.A. (1998). Leben nach dem Tod. Die Erforschung einer unerklärlichen Erfahrung. Augsburg: Weltbild.

Morschitzky, H. (1998). Angststörungen. Diagnostik, Erklärungsmodelle, Therapie und Selbsthilfe bei krankhafter Angst. Wien: Springer.

Mowrer, O.H. (1947). On the dual nature of learning as a reinterpretation of ‚conditioning' and problemsolving'. *Harvard Educational Review, 17, 102 – 148.*

Müller, N. & Ackenheil, M. (1995). The immune system and schizophrenia. In B.E. Leonard & K. Miller (eds.), Stress, the immune system and psychiatry. Chichester: Wiley.

Müller-Ortstein, H. & Baumeister, H.-P. (1997). Mut zum Fliegen. Wie Sie Ihre Flugangst bewältigen. Berlin: Ullstein.

Muris, P., Steerneman, P., Merckelbach, H. & Meesters, C. (1996). The role of parental fearfulness and modeling in children's fear. *Behaviour Research & Therapy, 34, 265 – 268.*

Murphy, R., Leplow, B. & Nutzinger, D.O. (1999). Konditional-assoziatives Lernen bei Zwangs- und Phobiepatienten unter Verwendung individuell bedrohungsrelevanter Stimuli. Vortrag auf dem 7. Kongreß der deutschen Gesellschaft für Verhaltensmedizin und Verhaltensmodifikation, 10.13.3.1999 in Prien am Chiemsee.

Noyes, R. (1991). Suicide and panic disorder: A review. *Journal of Affective Disorders, 22, 1 – 11.*

Noyes, R., Reich, J., Christiansen, J., Suelzer, M., Pfohl, B. & Coryell, W.A. (1990). Outcome of panic disorder. Relationship to diagnostic subtypes and comorbidity. *Archives of General Psychiatry, 47, 809 – 818.*

Noyes, R., Jr., Woodman, C.L., Garvey, M.J., Cook, B.L., Suelzer, D.O.M., Clancy, J. & Anderson, D.J. (1992). Generalized anxiety disorder vs. panic disorder. Distinguishing characteristics and patterns of comorbidity. *The Journal of Nervous and Mental Disease, 180, 369 – 379.*

Noyes, R., Jr., Woodman, C.L., Holt, C.S., Reich, J.H. & Zimmerman M.B. (1995). Avoidant personality traits distinguish social phobic and panic disorder subjects. *Journal of Nervous and Mental Disease, 183, 145 – 153.*

Öst, L.G. (1987). Applied relaxation: Description of a coping technique and review of controlled studies. *Behaviour Research & Therapy, 25, 397 – 409.*

Öst, L.G. & Westling, B.E. (1995). Applied relaxation vs. cognitive behavior therapy in the treatment of panic disorder. *Behaviour Research & Therapy, 33, 145 – 158.*

Otto, M.W., Pollack, M.H., Penava, S.J. & Zucker, B.G. (1999). Group cognitive-behavior therapy for patients failing to respond to pharmacology for panic disorder: A clinical case series. *Behaviour Research & Therapy, 37, 763 – 770.*

Overbeek, T., Rikken, J., Schruers, K. & Griez, E. (1998). Suicidal ideation in panic disorder patients. *Journal of Nervous & Mental Disease, 186, 577 – 580.*

Papp, L.A., Martinez, J.M., Klein, D.F. & Coplan, J.D. (1997). Respiratory psychophysiology of panic disorder: Three respiratory challenges in 98 subjects. *American Journal of Psychiatry, 154, 1557 – 1565.*

Pauli, P., Wiedemann, G. & Dengler, W. (1999). Behaviorale und psychophysiologische Indikatoren einer verzerrten Kontingenzwahrnehmung (covariation bias) bei Angstpatienten. Vortrag auf dem Kongreß der deutschen Gesellschaft für Verhaltensmedizin und Verhaltensmodifikation, 10. – 13.3.99 in Prien am Chiemsee.

Pauli, P., Wiedemann, G. & Montoya, P. (1997). Behavioral and neurophysiological evidence for altered processing of anxiety-related words in panic disorder. *Journal of Abnormal Psychology, 106, 213 – 220.*

Penava, S.J., Otto, M.W., Maki, K.M. & Pollack, M.H. (1998). Rate of improvement during cognitive-behavioral group-treatment for panic disorder. *Behaviour Research & Therapy, 36, 665 – 673.*

Peter, H. & Hand, I. (1988). Patterns of patient-spouse interactions in agoraphobics: Assessment by Camberwell Family Interview (CFI) and impact on outcome of selfexposure treatment. In I. Hand & H.U. Wittchen (eds.), Panic and phobias. Berlin: Springer.

Peter, H., Kaiser, G., Baron, G., Bauermann, A., Dahme, B. & Hand, I. (1998). Interaktionsstile von Agoraphobikerinnen und deren Partnern – Eine Untersuchung unter Verwendung des Kategoriensystems für Partner-schaftliche Interaktion (KPI). *Verhaltenstherapie, 8, 170 – 179.*

Pichot, P.J. (1997). DSM-III and its reception: A European view. *American Journal of Psychiatry, 154, 47 – 54.*

Pine, D.S., Cohen, P., Gurley, D. & Brook, J. (1998). The risk for early-adulthood anxiety and depressive disorders in adolescents with anxiety and depressive disorders. *Archives of General Psychiatry, 55, 56 – 64.*

Pohl, R.B., Wolkow, R.M. & Clary, C.M. (1998). Sertraline in the treatment of panic disorder. *American Journal of Psychiatry, 155, 1189 – 1195.*

Pollack, M.H., Otto, M.W., Sabatino, S., Majcher, D., Worthington, J.J., McArdle, E.T. & Rosenbaum, J.F. (1996). Relationship of childhood anxiety to adult panic disorder: Correlates and influence on course. *American Journal of Psychiatry, 153, 376 – 381.*

Purcell, R., Maruff, P., Kyrius, M. & Pantelis, C. (1998). Cognitive deficits in obsessive-compulsive disorder on tests of frontal-striatal function. *Biological Psychiatry, 43, 348 – 357.*

Rachman, S.J. (1972). Verhaltenstherapie bei Phobien. 2. Auflage. München: Urban & Schwarzenberg.

Rachman, S.J. (1984). Agoraphobia: A safety-signal perspective. *Behaviour Research & Therapy, 22, 59 – 70.*

Rachman, S.J. (1990). Fear and courage. 2. Auflage. New York: W.H. Freeman.

Rachman, S.J. (1991). Neoconditioning and the classical theory of fear acquisition. *Clinical Psychology Review, 11, 155 – 173.*

Raj, B.A., Corvea, M.H. & Dagon, E.M. (1993). The clinical characteristics of panic disorder in the elderly: A retrospective study. *Journal of Clinical Psychiatry, 54, 150 – 155.*

Ramesh, C., Yeragani, V.K., Balon, R. & Pohl, R. (1991). A comparative study of immune status in panic disorder patients and controls. *Acta Psychiatrica Scandinavica, 84, 396 – 397.*

Rapee, R.M. (1997). Potential role of childrearing practices in the development of anxiety and depression. *Clinical Psychology Review, 17, 47 – 67.*

Rapee, R.M., Litwin, E.M. & Barlow, D.H. (1990). Impact of life events on subjects with panic disorder and on comparison subjects. *American Journal of Psychiatry, 147, 640 – 644.*

Rasmussen, S.A. & Eisen, J.L. (1992). The epidemiology and differential diagnosis of obsessive-compulsive disorder. In I. Hand, W.K. Goodman & U. Evers (Hrsg.), Zwangsstörungen. Neue Forschungsergebnisse. Berlin: Springer.

Regier, D.A., Narrow, W.E. & Rae, D.S. (1990). The epidemiology of anxiety disorders: The Epidemiologic Catchment Area (ECA) experience. *Journal of Psychiatric Research, 24, 3 – 14.*

Reinecker, H. (1992). Zwänge. Diagnose, Theorien und Behandlung. Bern: Huber.

Reinecker, H. (1993). Phobien. Göttingen: Hogrefe.

Reinecker, H. (1994). Soziale und spezifische Phobien. In H. Reinecker (Hrsg.), Lehrbuch der Klinischen Psychologie. 2. Auflage. Göttingen: Hogrefe.

Reiss, S. & McNally, R.J. (1985). The expectancy model of fear. In S. Reiss & R.R. Bootzin (eds.), Theoretical issues in behavior therapy. New York: Academic Press.

Reiss, S. (1991). Expectancy theory of fear, anxiety, and panic. *Clinical Psychology Review, 11, 141 – 153.*

Reynolds, C.R. (1998). Need we measure anxiety differently for males and females? *Journal of Personality Assessment, 70, 212 – 221.*

Richards, J., Edgar, L.V. & Gibbon, P. (1996). Cardiac acuity in panic disorder. *Cognitive Therapy & Research, 20, 361 –376.*

Rogers, C. (1959). A theory of therapy, personality and interpersonal relationships as developed in a client-centered framework. In S. Koch (ed.), Psychology: A study of science. New York: McGraw Hill.

Rosen, J.B. & Schulkin, J. (1998). From normal fear to pathological anxiety. *Psychological Review, 105, 325 – 350.*

Rosh, P.J. (1995). Future directions in psychoneuroimmunology: Psychoelectroneuroimmunology? In E. Leonard & K. Miller (eds.), Stress, the immune system and psychiatry. Chichester: Wiley.

Rowe, M.K. & Craske, M.G. (1998a). Effects of an expanding-spaced vs. massed exposure schedule on fear reduction and return of fear. *Behaviour Research & Therapy, 36, 701 – 717.*

Rowe, M.K. & Craske, M.G. (1998b). Effects of varied-stimulus exposure training on fear reduction and return of fear. *Behaviour Research & Therapy, 36, 719 – 734.*

Sakinofsky, I., Roberts, A.S., Brown, Y., Cumming, C. & James, P. (1990). Problem resolution and repetition of pa-

rasuicide: A prospective study. *British Journal of Psychiatry, 156, 395–399.*
Salkovskis, P.M. (1988). Phenomenology, assessment, and the cognitive model of panic. In S.J. Rachman & J.D. Maser (eds.), Panic: Psychological Perspectives. Hillsdale, N.J.: LEA.
Salkovskis, P.M., Clark, D.M., Hackmann, A. & Wells, A. (1999). An experimental investigation of the role of safety-seeking behaviours in the maintenance of panic disorder with agoraphobia. *Behaviour Research & Therapy, 37, 559–574.*
Sarbin, T.R. & Mancuso, J.C. (1982). Schizophrenie. Medizinische Diagnose oder moralisches Urteil? München: Urban & Schwarzenberg.
Schaeffer-Hegel, B. (1998). Die ganze Demokratie. Zur Professionalisierung von Frauen für die Politik. Pfaffenweiler: Centaurus.
Scheff, T.J. (1966). Being mentally ill. A sociological theory. Chicago: Aldine-Atherton.
Schmidt, N.B., Lerew, D.R. & Trakowski, J.H. (1997a). Body vigilence in panic disorder: Evaluating attention to bodily perpetuations. *Journal of Consulting & Clinical Psychology, 65, 214–220.*
Schmidt, N.B., Lerew, D.R. & Jackson, R.J. (1997b). The role of anxiety sensitivity in the pathogenesis of panic: Prospective evaluation of spontaneous panic attacks during acute stress. *Journal of Abnormal Psychology, 106, 355–364.*
Schmidt, N.B., Lerew, D.R. & Jackson, R.J. (1999). Prospective evaluation of anxiety sensitivity in the pathogenesis of panic: Replication and extension, *Journal of Abnormal Psychology, 108, 532–537.*
Schmidt-Traub, S. (1993). Zur Psychoimmunologie allergische Erkrankungen. *Allergologie, 16, 134–139.*
Schmidt-Traub, S. (1995). Angst bewältigen. Selbsthilfe bei Panik und Agoraphobie. Berlin: Springer.
Schmidt-Traub, S. (1997). Panikstörung und Agoraphobie. Kurzzeitbehandlung in kombinierter Gruppen- und Einzeltherapie. Göttingen: Hogrefe.
Schmidt-Traub, S., Bamler, K.J. & Schaffrath-Rosario, A. (1995). Vermehrt Angst und andere Auffälligkeiten bei Allergikern? Psychoimmunologische Ergebnisse einer epidemiologischen Studie. *Allergologie, 18, 13–19.*
Schmidt-Traub, S. & Bamler, K.J. (1997). The psychoimmunological association of panic disorder and allergic reaction. *British Journal of Clinical Psychology, 36, 51–62.*
Schneider, S. & Margraf, J. (1998). Agoraphobie und Panikstörung. Göttingen: Hogrefe.
Schütz, G. (1997). Hypnose in der Praxis – Über das Phänomen der Trance. Paderborn: Jungfermann.
Seligman, M.E.P. (1971). Phobias and preparedness. *Behaviour Therapy, 2, 307–320.*
Selye, H. (1950). The physiology and pathology of exposure to stress. Montreal: Acta.
Selye, H. (1975). Confusion and controversy in the stress field. *Journal of Human Stress, 1, 37–44.*
Sgoutas-Emch, S., Cacioppo, J. & Uchino, B. (1994). Individuals high in cardiovascular reactivity show magnified endocrine and cellular immune responses to experimental psychological stress. *Psychophysiology, 31, 253–263.*
Shavitt, R.G., Gentil, V. & Mandetta, R. (1992). The association of panic/agoraphobia and asthma: Contributing factors and clinical implications. *General Hospital Psychiatry, 14, 420–423.*
Sherbourne, C.D., Wells, K.B. & Judd, L.L. (1996). Functioning and wellbeing of patients with panic disorder. *American Journal of Psychiatry, 153, 213–218.*
Sherwood, A. & Turner, J.R. (1995). Hemodynamic responses during psychological stress: Implications for studying disease processes. *International Journal of Behavioral Medicine, 2(3), 193–218.*
Silove, D., Harris, M., Morgan, A., Boyce, P., Manicavasagar, V., Hadzi-Pavlovic, D. & Wilhelm, K. (1995). Is early separation anxiety a specific precursor of panic disorder-agoraphobia? A community study. *Psychological Medicine, 25, 405–411.*
Smoller, J. & Tsuang, M.T. (1998). Panic and phobic anxiety: Defining phenotypes for genetic studies. *American Journal of Psychiatry, 155, 1152–1162.*
Spiegel, D.A. & Bruce, T.J. (1997). Benzodiacepines and exposure-based cognitive behavior therapies for panic disorder: Conclusions from combined treatment trials. *American Journal of Psychiatry, 154, 773–781.*
Spielberger, C.D., Gorsuch, R.L. & Lushene, R.E. (1971). State-Trait-Anxiety-Inventory. Manual. Palo Alto: Consulting Psychologists' Press, Inc. Deutsche Fassung (1981) von L. Laux, P. Glanzmann, P. Schaffner & C.D. Spielberger, Das State-Trait-Angstinventar (STAI). Göttingen: Hogrefe.
Spitzer, R.L. Williams, J.B.W., Gibbon, M. & First, M.B. (1990). Structural Clinical Interview for DSM-III-R (SCID Patient edition, version 1.0). New York, New York State Psychiatric Institute, Biometrics Research. Deutsche Version (1991), herausgegeben von Wittchen, H.U., Zaudig, M., Schramm, E., Spengler, P. Mombour, W., Klug, J. & Horn, R., Strukturiertes Klinisches Interview für DSM-III-R (SKID). Weinheim: Beltz Test GmbH.
Stahl, S.M. (1993). Mixed anxiety and depression: Clinical implications. *Journal of Clinical Psychiatry, 54 (1) (supplement), 33–38.*
Stangier, U. & Heidenreich, T. (1997). Diagnostik der sozialen Phobie. *Verhaltenstherapie, 7, 107–118.*
Stein, M.B., Millar, T.W., Larsen, D.K. & Kryger, M.H. (1995). Irregular breathing during sleep in patients with panic disorder. *American Journal of Psychiatry, 152, 1168–1173.*
Stein, M.B., Jang, K.L. & Livesley, W.J. (1999). Heritability of anxiety sensitivity: A twin study. *American Journal of Psychiatry, 156, 246–251.*
Strian, F. (1995). Angst und Angstkrankheiten. München: C.H. Beck.
Sulz, S.K.D. Das Verhaltensdiagnostiksystem (VDS) (1993). Von der Anamnese zum Therapieplan. 2. Auflage. München: Centrum für Integrative Psychotherapie (CIP).
Swinson, R.P., Soulios, C., Cox, B.J. & Kuch, K. (1992). Brief treatment of emergency room patients with panic attacks. *American Journal of Psychiatry, 149, 944–946.*
Taylor, C.B., King, R. & Margraf, J. (1989). Use of medication and in vivo exposure in volunteers for panic disorder research. *American Journal of Psychiatry, 146, 1423–1426.*
Taylor, C.B., Hayward, C., King, R., Ehlers, A., Margraf, J., Maddock, R., Clark, D., Roth, W.T. & Agras, W.S. (1990). Cardiovascular and symptomatic reduction effects of alprazolam and imipramine in patients with panic disorder: Results of a double-blind, placebo-controlled trial. *Journal of Psychopharmacology, 10, 112–118.*
Taylor, S. (1995). Anxiety sensitivity: Theoretical perspectives and recent findings. *Behaviour Research & Therapy, 33, 243–258.*
Terr, A.I. (1995). Psychoimmunology and the practice of allergy. *Clinical and Experimental Allergy, 25, 483–484.*
Thorpe, S. & Salkovskis, P.M. (1995). Phobic beliefs: Do cognitive factors play a role in specific phobias? *Behaviour Research & Therapy, 33, 805–816.*
Tolin, D.F., Lohr, G.M., Lee, T.C. & Sawchuk, C.N. (1998). Visual avoidance in specific phobia. *Behaviour Research & Therapy, 37, 63–70.*
Torgersen, S. (1990). Comorbidity of major depression and anxiety disorders in twin pairs. *American Journal of Psychiatry, 147, 1199–1202.*

Vaitl, D. & Hamm, A.O. (1995). Angst und Bettruhe. Verhaltenstherapie, 5, 200 – 206.

Van Balkom, A.J.L., Bakker, A., Spinhoven, P. & Blaauw, M.J.W. (1997). A metaanalysis of the treatment of panic disorder with or without agoraphobia: A comparison of psychopharmacological, cognitive-behavioral, and combination treatments. *Journal of Nervous & Mental Disease, 185, 510 – 516.*

Van Balkom, A.J.L., de Beurs, E., Koele, P., Lange, A. & van Dyck, R. (1996). Longterm benzodiazepine use is associated with smaller treatment gain in panic disorder with agoraphobia. *Journal of Nervous and Mental Disease, 184, 133 – 135.*

Van den Hout, M., Arntz, A. & Hoekstra, R. (1994). Exposure reduced agoraphobia but not panic, and cognitive therapy reduced panic but not agoraphobia. *Behaviour Research & Therapy, 32, 447 – 451.*

Van Gerwen, L.J., Spinhoven, P., Dieskstra, R.F.W. & Van Dyck, R. (1997). People who seek help for fear of flying: Typology of flying phobics. *Behaviour Therapy, 28, 237 – 251.*

Von Uexküll, T. (1990). Psychosomatische Medizin. Herausgegeben von T. von Uexküll, R. Adler, J.M. Herrmann, K. Köhle, O.W. Schonecke & W. Wesiack. 4. Auflage. München: Urban & Schwarzenberg.

Van Peski-Oosterbaan, A.S., Spinhoven, P., van der Does, A.J.W., Willems, L.N.A. & Sterk, P.J. (1996). Is there a specific relationship between asthma and panic disorder? *Behaviour Research & Therapy, 34, 333 – 340.*

Voigt, K.H. & Fehm, H.L. (1990). Psychoneuroendokrinologie. In T. v. Uexküll, R. Adler, J.M. Herrmann, K. Köhle, O.W. Schonecke & W. Wesiack: (Hrsg.), Psychosomatische Medizin. 4. Auflage. München: Urban & Schwarzenberg.

Wallace, S.T & Alden, L.E. (1997). Social phobia and positive social events: The price of success. *Journal of Abnormal Psychology, 106, 416 – 424.*

Walters, K.S. & Hope, D.A. (1998). Analysis of social behavior in individuals with social phobia and non-anxious participants using a psychobiological model. *Behaviour Therapy, 29, 387 – 407.*

Watt, M.C., Stewart, S.H. & Cox, B.J. (1998). A retrospective study of the learning history origins of anxiety sensitivity. *Behaviour Research & Therapy, 36, 505 – 525.*

Weissman, M.M., (1990a). Panic disorder and generalized anxiety disorder: Are they separate disorders? *Journal of Psychological Research, 24, 157 – 162.*

Weissman, M.M. (1990b). Epidemiology of panic disorder and agoraphobia. *Psychiatric Medicine, 8, 313.*

Weissman, M.M., Klerman, G.L., Markowitz, J.S. & Quelette, R. (1989). Suicidal ideation and suicide attempts in panic disorder and attacks. *New England Journal of Medicine, 321, 1209 – 1214.*

Weissman, M.M. Bland, R.C., Canino, G.J. & Faravelli, C. (1997). The cross-national epidemiology of panic disorder. *Archives of General Psychiatry, 54, 305 – 309.*

West, R. & Hajek, P. (1997). What happens to anxiety levels on giving up smoking? *American Journal of Psychiatry, 154, 1589 – 1592.*

Westen, D. & Shedler, J. (1999). Revising and assessing axis II, part II: Toward an empirically based and clinically useful classification of personality disorders. *American Journal of Psychiatry, 156, 273 – 285.*

Williams, S.L. & Falbo, J. (1996). Cognitive and performance-based treatments for panic attacks in people with varying degrees of agoraphobic disability. *Behaviour Research & Therapy, 34, 253 – 264.*

Wittchen, H.U. (1996). Epidemiologie der sozialen Phobie. *Nervenheilkunde, 15, 111 – 121.*

Wittchen, H.U. & Essau, C.A. (1993a). Epidemiology of anxiety disorders. In R. Michels (ed.), Psychiatry. Philadelphia: J.B. Lippincott & Co.

Wittchen, H.U., Bullinger-Naber, M. & van de Roemer, A. (1993b). Was Sie schon immer über Angst wissen wollten. Ratgeber Angst. Freiburg: Karger.

Wittchen, H.U. & Vossen, A. (1995). Implikationen von Komorbidität bei Angststörungen. Ein kritischer Überblick. *Verhaltenstherapie, 5, 120 – 133.*

Wittchen, H.U. & Schuster, P. (1998). Wenn Angst das Leben lähmt. München: Mosaik.

Wlazlo, Z., Schroeder-Hartwig, K., Münchau, N. & Hand, I. (1992). Exposition in vivo bei sozialen Ängsten und Defiziten. *Verhaltenstherapie, 2, 23 – 39.*

Wlazlo, Z. (1995). Soziale Phobie. Eine Anleitung zur Durchführung einer Exposition in vivo. Freiburg: Karger.

Wolpe, J. & Rowan, V.C. (1988). Panic disorder: A product of classical conditioning. *Behaviour Research & Therapy, 26, 441 – 450.*

Wolpe, J. (1973). Praxis der Verhaltenstherapie. Bern: Huber.

Yeragani, V.K., Pohl, R., Balon, R., Ramesh, C., Glitz, D. & Sherwood, P. (1992). Risk factors for cardiovascular illness in panic disorder patients. *Neuropsychobiology, 90, 134 – 139.*

Yingling, K.W., Wulsin, L.R., Arnold, L.M. & Rouan, G.W. (1993). Estimated prevalence of panic disorder and depression among consecutive patients seen in an emergency department with acute chest pain. *Journal of General Internal Medicine, 18, 231 – 235.*

Zandbergen, J., Bright, M., Pols, H., Fernandez, I., de Loof, C. & Grieg, J.L. (1991). Higher lifetime prevalence of respiratory diseases in panic disorder? *American Journal of Psychiatry, 148, 1583 – 1585.*

Zierer, H. (1999). Männer über 50. Körperliche Veränderungen – Chancen für die 2. Lebenshälfte. Bern: Huber.

Zimmer, D. & Zimmer, F.T. (1992). Die therapeutische Beziehung in der Verhaltenstherapie: Konzepte und Gestaltungsmöglichkeiten. In J. Margraf & J.C. Brengelmann (Hrsg.), Die Therapeut-Patient-Beziehung in der Verhaltenstherapie. München: Röttger.

Zimmer, D. (1983). Empirische Ergebnisse der Therapieforschung zur Therapeut-Klient-Beziehung. In D. Zimmer (Hrsg.), Die therapeutische Beziehung. Konzepte, empirische Befunde und Prinzipien ihrer Gestaltung. Weinheim: Edition Psychologie.

Zlotnick, C., Elkin, I. & Shea, M.T. (1998). Does the gender of a patient or the gender of a therapist affect the treatment of patients with major depression? *Journal of Consulting and Clinical Psychology, 66, 655 – 559.*

Zoellner, L.A., Craske, M.G. & Rapee, R.M. (1996). Stability of catastrophic cognitions in panic disorder. *Behaviour Research & Therapy, 34, 399 – 402.*

Zulehner, P.M. & Volz, R. (1999[2]). Männer im Aufbruch. Wie Deutschlands Männer sich selbst und wie Frauen sie sehen. Ein Forschungsbericht. Ostfildern: Schwabenverlag.

Sachregister

Anhang

Anleitung zur Progressiven Muskelentspannung nach Jacobson (PME)

Die fortschreitende (progressive) Muskelentspannung ist eine gute Vorgehensweise, um Ihr erhöhtes Erregungsniveau zu senken. Sie schalten damit auch störende Einflüsse aus, wie quälende Angst-Kognitionen. Indem Sie Muskeln in Ihrem selbstgewählten Rhythmus anspannen und wieder lockern, werden Sie entspannter. Nicht nur Ihre Muskeln werden lockerer. Ihre physiologische Erregung geht ebenso zurück wie die motorische Anspannung. Dies hat Auswirkungen auf Ihre gesamte Befindlichkeit: Sie werden ruhiger, gelassener und fühlen sich wohlig müde. Manche schlafen sogar während der Entspannungsübung ein. Entspannung ist unvereinbar mit dem Aufkommen von Angst. Deshalb können Sie PME auch vor oder in Situationen einsetzen, die häufig Angst hervorrufen.

Hinweise zur Übung

Für die meisten Menschen ist PME leicht zu lernen, sofern sie sich Zeit dafür nehmen. Entweder Sie sprechen die Entspannunganleitungen auf Kassette (oder nehmen eine andere technische Vorkehrung) und machen PME nach ihr solange, bis Sie die Anweisungen im Kopf haben (Nicht vor der eigenen tiefen Stimme erschrecken; sie erscheint uns im Alltag deshalb höher, weil unsere Schädelknochen Töne mit höheren Frequenzen besser leiten.) Oder aber Sie lesen die Anweisung mehrfach durch und machen parallel dazu die jeweiligen Muskelübungen, um ein Gespür dafür zu bekommen und um sie sich einzuprägen. Achten Sie darauf, wie fest Sie einen Muskel anspannen wollen (ohne sich weh zu tun!), wie lange Sie die Anspannung halten wollen und umgekehrt, wie lange Sie entspannen möchten. Gehen Sie von Ihrem Empfinden aus. Die meisten spannen und entspannen zwischen 5 – 10 Sekunden. Finden Sie Ihren eigenen Rhythmus. Damit erhöhen Sie die Entspannungswirkung.

Üben Sie möglichst täglich. Nehmen Sie sich die halbe Stunde. Vielleicht beherrschen Sie PME bereits nach 8- bis 12maligem Üben und können es dann für verschiedene Zwecke einsetzen – zur Vorbereitung auf eine Angstsituation, während der Angstanstiegsphase, nach Ärger und Belastung, oder zum Einschlafen. Wechseln Sie möglichst die Körperhaltung und üben Sie PME mal im Sitzen, mal im Liegen, später auch im Stehen, damit Sie lernen, sie möglichst flexibel einzusetzen. Während der Übungen sollte die Körperhaltung jedoch nicht geändert werden, da Sie sonst zwangsläufig Muskelpartien anspannen und keine tiefe Entspannung

Anleitung zur PME

Entspann Dich, so gut Du kannst ... Jetzt ball Deine *rechte Hand* zur Faust, halt sie fest und achte auf die auftretende Spannung. Fühl die Spannung in der Faust und im Unterarm bis zum Ellbogen ...

> Und wieder locker werden lassen. Beachte die Entspannung in Hand und Fingern, der Daumen ist locker, Zeigefinger und alle anderen Finger sind völlig entspannt ...

Wiederhole noch einmal die rechte Hand ...

Nun mach dasselbe mit Deiner *linken Hand*. Ball die linke Hand zur Faust, fester und fester, während der übrige Körper entspannt bleibt ...

> Und nun entspann die Hand ... spür den Unterschied in der Hand und in den einzelnen Fingern....

Wiederhole nochmals die linke Hand ...

Jetzt ball *beide Hände* zu Fäusten, fest und fester und achte auf die Spannung in den Unterarmen ...

Nun entspann die Hände wieder, achte auf das Gefühl der Entspannung in Händen und allen einzelnen Fingern ...

Wiederhole noch einmal!

Jetzt spann die Muskeln in beiden *Armen* an; Oberarme, Unterarme und Hände werden fest angespannt, der übrige Körper ist locker, die Atmung geht ruhig und gleichmäßig ...

Und jetzt bring die Arme in eine ganz bequeme Lage, laß sie locker werden, die Hände sind gelöst, die einzelnen Finger sind entspannt – Daumen, Zeigefinger, Mittelfinger, Ringfinger und die kleinen Finger; Arme und Hände werden schwerer und schwerer ...

Konzentrier Dich nun auf Dein *Gesicht:* Zieh die *Augenbrauen* fest nach oben, sodaß Querfalten auf Deiner Stirn entstehen, und halt die Spannung ganz fest ...

Laß nun wieder locker und achte auf die glatte Stirn ... und auf die entspannte Kopfhaut ...

Jetzt zieh Deine Augenbrauen fest zusammen, sodaß Längsfalten auf der Stirn entstehen, achte auf die Spannung ...

Entspann die Stirn und beachte die Auflösung der Falten, die Stirn ist glatt und gelöst ...

Schließ Deine *Augen* ganz fest und achte auf die Spannung in den Augen ...

Und wieder entspannen; halt die Augen leicht geschlossen, die Lider werden schwer und die Stirn ist locker und frei....achte auf das angenehme Gefühl der Entspannung ...

Nun beiß die Zähne fest aufeinander und achte auf die Spannung in den *Kiefern* ...

Jetzt entspann die Kiefer ... Deine Lippen öffnen sich einen Spalt weit ...

Drück Deine *Zunge* ganz fest gegen den Gaumen und halt die Spannung ...

Jetzt bring sie wieder in eine bequeme Lage ... Achte darauf, wie sich die Entspannung über Dein Gesicht ausbreitet ... Stirn ... Augenlider ... Nasenflügel ... die Entspannung wird immer tiefer ...

Nun achte auf Deine *Nackenmuskeln* und Schultern. Drück Deinen Kopf nach vorn, laß Dein Kinn zur Brust sinken und versuch gleichzeitig, dies zu verhindern ... halt diese Spannung ...

Jetzt richte den Kopf wieder auf und laß locker ...

Beug nun den Kopf nach rechts und achte auf die Spannung ... und nun nach links ... und bring ihn wieder in eine aufrechte Haltung ...

Heb die *Schultern* fest nach oben und halt sie angespannt ... roll sie nun, beweg sie nach vorne, dann nach hinten und wieder nach oben einige Male und genieß diese intensive Bewegung ... roll die Schultern jetzt in die andere Richtung ... achte dabei auf die Spannung in Schultern und im oberen Rücken ...

Bring die Schultern in eine normale Lage und laß die Entspannung in Deinen Schultern und dem Rücken sich ausbreiten ... der Rücken ist entspannt, der Nacken ... Hals ... Kiefer ... das Gesicht ... ein angenehmes Gefühl der Entspannung breitet sich weiter und weiter aus ...

Atme locker ein und aus ... achte darauf, wie sich die Entspannung beim Ausatmen vertieft ... Nun atme tief ein, füll Deine Lungen, halt den Atem an und achte auf die Spannung ...

Nun atme wieder aus, die Luft strömt heraus, der Brustkorb lockert sich ...

Wiederhole das nochmals: Tief einatmen und Luft festhalten ...

Nun atme aus und fühl Dich erleichtert ... die Entspannung breitet sich über den Rücken aus ... über den ganzen Körper ...

Jetzt konzentrier Dich auf die *Bauchpartie*; zieh die Bauchmuskeln zusammen, der Bauch wird ganz hart, achte auf diese Spannung ...

Laß die Bauchmuskeln wieder locker werden und achte auf den Unterschied ...

Nun zieh Deinen Bauch ganz fest ein und achte auf die Spannung ...

Und entspann Dich; ein allgemeines Wohlbefinden kommt in Dir auf, während Du Magen und Bauch entspannst ...

Zieh nochmals den Bauch fest ein und beachte die Spannung ... nun drück ihn fest raus, laß ihn kugelrund werden und achte auf die Anspannung ... nun zieh ihn wieder fest rein ...

Und jetzt lös die Spannung im Bauch auf ... Dein Brustkorb und der Magen entspannen sich mehr und mehr ... Du entspannst Dich tiefer und tiefer ... alle Verkrampfungen im Körper lösen sich auf ...

Spann nun die Muskeln in Gesäß, Oberschenkeln und Unterschenkeln an, indem Du die Fersen so fest wie möglich auf den Boden drückst und die Zehenspitzen in Richtung eigener Nase hochziehst ... achte auf die Spannung ...

Jetzt entspann Dich und achte auf den Unterschied zur Anspannung ... die Muskeln werden immer lockerer ... die angenehme Entspannung breitet sich weiter und weiter aus ... achte auf die Ruhe, die in Dir aufkommt ...

Spann für einen Moment Deinen ganzen Körper an, Beine, Gesäß, Brust und Bauch, Schultern, Kiefer, Augen, Stirn, und achte auf die starke Anspannung ...

Und nun laß wieder alles locker werden, entspann den ganzen Körper ... Füße ... Waden ... Oberschenkel ... Gesäß und Hüften ... die Entspannung strömt immer weiter ... durch Magen und Bauch ... unteren und oberen Rücken ... Schultern ... Arme ... bis hinein in die Fingerspitzen ... der Hals ist entspannt ... das Gesicht ... die Entspannung wird immer tiefer ... der Körper wird schwerer ... Du bist ganz ruhig und völlig entspannt ... fühlst Dich wohl ...

Nun komm langsam aus der Entspannung heraus, mit Deinem Tempo, laß Dir Zeit, streck und räkle Dich, gähn, wenn notwendig, öffne die Augen und sage Dir, ich bin hell und wach und fühle mich erfrischt.

erreichen. Ablenkende Gedanken kommen immer wieder auf; versuchen Sie, diese beiseite zu schieben, indem Sie sich auf die Entspannungsanweisungen konzentrieren.

Suchen Sie eine bequeme Haltung, schließen Sie die Augen, um Tagesreize besser auszuschließen, atmen Sie ruhig und ohne Anstrengung und beginnen Sie mit Ihrer Selbstanweisung:

Weitere Anmerkungen

Mit regelmäßigem Üben wird sich die Zeit verkürzen, die Sie benötigen, um in einen Zustand tiefer Entspannung zu kommen. Die meisten Menschen mit Angsterleben können sich nach mehreren Wochen oder wenigen Monaten täglicher Übung bereits binnen 5 Minuten vollkommen entspannen. Einige schaffen es sogar mit einem Satz, und ganz selten gelingt es einer Person, sich mit einem Wort oder sogenannten Mantra. In Tiefenentspannung zu versetzen.

Sie können Ihre schönen Bilder (am Meer, unter einem weißblühenden Baum vor azurblauem Himmel usw.) während der PME-Übung auf der Vorstellungsebene einblenden, um weitergehende Entspannung zu erreichen. Sie können sich obendrein eine Angstsituation bildlich kurz vorstellen und die aufkommende Erregung mit fortgesetzter Muskelentspannung wieder in den Griff bekommen. Denn Entspannung und Angsterregung sind unvereinbar miteinander. Allmählich können Sie sich auf diese Weise immer unempfindlicher machen für Ihre Angst.

Selbst wenn es Ihnen nicht gelingen sollte, die PME vollständig zu lernen, können Sie konzentriert und kraftvoll einige Muskelpartien anspannen und lokkern während der Angstanstiegsphase und so die hochschießenden Angst-Kognitionen stören und verhindern. Diese Muskelübungen eignen sich hervorragend für Konzentrationslenkung in Angstsituationen, in denen Sie sich eingeengt fühlen und ausharren müssen, wie z. B. im Wartezimmer des Arztes, im Flugzeug, oder im Stau auf der Autobahn.

Angstbeobachtungsblatt

Datum	Dauer Uhrzeit von – bis	Situation	Auslöser kognitiv physiologisch motorisch	erste 4 Panik-symptome	Intensität 1 – 10 schwach – Panik	negative Gedanken wortwörtlich	Was folgt? Was machen Sie?